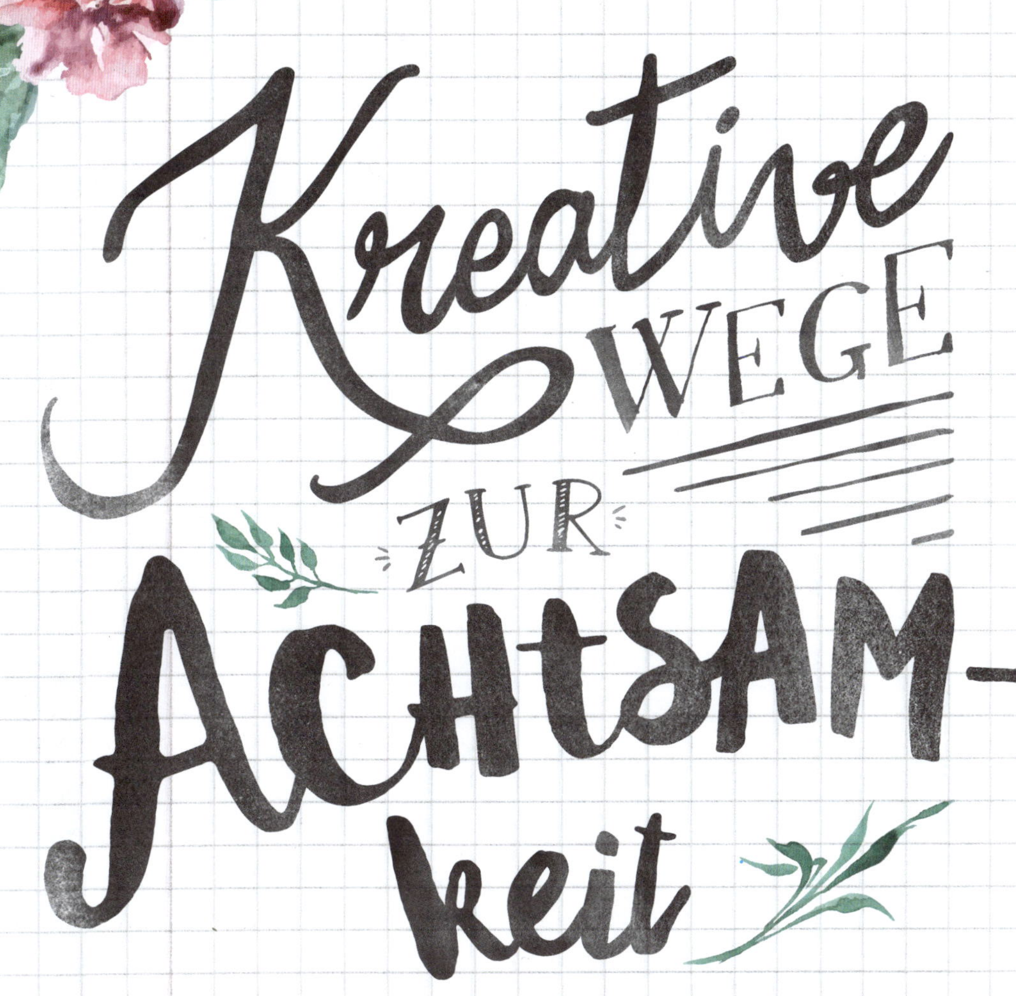

Kreative Wege zur Achtsamkeit

Dieses Buch gehört

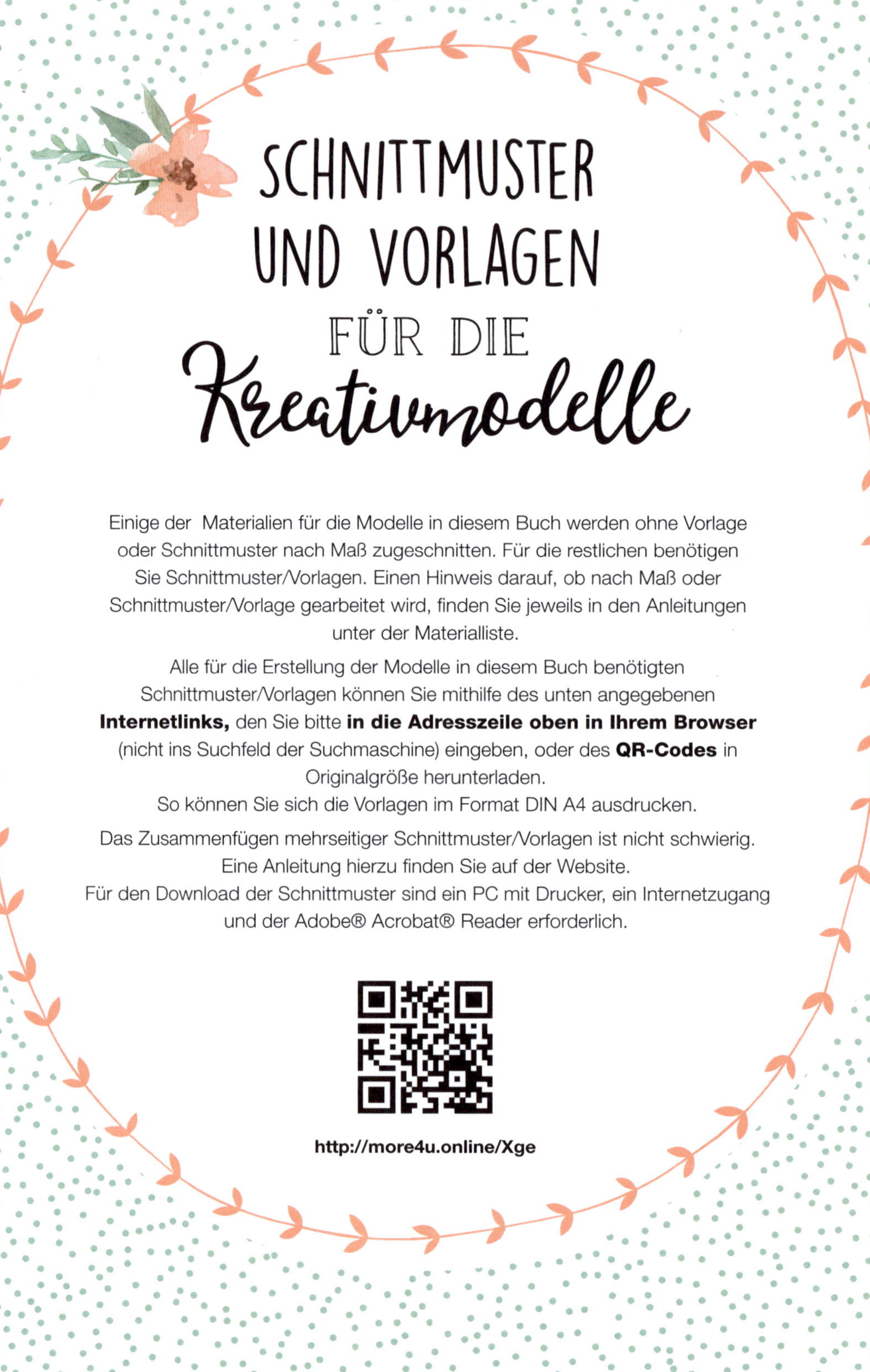

Einige der Materialien für die Modelle in diesem Buch werden ohne Vorlage oder Schnittmuster nach Maß zugeschnitten. Für die restlichen benötigen Sie Schnittmuster/Vorlagen. Einen Hinweis darauf, ob nach Maß oder Schnittmuster/Vorlage gearbeitet wird, finden Sie jeweils in den Anleitungen unter der Materialliste.

Alle für die Erstellung der Modelle in diesem Buch benötigten Schnittmuster/Vorlagen können Sie mithilfe des unten angegebenen **Internetlinks,** den Sie bitte **in die Adresszeile oben in Ihrem Browser** (nicht ins Suchfeld der Suchmaschine) eingeben, oder des **QR-Codes** in Originalgröße herunterladen.
So können Sie sich die Vorlagen im Format DIN A4 ausdrucken.

Das Zusammenfügen mehrseitiger Schnittmuster/Vorlagen ist nicht schwierig. Eine Anleitung hierzu finden Sie auf der Website.
Für den Download der Schnittmuster sind ein PC mit Drucker, ein Internetzugang und der Adobe® Acrobat® Reader erforderlich.

http://more4u.online/Xge

INHALTS-VERZEICHNIS

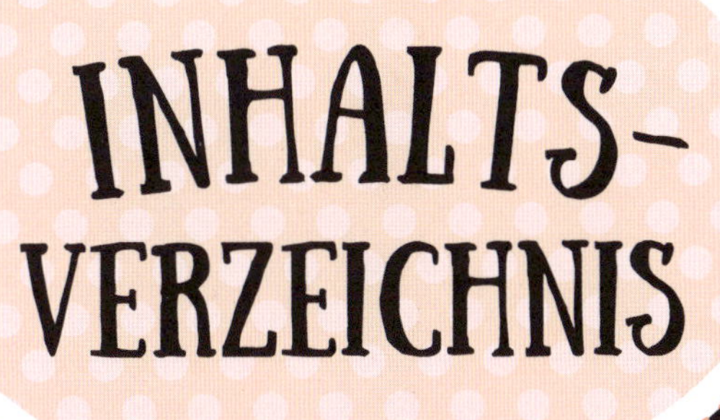

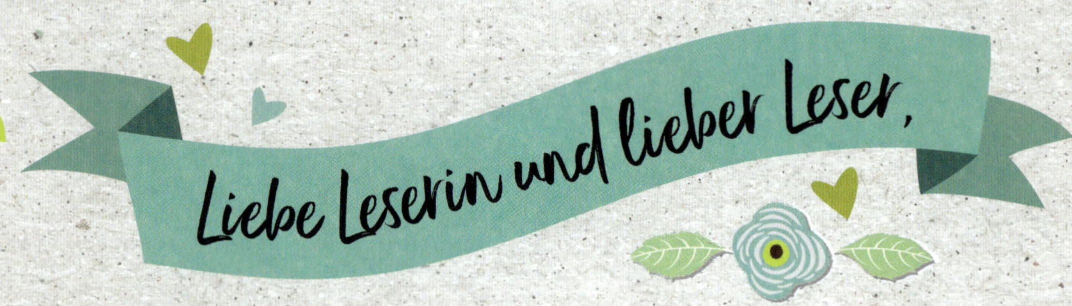

Allen Menschen ist das Bedürfnis gemeinsam, kreativ zu sein, sich zu entwickeln und zu entfalten. Im Grunde streben wir alle danach, herauszufinden, wer wir sind und was uns ausmacht. Wir möchten zum Ausdruck bringen, was uns wichtig ist, was wir denken und fühlen, was wir wahrnehmen. Wir befinden uns auf der Suche danach, wo unsere Stärken und Talente liegen, und möchten diesen Talenten Raum geben.

Wer das Glück hat, seine Kreativität ausleben zu können, der kennt das Gefühl, über sich hinauszuwachsen. Wir vergessen Pflichten und Sorgen für eine Weile und sind dabei doch ganz aufmerksam für alles, was sich um uns herum tut. Das Gleiche gilt für die Achtsamkeit: Indem wir uns ganz auf den Moment fokussieren, werden wir Teil von etwas Größerem. Weil wir aufhören, uns mit Erinnerungen aus der Vergangenheit zu beschäftigen oder mit Plänen für die Zukunft. Wir sind in einem solchen Moment ganz anwesend, ganz aufmerksam und ganz lebendig.

Wenn der Alltag uns im Griff hat, ist das gar nicht so leicht. Wir funktionieren, ohne groß darüber nachzudenken. So vergehen die Tage, ohne dass wir sie für uns nutzen. Ständig verschieben wir es, uns freie Zeit zu gönnen und uns Beschäftigungen zu widmen, die entspannen und uns uns selbst ein wenig näher bringen.

Genau dafür gibt es dieses Buch! Es ist randvoll mit Ideen, wie Sie kreativ tätig werden können und dabei das Leben im Moment ganz besonders intensiv spüren können.

❋ Wir möchten Sie dazu anleiten, mit verschiedenen Techniken und Materialien zu experimentieren. Vielleicht werden Sie das Handarbeiten mithilfe der schönen Anleitungen zum Häkeln und Stricken für sich entdecken.

❋ Unsere Rezepte machen Laune und sind hervorragend geeignet für eine kleine Auszeit vom Gewohnten. Verwöhnen Sie sich, bringen Sie nicht nur Ihren Geschmackssinn zum Schwingen.

❋ Schnippeln, kleben, malen: Basteln Sie ein meditatives Mobile, geben Sie einem hübschen Motiv mit Ihrer Farbwahl Leben oder falten und schneiden Sie hübsche Kirigami-Sterne. Basteln und Malen lieben die meisten von uns schon seit Kindheitstagen, doch leider geht beides im Erwachsenenleben häufig unter. Entdecken Sie mit unseren Anleitungen und Papieren die Freude daran wieder!

❋ Eintragsseiten zum selber Ausfüllen und Gestalten machen es Ihnen leicht, Ihren Wünschen und Träumen näher zu kommen. Lassen Sie sich von den leeren Zeilen inspirieren, auf sich zu hören und vielleicht auch über die Seiten im Buch hinaus Freude am schriftlichen Ausdruck zu gewinnen.

❋ Auch mit den Zweifeln, die den kreative Menschen zuweilen plagen, beschäftigen wir uns und geben Tipps dazu, in den kreativen Flow zu kommen und sich von der Welle forttragen zu lassen. Dazu gehört auch, sich einen Ruck zu geben und einfach zu beginnen. Genauso wie es dazugehört, sich vom Perfektionismus zu verabschieden und sich zu trauen, loszulegen.

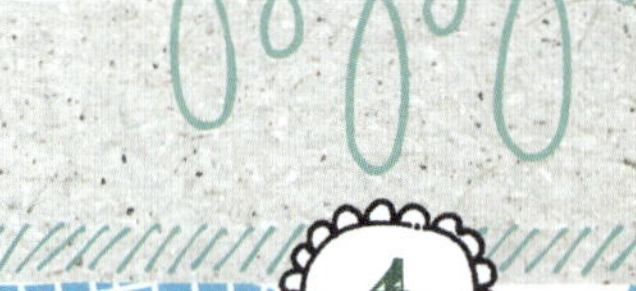

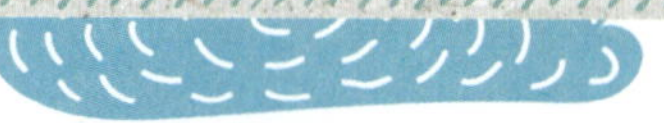

Natürlich finden Sie auch Übungen für mehr Achtsamkeit im Leben hier in diesem Buch:

❅ Grundlegende Gedanken zur Achtsamkeitsbewegung bringen Sie dem Thema näher. Außerdem zeigen wir Ihnen mit verschiedenen, einfachen Übungen, wie man Achtsamkeit praktizieren kann – ganz unkompliziert, jeden Tag ein bisschen. Sie werden schnell feststellen, dass es nicht viel mehr braucht als die Luft zum Atmen und einen offenen Geist, der Lust hat auf mehr Leben.

❅ Immer wieder aktiv zu entspannen, ist besonders wichtig auf dem Weg zu mehr Gelassenheit und zur Kraft, Ihr schöpferisches Potential zu nutzen. Dafür sind die kleinen Entspannungseinheiten hilfreich, die Sie mühelos in den Alltag einbauen und auch im Büro oder bei der Hausarbeit praktizieren können.

❅ Auch einfache Körperübungen aus dem Yoga finden Sie in diesem Buch. Vielleicht bekommen Sie Lust, in Ihren Alltag jede Woche oder sogar jeden Tag ein paar kurze Übungen zum gesunden Stretchen und Entspannen zu integrieren, mit denen mehr Lebensenergie Sie durchströmt.

❅ Mit kleinen Denkanstößen wollen wir Sie dazu anregen, die Momente im Alltag zu finden, die wir zuweilen verpassen, weil wir es eilig haben. Manchmal ist der Kopf zu voll, weil uns die Sorgen um die Zukunft oder Erinnerung an Vergangenes den Blick auf das Eigentliche im Leben verstellen.

Achtsamkeit braucht ein wenig Geduld. Kreativität braucht ein wenig Mut. Beides zusammen ist die ideale Kombination, um das Leben in seiner Fülle wahrzunehmen und seine wunderbaren Möglichkeiten auszuschöpfen. Verlieren Sie also keine Zeit, weder mit Selbstzweifeln, noch mit irgendwelchen Erledigungen. Lassen Sie sich nicht mehr aufhalten, nicht von anderen und nicht von sich selbst.

Ihr achtsames, kreatives Leben beginnt in diesem Moment. Sie haben richtig gelesen: Jetzt geht es los! Denn für mehr Achtsamkeit ist genau wie für kreative Beschäftigung immer genau der richtige Zeitpunkt. Lassen Sie sich auf das Leben ein und gleichzeitig alle Argumente los, die Sie aufhalten. Das Warten, Planen und Zögern ist zu Ende.

Ihre Reise zu sich selbst beginnt heute.

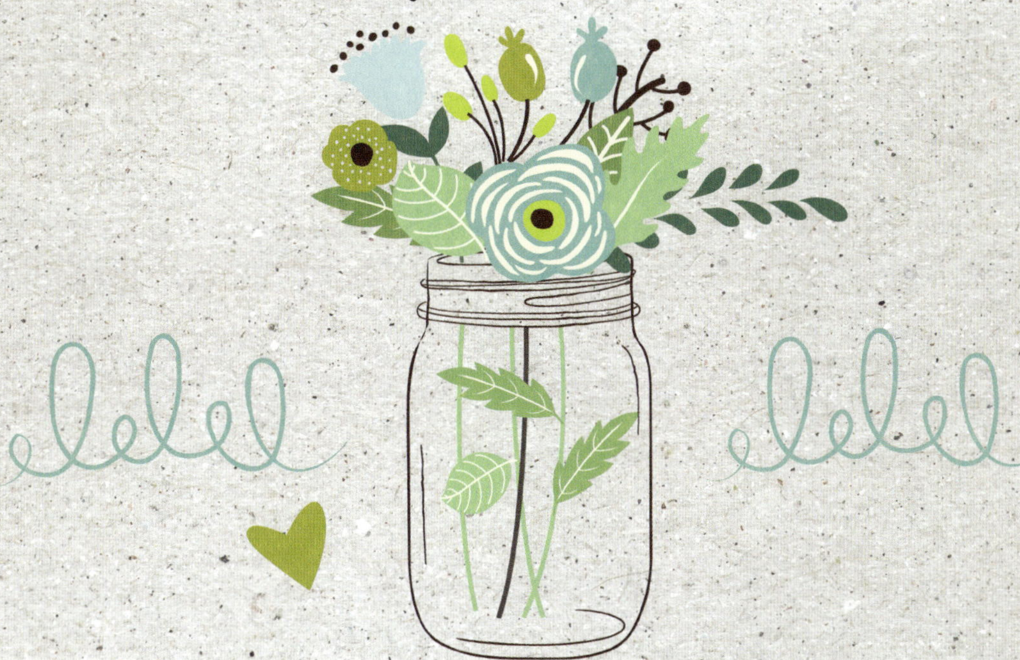

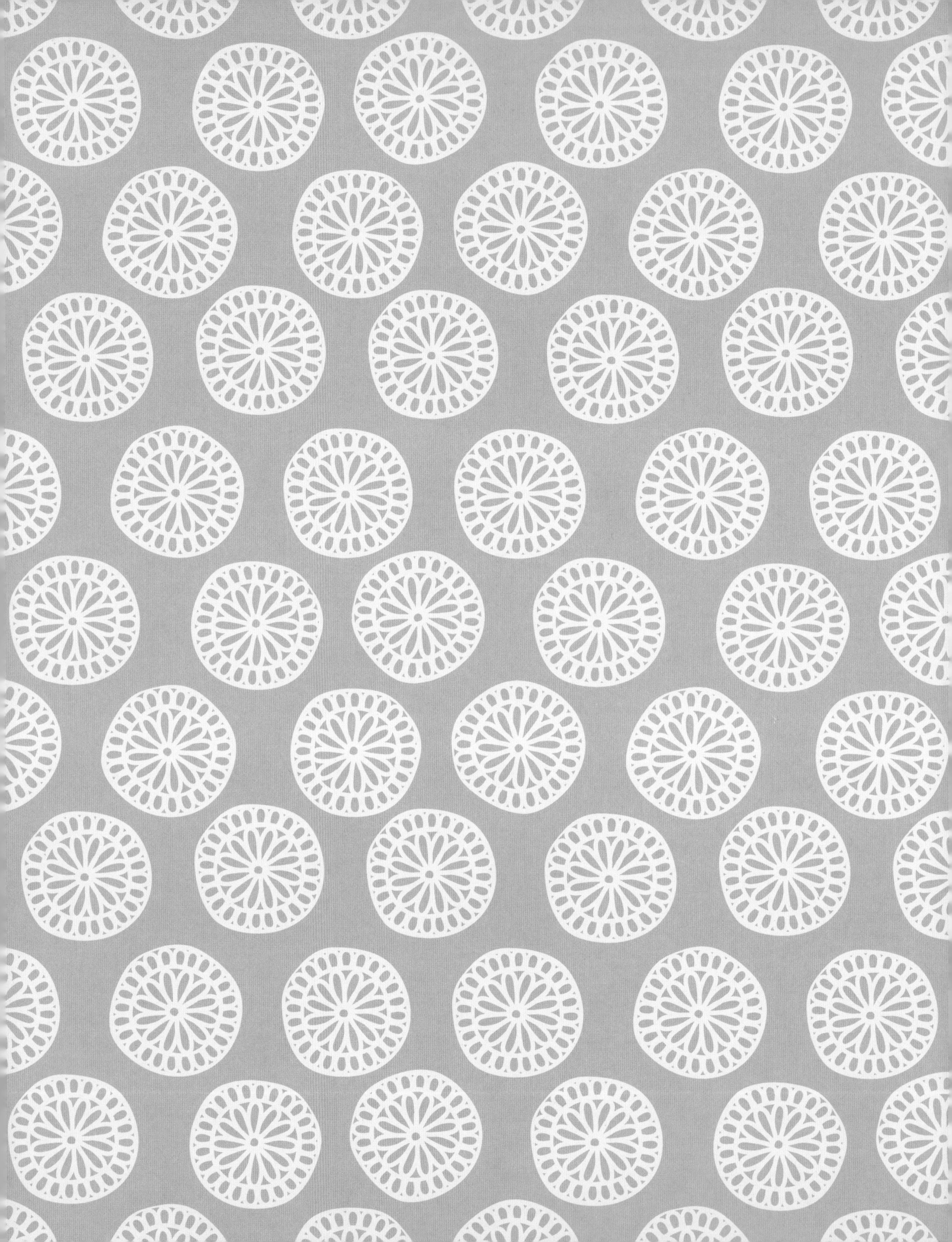

Achtsam und kreativ mit den Händen

Häkeln, Stricken, Basteln, Bauen, Nähen, Dekorieren, Gestalten – mit unseren Händen können wir zahllose kreative Dinge erschaffen. Mit Kopf, Hand und Herz lassen wir etwas entstehen, was es vorher nicht gab. Kreativität ist ein wichtiger Faktor für unsere liebsten Hobbies – aber auch für unser tägliches Leben. Wir finden kreative Lösungen für Probleme, haben Geistesblitze für neue Projekte im Privaten und bei der Arbeit, denken in neuen Bahnen. Und das am besten auf eine achtsame, stressfreie Art und Weise.

In diesem Kapitel finden Sie viele schöne DIY-Anleitungen, Kreativ- und Achtsamkeitsübungen rund um kreatives Schaffen. Und wir klären, was es bedeutet, kreativ zu sein, wie man Ideen und Inspiration sammeln kann, wie man in Bewegung, in den Flow kommt – und was das eigentlich ist, dieser „Flow".

Darüber hinaus lernen Sie in diesem Kapitel die wichtigsten Grundlagen der Achtsamkeit kennen. Zum Beispiel, wo die Technik der Achtsamkeit ihren Ursprung hat, wer sie entwickelt hat und wie Atemübungen und einfache Meditationen die tägliche Achtsamkeit als Fundament untermauern.

Sind Sie bereit?

Es geht los – jetzt!

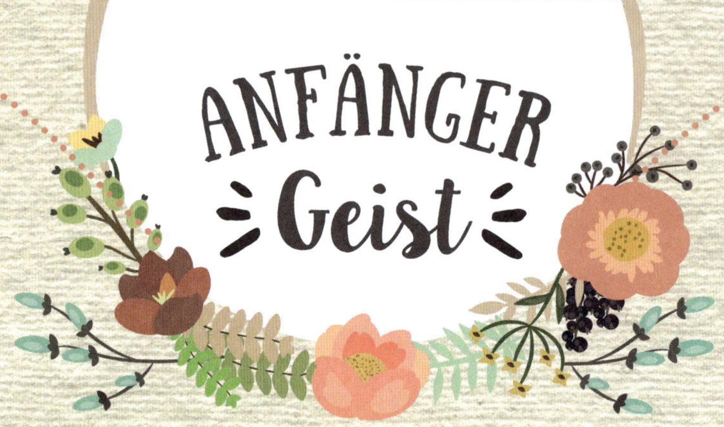

Wie bekomme ich mein Leben zu fassen, um etwas Besonderes daraus zu machen? Wie kann ich daraus Kraft schöpfen und Freude entwickeln, statt im Hamsterrad der alltäglichen Erledigungen zu rennen – und dass ohne darüber nachzudenken, was ich eigentlich genau will?

Die Antwort ist: Es ist alles schon vorhanden. So wie unser Atem unaufhörlich ein- und ausströmt, so strömt es auch um uns herum. Wir sind umgeben vom Leben in all seinen Facetten und können in jedem Moment seine Wunder bestaunen. Wer genau hinschaut, wird in seinem Leben immer etwas – oder sogar vieles! – entdecken, das genau so, wie es jetzt ist, gut und richtig und besonders ist.

Das Leben ist schön! Das muss ab und zu einfach mal gesagt werden. Und wie schön ist es, dabei zu sein, teilzuhaben und es mitzugestalten. Es ist ein Wunder, dass wir atmen, dass die Sonne jeden Morgen aufgeht und die Vögel singen, dass wir die Kinder nach der Schule begrüßen oder dass ein lieber Freund zu Besuch kommt.

Aber, sagen Sie jetzt vielleicht, das ist doch Alltag und nichts Staunenswertes, und was hat das alles mit „Anfängergeist" zu tun? Denken Sie einmal an die unerschöpfliche Freude eines kleinen Kindes an Dingen, die es neu lernen darf. An die kindliche Begeisterung, auszuprobieren, Möglichkeiten zu testen und zu spielen. Mehr als etwas von diesem Anfängergeist braucht es nicht, um auch als Erwachsener die kleinen Wunder im Alltag (wieder) zu entdecken.

Hans Christian Andersen

Dänischer Dichter und Schriftsteller

1805–1875

Erste Kontaktaufnahme

Sie können die in Ihnen ruhenden Kräfte aufspüren, indem Sie sich aufrecht hinstellen und mit dem eigenen Körper Kontakt aufnehmen. Tun Sie das barfuß und, wenn möglich, im Freien oder an einem geöffneten Fenster. Schließen Sie die Augen und konzentrieren Sie sich für eine Weile nur auf den Fluss Ihres Atems, ohne ihn zu kontrollieren oder zu verändern.

Spüren Sie in die Fußsohlen, die den Boden berühren. Wandern Sie mit Ihrer ganzen Aufmerksamkeit in die Füße hinein. Stellen Sie sich vor, dass Sie mit Ihren Füßen fest im Boden verwurzelt sind. Sie ermöglichen Ihnen den aufrechten Stand und bringen Sie zu den Orten, an denen Sie sich aufhalten möchten.

Konzentrieren Sie sich dann auf Ihre Hände, die entspannt und schwer neben dem Rumpf herabhängen. Vielleicht bewegen Sie Ihre Fingerspitzen ein wenig oder drehen die Hände in den Handgelenken. Dabei können Sie die Energie spüren, die von den Händen ausgeht und sich im Körper verteilt. Ist es nicht wunderbar, dass uns Hände gegeben sind, mit denen wir etwas greifen, formen und erschaffen können? Nehmen Sie Ihre Hände als genau das wahr. Als Werkzeuge, mit denen Sie etwas gestalten können.

Spüren Sie dann Ihren gesamten Körper, wie er dasteht. Er ist Ihnen gegeben, um die Möglichkeiten dieses Lebens auszuschöpfen. Wenn Sie möchten, sagen Sie zu sich selbst: Das bin ich. Hier und da nehmen Sie womöglich ein Kribbeln, eine Spannung oder eine Ungeduld wahr. Auch das gehört zu Ihnen. Vielleicht erspüren Sie aber auch einen Raum in sich, in dem Sie sich besonders wohlfühlen.

Nehmen Sie all diese Gefühle zur Kenntnis und ändern Sie nichts. Was Sie spüren, das ist Ihr ganz eigenes Zuhause und die Basis Ihres Schaffens.

MBSR IN KÜRZE

Was genau verbirgt sich hinter dem Begriff „Stressreduktion durch Achtsamkeit"? Wir begegnen ihm immer öfter, da inzwischen auch Krankenkassen oder Berufsgenossenschaften gestressten Menschen MBSR empfehlen. Es handelt sich dabei um ein Programm, das uns lehrt, uns selbst und unsere Umwelt wieder besser wahrzunehmen und auf diese Weise wieder mehr Energie aus uns selbst zu schöpfen.

Das Programm besteht im Wesentlichen aus den folgenden Punkten:

❋ Atemübungen

❋ Übungen zur achtsamen Körperwahrnehmung (Body-Scan)

❋ sanfte Yoga-Übungen

❋ Sitzmeditation

❋ Gehmeditation

❋ achtsame Ausführung alltäglicher Verrichtungen wie die Zubereitung von Mahlzeiten, Aufräumen oder Fortbewegung

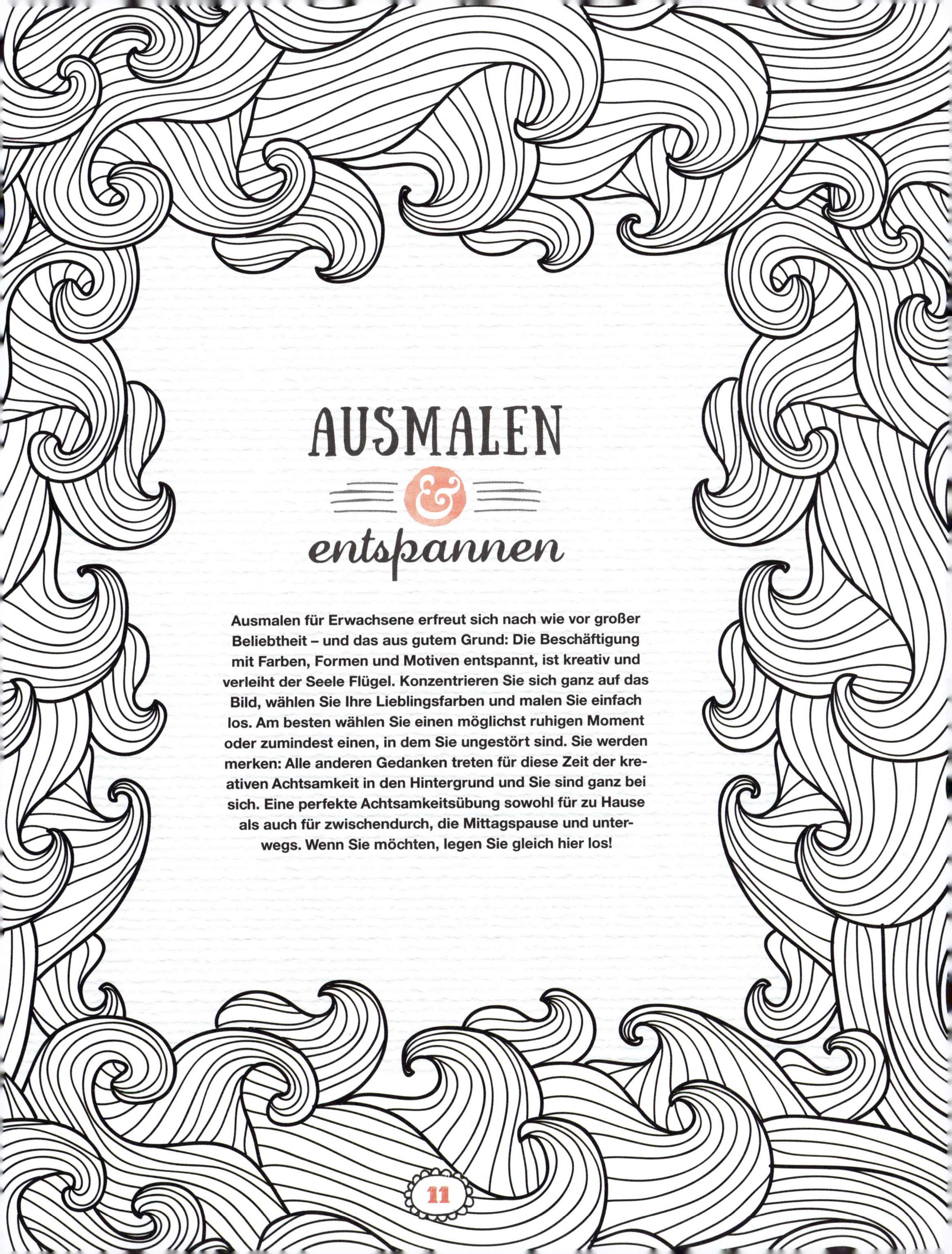

AUSMALEN

&

entspannen

Ausmalen für Erwachsene erfreut sich nach wie vor großer Beliebtheit – und das aus gutem Grund: Die Beschäftigung mit Farben, Formen und Motiven entspannt, ist kreativ und verleiht der Seele Flügel. Konzentrieren Sie sich ganz auf das Bild, wählen Sie Ihre Lieblingsfarben und malen Sie einfach los. Am besten wählen Sie einen möglichst ruhigen Moment oder zumindest einen, in dem Sie ungestört sind. Sie werden merken: Alle anderen Gedanken treten für diese Zeit der kreativen Achtsamkeit in den Hintergrund und Sie sind ganz bei sich. Eine perfekte Achtsamkeitsübung sowohl für zu Hause als auch für zwischendurch, die Mittagspause und unterwegs. Wenn Sie möchten, legen Sie gleich hier los!

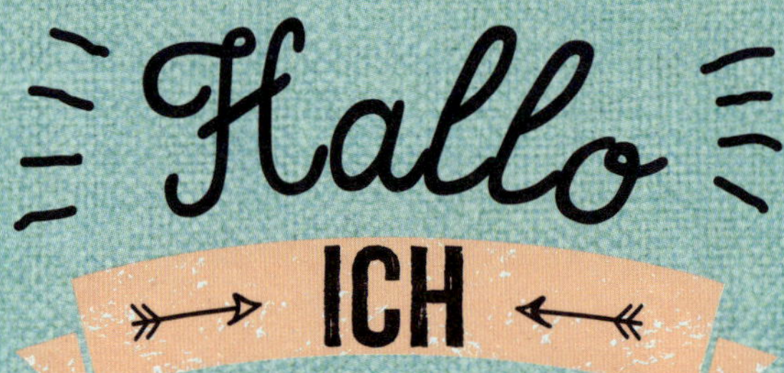

Bei der Meditation, bei der bewussten Atmung und bei achtsamen Tätigkeiten erreichen wir ein wunderbares Ziel: Wir spüren uns mehr und bekommen eine genauere Vorstellung davon, wer diese Person ist, die wir „Ich" nennen. Mit einem gewissen Training der Selbstwahrnehmung lernen wir uns immer besser kennen. Wir lernen, überhaupt erst einmal in Kontakt mit uns zu kommen und zu realisieren, wie wir uns in verschiedenen Lebenslagen fühlen.

 Halten Sie darum immer mal wieder inne, um einfach nur zu sich selbst kurz „Hallo" zu sagen. Fragen Sie sich: Wie geht's mir denn so? Und geben Sie sich darauf auch eine Antwort.

 Bestimmen Sie eine kurze Zeit am Tag, die nur Ihre Zeit ist. Ob Sie dabei meditieren oder einfach nur bewusst atmend aus dem Fenster schauen, spielt keine Rolle. Machen Sie sich vertraut mit der Person, die Sie sind.

 Geben Sie sich selbst einen Impuls, indem Sie einfach nur die Worte denken:

HIER BIN ICH. DAS BIN ICH. DAS IST MEIN LEBEN.

ICH, EINFACH GANZ BEI MIR

Kreativ zu sein ist eine besondere Form der Achtsamkeit. Wenn wir damit beschäftigt sind, etwas Neues zu schaffen oder eine Idee zu verwirklichen, denken wir an nichts anderes als das, was wir gerade tun. Wenn wir etwas hervorbringen, was vorher noch nicht da war, sind wir automatisch achtsam, denn wir sind voll konzentriert und erfüllt von unserer Idee.

Das kann bei einer künstlerischen Tätigkeit wie Malen, Schreiben, Töpfern oder Fotografieren der Fall sein. Auch wenn eine anspruchsvolle Handarbeit gelingt oder wenn wir einen Kuchen verzieren, können wir ganz in unserer schöpferischen Tätigkeit versinken. Oder wenn wir am Ende eines Bastel- oder Nähprojektes feststellen, dass tatsächlich alle Teile perfekt zusammenpassen und sich zu einem individuellen Stück zusammenfügen. Wir fragen uns nicht, ob es sinnvoll ist, was wir tun, ob wir es gerne tun oder was andere davon halten mögen. Wir sind einfach nur mit der Verwirklichung einer Idee beschäftigt. Immer dann gelingt Achtsamkeit ganz mühelos.

wenn ich kreativ bin ...

Wenn Sie gerne kreativ arbeiten – sei es basteln, nähen, malen, schreiben, fotografieren oder etwas ganz anderes – ist Ihr Hobby sicherlich etwas, das Sie tun, weil es Ihnen einfach Spaß macht. Oder waren Sie früher gerne mal kreativ, haben aber heute kaum noch Zeit und/oder keine große Lust oder Inspiration mehr? Vielleicht probieren Sie einmal eine andere Technik aus, steigen vom Basteln aufs Schreiben um oder vom Malen aufs Fotografieren. Und fragen Sie sich einmal: Was macht Kreativsein eigentlich mit mir? Wie fühle ich mich beim stricken/zeichnen/Torten backen? Wie genau fühlt es sich an, ein fertiges Werk in den Händen zu halten? Schreiben Sie hier einmal die Gefühle auf, die die Arbeit an einem kreativen Projekt in Ihnen auslöst. Vielleicht wird das Schreiben dieser Liste ja für Sie zum Anstoß, mal wieder kreativ zu werden?

DEKORATIVE KIRIGAMI-Sterne

Während beim Origami nur gefaltet wird, darf beim Kirigami zusätzlich auch geschnitten werden. Auf diese Weise entstehen vielfältige, filigrane Gebilde wie Schneeflocken, Blüten oder Sterne. Dabei muss sehr präzise gearbeitet werden und bei voller Konzentration kommt man so richtig schön in den Flow. Diese Sterne sind eine tolle Wand- und Fensterdekoration und auch eingerahmt machen sie was her!

Material
Origamipapier oder anderes dünnes Papier
(max. 80 g/m²) in Dunkelblau, 15 × 15 cm

Außerdem
Lineal
Bügeleisen

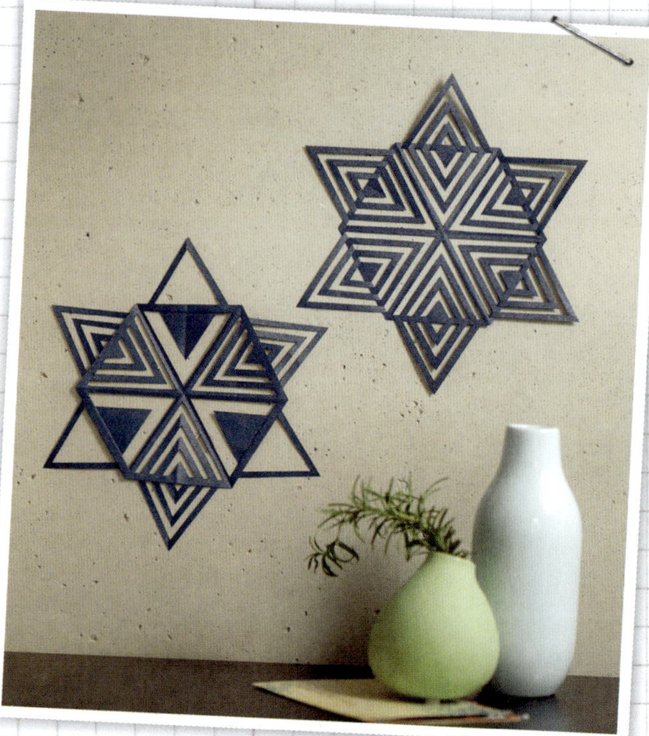

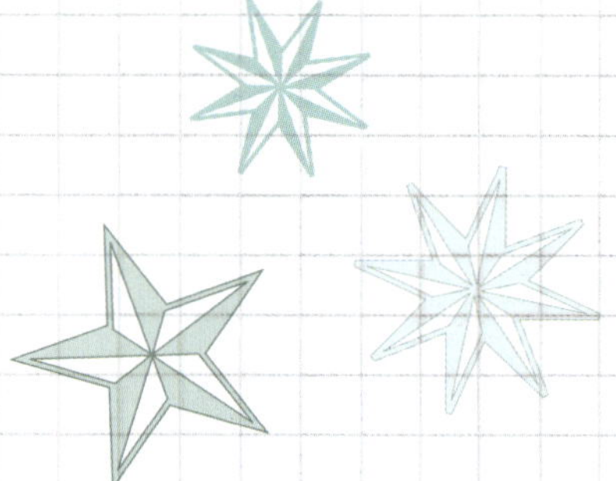

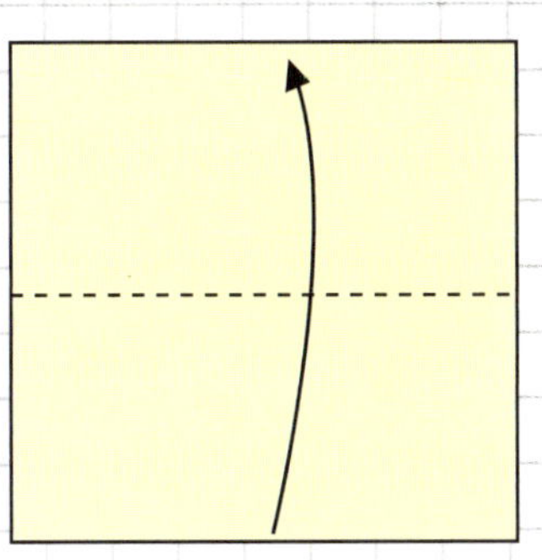

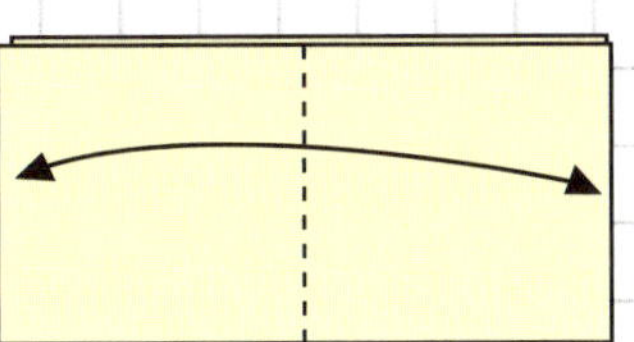

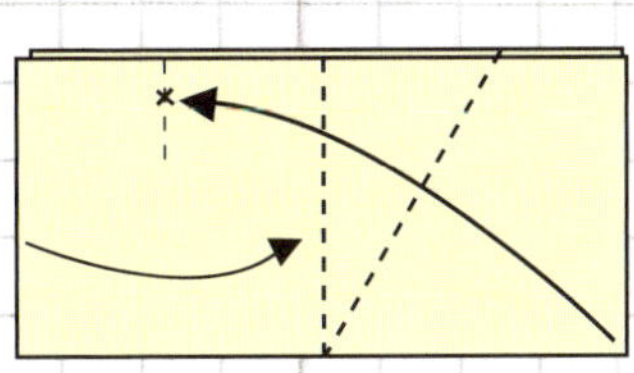

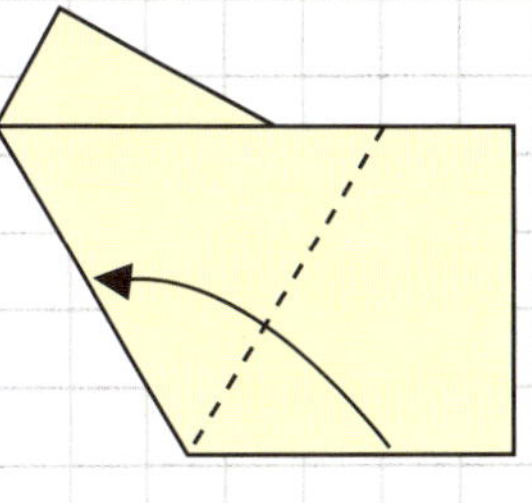

1. Ein regelmäßiges Sechseck herstellen. Dafür das Blatt einmal in der Mitte falten.

2. Nochmals in der Mitte falten und wieder öffnen. Die Öffnung des Papiers befindet sich oben.

3. Nun zuerst in die obere Lage der linken Seite mittig eine Markierung falten. Dann die rechte untere Ecke auf die Markierung falten. Der Angelpunkt ist die Mittellinie.

Das Blatt umdrehen.

4. Die untere Kante an die linke Kante falten.

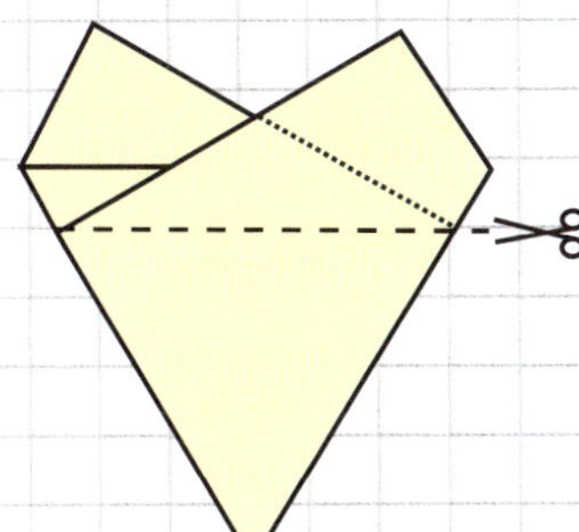

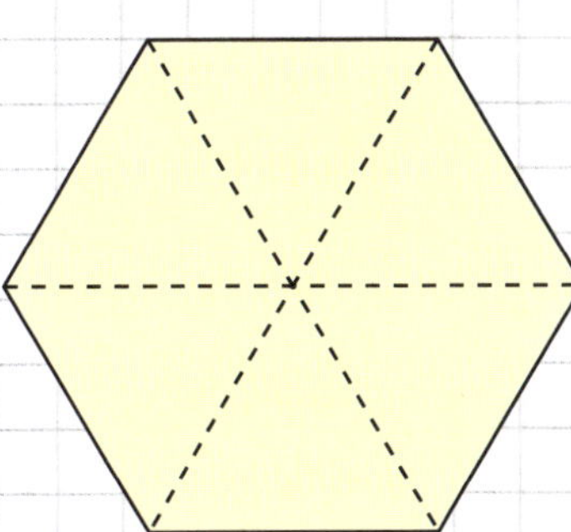

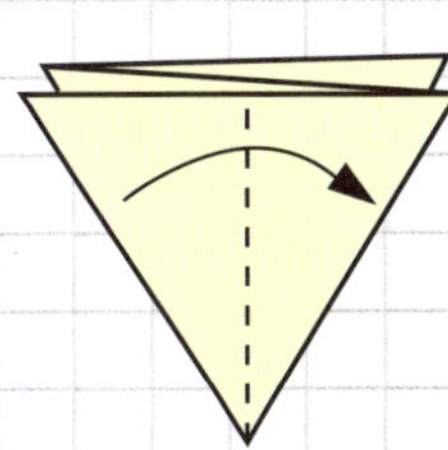

5. Von der kürzesten Kante vorne zur kürzesten Kante hinten eine Linie ziehen und an dieser entlang das Oberteil abschneiden.

6. Zur Kontrolle auffalten, dann das Sechseck wieder wie zuvor zusammenfalten.

7. Nun die linke Kante auf die rechte falten. Das Objekt umdrehen und die rechte Kante auf die linke falten.

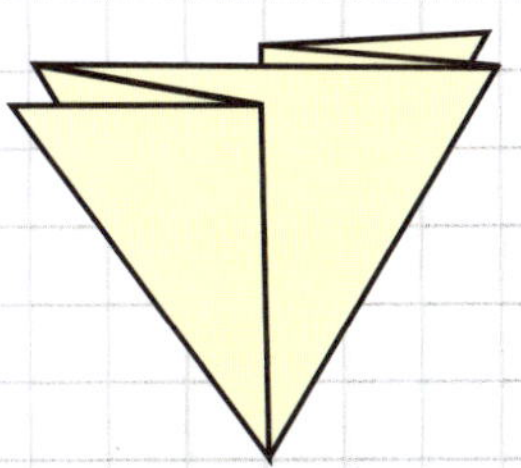

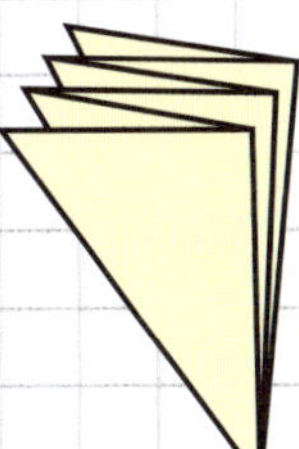

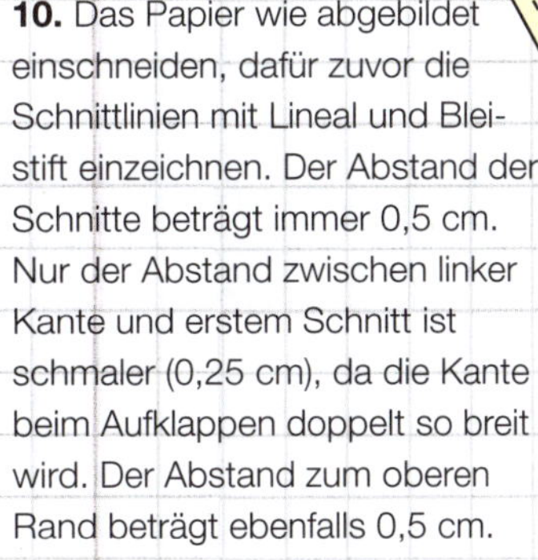

8. Die mittlere Ebene ebenso falten. Dabei die Berg- und Talfalten so umfalzen, dass eine Zickzackfaltung entsteht.

9. So ist die Form bereit für die Schnitte, aus denen sich der Stern falten lässt.

10. Das Papier wie abgebildet einschneiden, dafür zuvor die Schnittlinien mit Lineal und Bleistift einzeichnen. Der Abstand der Schnitte beträgt immer 0,5 cm. Nur der Abstand zwischen linker Kante und erstem Schnitt ist schmaler (0,25 cm), da die Kante beim Aufklappen doppelt so breit wird. Der Abstand zum oberen Rand beträgt ebenfalls 0,5 cm.

11. Nach dem Schneiden das Sechseck vorsichtig auseinanderfalten und die Falze glatt streichen. Anschließend jede zweite Zacke des Sterns nach außen falzen. Dabei in jedem Dreieck mit der größten Zacke beginnen.

12. Zum Schluss den Stern einmal kurz und heiß, aber ohne Dampf bügeln, um die Form zu glätten.

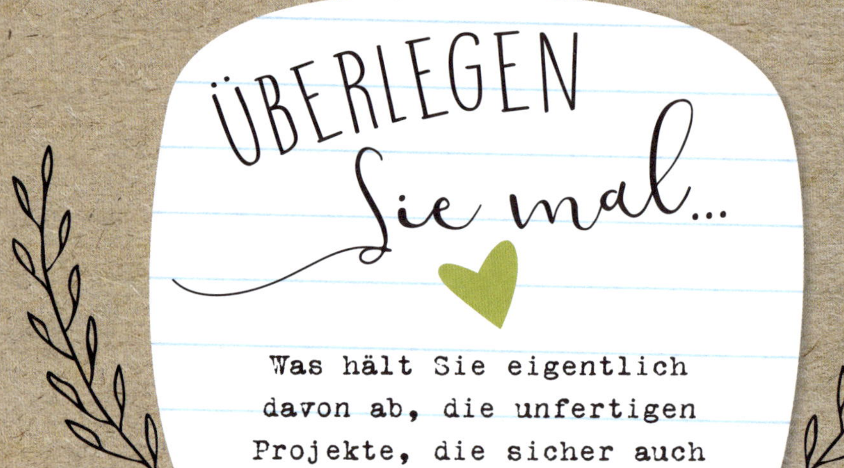

KREATIVITÄT AUS DEM MOMENT

Das Besondere an achtsamer Kreativität ist, dass sie aus dem Moment heraus entsteht. Wir verarbeiten dabei nicht in der Vergangenheit Erlebtes und drücken auch keine Visionen für die Zukunft aus, sondern schaffen etwas aus dem Moment heraus, wie er gerade ist und wie wir ihn empfinden.

Wenn wir z. B. etwas malen, verzieren oder nach eigenem Entwurf häkeln, konzentrieren wir uns ganz auf das, was wir empfinden, und wollen diesem Empfinden durch unsere Tätigkeit Ausdruck verleihen. Wenn wir etwas schreiben, und sei es ein Brief oder ein Gruß an jemanden, sind wir ganz authentisch und beschreiben, was wir gerade fühlen.

Auf diese Weise sind wir in sehr direktem Kontakt mit unserer Umgebung und dem Leben. Wir sind wir selbst.

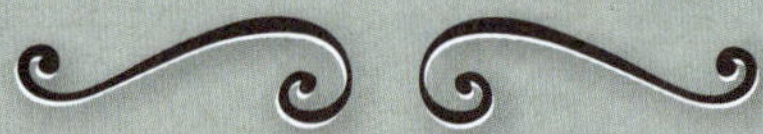

Ein Tag OHNE INPUT

ass es der Kreativität sehr zuträglich ist, möglichst oft das Smartphone auszuschalten, ist den meisten Menschen klar, und dennoch ist es eine Herausforderung. Denn der Verzicht auf Internet und Telefon bedeutet, den digitalen Kontakt nach außen einzustellen. Wir verzichten auf die Ablenkung und die stetige Rückversicherung, dass die Freunde weiterhin da sind und die Welt sich immer noch dreht.

Was aber passiert, wenn wir einmal ganz bewusst auf allen Input von außen verzichten? Einen Sonn- oder Urlaubstag ohne Zeitung, ohne Buch und ohne Kino, vielleicht sogar ohne Kontakt zu einem anderen Menschen verbringen? Was bleibt? Sehr viel!

Wir können den Mond beobachten und neue Sternbilder entdecken. Wir können eine Geschichte erfinden und aufschreiben. Wir können über etwas nachdenken, Notizen dazu machen, und nach einem Nickerchen noch ein wenig nachdenken. Wir können uns an alte Lieder erinnern und sie jemandem vorsingen. Wir können Yoga machen oder meditieren. Wir können stricken, Kuchen backen, Zöpfe flechten, etwas basteln. Wir können lange aus dem Fenster schauen und dabei den Vögeln zuhören. Und das alles ohne Unterbrechungen, ohne uns erklären zu müssen, ohne Termine. Klingt das nicht herrlich?

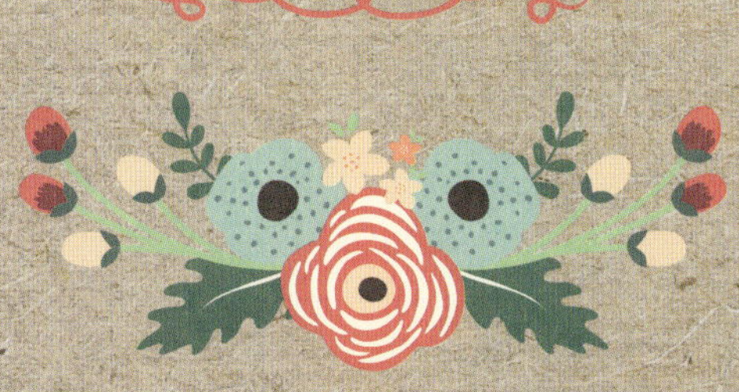

EINE IDEE PFLANZT SICH FORT

Jon Kabat-Zinn begründete Ende der 70er-Jahre die Achtsamkeitsbewegung. Zunächst war er nur auf der Suche nach einem Weg, seinen Patienten mit Stress-Symptomen, Depressionen und chronischen Schmerzen Linderung zu verschaffen. Dabei ist er noch nicht einmal Arzt oder Psychotherapeut, sondern Molekularbiologe.

Seine Idee war, fernöstliche, spirituelle Praktiken wie Yoga, Atemübungen und Meditation in ein für westliche Menschen geeignetes Programm zu verpacken. Auf diese Weise konnte er Berührungsängste der Patienten überwinden und sie dennoch von der wohltuenden Wirkung verschiedener Meditationstechniken überzeugen. Er gründete eine spezielle Klinik und nannte seine Methode MBSR (Mindfulness Based Stress Reduction, zu Deutsch Stressreduktion durch Achtsamkeit).

Dass die Achtsamkeit eine solche Bewegung auslösen würde, hätte ihn damals sicher erstaunt. Seine Bücher führen tiefer in die Methode ein und sind zudem sehr unterhaltsam. Sie können auch Vorträge von ihm im Internet finden.

BRINGEN Sie Sonne in IHR LEBEN

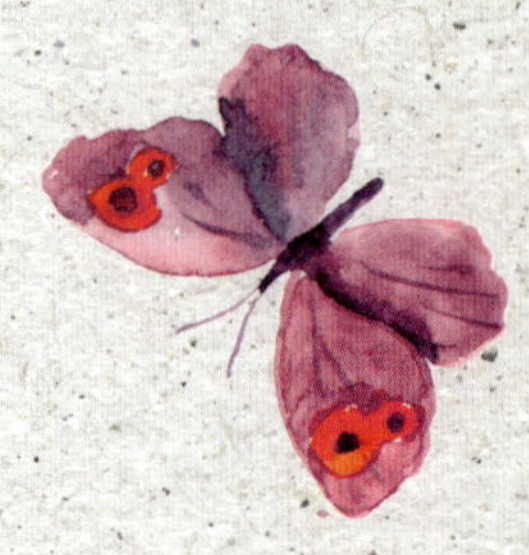

Die folgende Yogaübung zählt zu den grundlegendsten Elementen der Yogapraxis. Mit dem Sonnengruß bringen Sie Ihren Kreislauf in Schwung, wärmen die Muskeln auf und dehnen Ihren ganzen Körper. Mit dieser Übung können Sie, wenn Sie mögen, jeden Morgen ausgeglichen und vitalisiert in den Tag starten. Üben Sie zunächst die einzelnen Positionen und führen Sie dann die Übungsfolge am Stück aus. Wiederholen Sie den Sonnengruß mehrmals, so oft es Ihnen angenehm ist und guttut. Anfänger sollten jedoch zunächst nicht mit mehr als drei bis vier Wiederholungen starten.

BERGSTELLUNG

* Die Füße sind nebeneinandergestellt.

* Das Körpergewicht liegt auf den Fußballen und mittig auf den Fersen.

* Die Hände liegen locker an den Oberschenkeln, die Finger sind leicht gespannt.

* Die Schultern sind entspannt, die Schulterblätter ein wenig aneinandergezogen.

* Dadurch weitet sich der Brustkorb, das Atemvolumen wird größer.

* Nabelregion und Beckenboden sind angespannt.

* Das Becken ist leicht nach vorn »gekippt«, das Kinn ein wenig nach unten geneigt.

* Nacken und Rücken bilden eine Gerade.

* Konzentrieren Sie sich auf die Atmung.

* Nehmen Sie zehn tiefe Atemzüge.

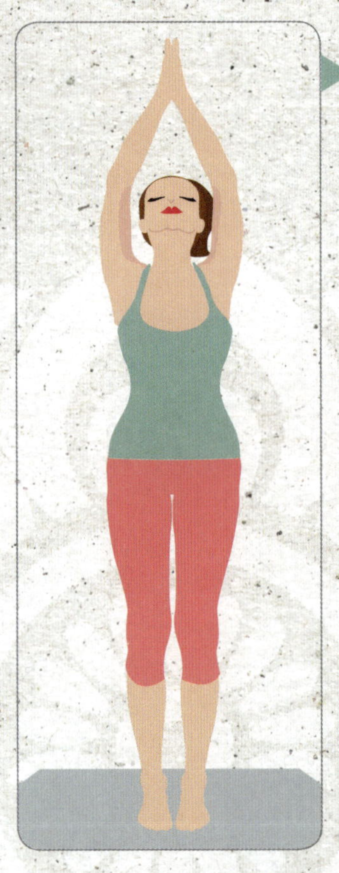

1. ASANA

* Einatmen.

* Die Arme seitlich ausstrecken und nach oben führen, bis sich die Handflächen berühren.

* Der Kopf liegt leicht im Nacken (nicht zu weit zurücklegen!), der Blick weist nach oben.

* Die Oberschenkelmuskeln sind angespannt, die Kniescheiben leicht hochgezogen.

* Füße und Zehen liegen flach und entspannt auf dem Boden auf.

* Halten Sie den Rücken gerade, spüren Sie die Streckung!

2. ASANA

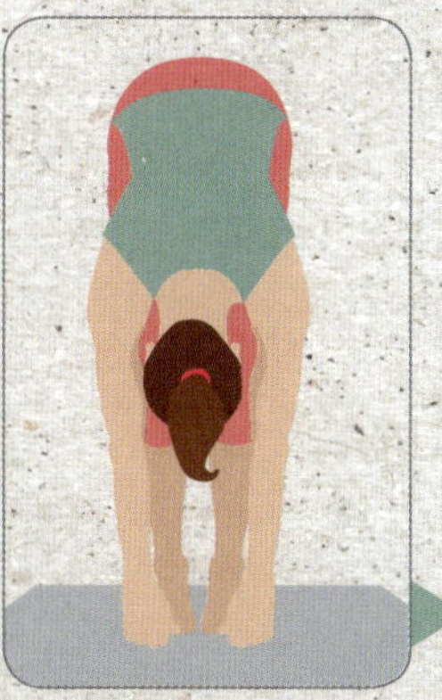

* Ausatmen.
* Die Arme bei gestreckten Beinen so weit wie möglich nach unten führen, bis die Fingerspitzen den Boden berühren oder, wenn möglich, die Handflächen auf dem Boden aufliegen.
* Der Kopf weist in Richtung Knie oder berührt die Knie, der Blick folgt der Ausrichtung des Kopfes.

3. ASANA

* Einatmen.
* Den Kopf leicht anheben, den Rücken dabei gestreckt halten.
* Die Knie bleiben, wenn möglich, gestreckt (oder leicht gebeugt).

4. ASANA

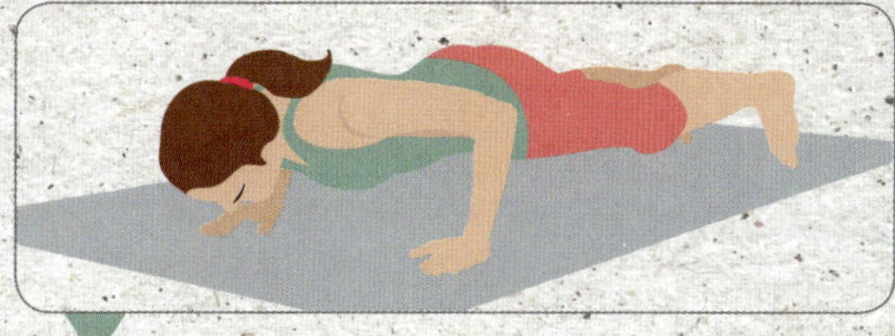

* Ausatmen.
* In den Liegestütz gehen, indem zuerst der rechte, dann der linke Fuß weit zurückgesetzt wird (Geübte können auch mit beiden Füßen gleichzeitig in den Liegestütz zurückspringen). Den Oberkörper dabei unbedingt gestrafft halten!
* Das Gesäß anspannen, das Becken nicht nachschwingen lassen! Die Ellenbogen liegen am Oberkörper an.
* Oberkörper, Becken und Beine über dem Boden »schweben« lassen (nötigenfalls mit den Knien auf dem Boden abstützen).
* Schließlich den Blick nach vorn richten.

5. ASANA

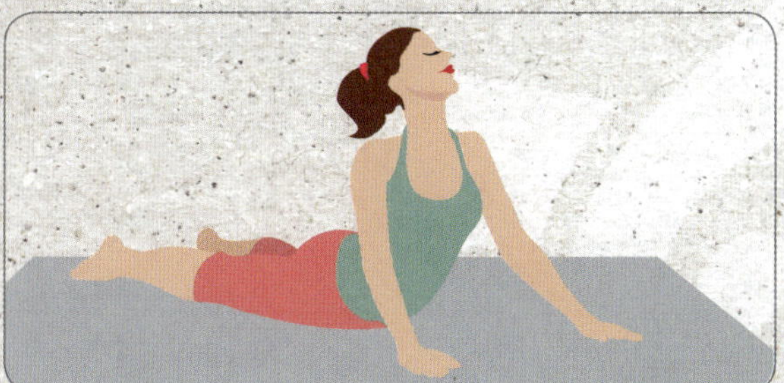

* Einatmen.
* Den Oberkörper hochstemmen und dabei »das Herz öffnen« (die Dehnung im Brustkorb wahrnehmen und die Energie durch das Herz und die gesamte Brustregion strömen lassen).
* Die Füße rollen dabei auf den Spann, die Fußsohlen zeigen nach oben.
* Die Fußspitzen strecken.
* Die Handflächen liegen gerade auf dem Boden auf.
* Legen Sie den Kopf leicht (!) in den Nacken.
* Das Gewicht ruht auf Händen und Fußrücken.

6. ASANA

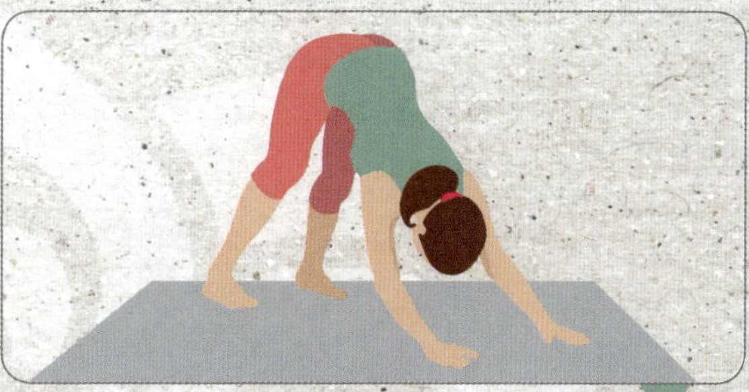

* Ausatmen.
* Schwingen Sie die Hüften nach oben.
* Die Füße rollen zurück vom Spann auf die Zehen, die Füße stehen parallel und etwa hüftbreit auseinander.
* Die Handflächen liegen flach auf dem Boden, die Finger sind leicht gespreizt.
* Den Kopf entspannt hängen lassen, die Augen blicken in Richtung Knie.
* Die Fersen ruhen, wenn möglich, auf dem Boden. 5-mal aus- und einatmen. Dabei auf die Bandhas und die Atmung achten.

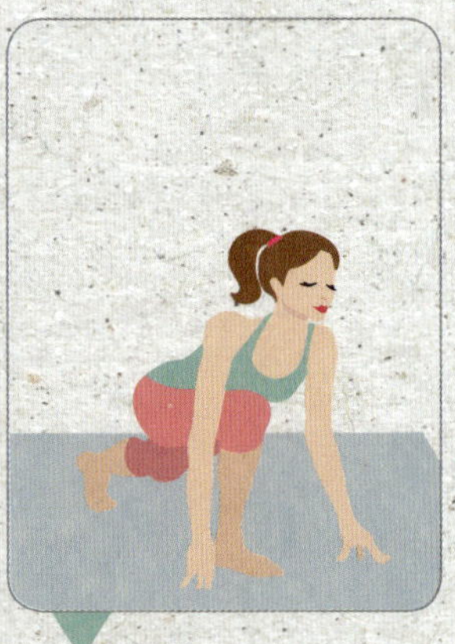 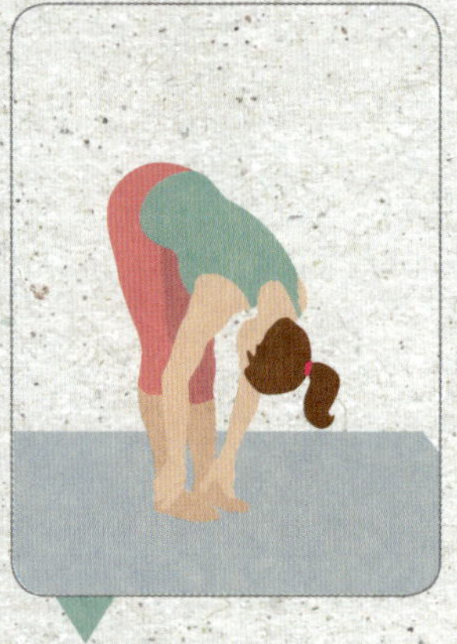 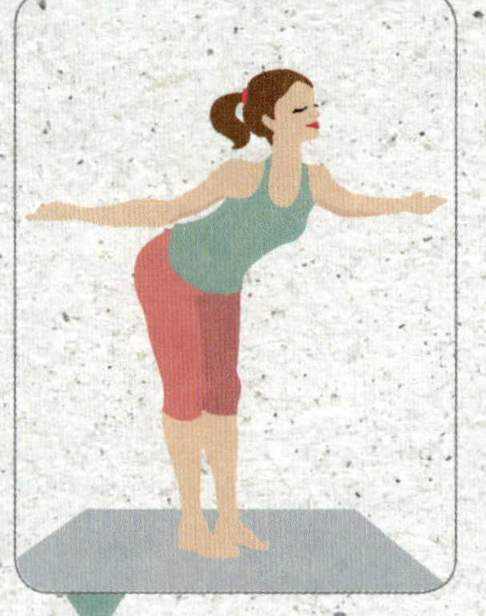 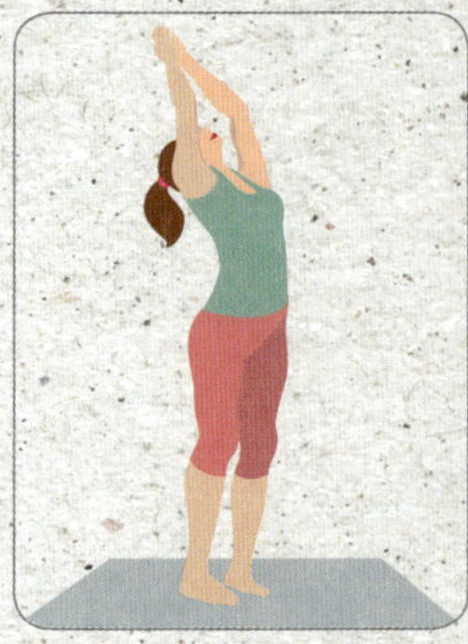

7. ASANA

* Einatmen.
* Zuerst den rechten, dann den linken Fuß zwischen den Händen aufsetzen.
* Die großen Zehen berühren sich.
* Den Kopf heben und den Rücken strecken.
* Die Knie sind durchgestreckt oder leicht gebeugt.

8. ASANA

* Ausatmen.
* Den Oberkörper senken.
* Den Kopf Richtung Knie führen, wenn möglich bis an die Knie heranziehen.

9. ASANA

* Einatmen.
* Hände vom Boden lösen und den Körper aufrichten.
* Arme dabei seitlich nach oben führen, bis sich die Handflächen über dem Kopf berühren.
* Den Kopf heben.
* Die Oberschenkel anspannen.
* Sich weit nach oben strecken.
* Die Kraft schießt in die Arme bis zu den Fingerspitzen.

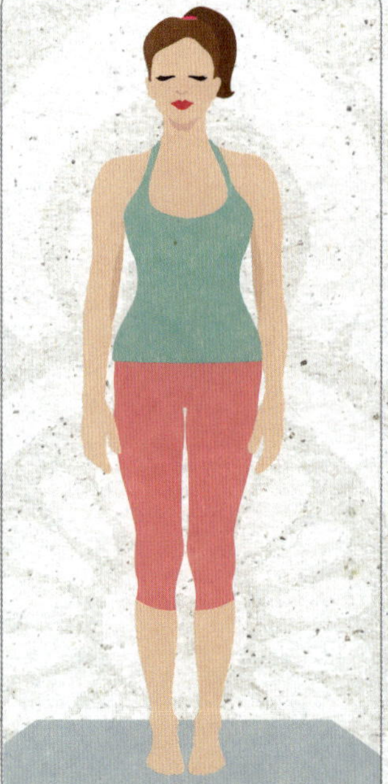

SCHLUSSPOSITION (BERGSTELLUNG)

* Ausatmen.
* Die Arme senken.
* Die Bergstellung einnehmen und gerade stehen.
* Wiederholen Sie die gesamte Sequenz von der Bergstellung als Anfangs- bis zur Bergstellung als Schlussposition, so oft es Ihnen guttut, als Anfänger jedoch nicht öfter als drei bis vier Mal.

NOCH MEHR
Sonnenschein

Sonne (Ø 5,5 cm)

So ein Häkelpatch ist schnell gemacht und Sie können ihn aufnähen,
als Brosche tragen, auf einen Magneten kleben …
Die Möglichkeiten sind vielfältig und Sie können die kleine Häkelsonne zudem wunderbar
als Mini-Achtsamkeitsanker in Ihren Alltag integrieren. Wenn mal wieder alles drunter und
drüber zu gehen droht, schauen Sie in ihr lachendes Gesicht, atmen Sie drei Mal tief
durch und erinnern Sie sich daran, dass man mit Gelassenheit weiter kommt
als mit Stress und Hektik.

Material für 1 Sonne

Häkelgarnreste in Gelb, Orange, Hellrot und Mittelblau
(100 % Baumwolle, LL 125 m/50 g)

Häkelnadel Nr. 2,5

Filzrest in Rosa

Klebstoff

Nähnadel zum Vernähen der Fäden

Anleitung

Jede fM-Rd beginnt mit 1 Lfm und endet mit 1 Km.

1. Rd: in Gelb 2 Lfm, in 2. Lfm von der Nd aus 6 fM

2. Rd: jede M verd (= 12 fM)

3. Rd: jede 2. M verd (= 18 fM)

4. Rd: jede 3. M verd (= 24 fM)

5. Rd: jede 4. M verd (= 30 fM)

6. Rd: in Orange nur in hinteres M-Glied: *in 1. M: 1 fM,
1 Stb, in 2. M: 1 Stb, 1 fM*, von * bis * noch 14 x wdh

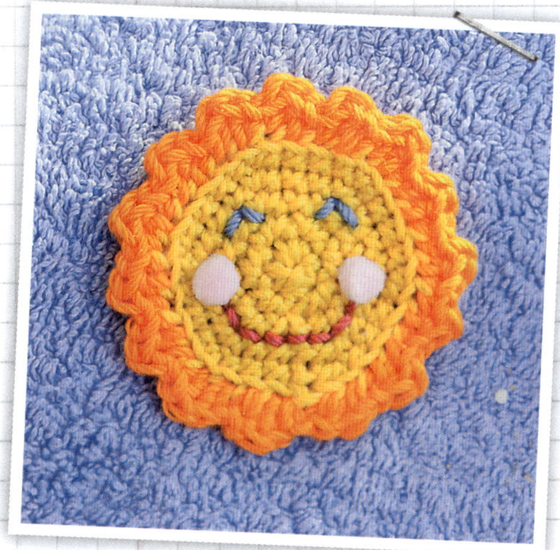

Fertigstellen

Fäden vernähen. Mund in Hellrot und Augen in Mittelblau
aufsticken. Bäckchen aus Filz zuschneiden und aufkleben.

sich mit DER KRAFT des Atems verbinden

Der Atem spielt eine wichtige Rolle bei der Achtsamkeit wie bei der Kreativität. Nutzen Sie seine Kraft, indem Sie sich Ihre Atmung immer wieder ins Bewusstsein rufen und sie aufmerksam beobachten. Atmen ist eine Energiequelle und hilft in allen Situationen, in denen Sie Unterstützung, Inspiration oder Ruhe brauchen.

Um seine ganze Kraft zu spüren halten Sie – am Schreibtisch oder im Auto, im Meeting oder im Museum – kurz inne und vergegenwärtigen sich seinen Strom. Nehmen Sie zunächst nur das Ein- und Ausatmen wahr. Vielleicht rezitieren Sie innerlich dazu die Worte „ein" und „aus". Das macht es leichter, sich in die Bewegung des Atems einzufühlen. Sehr behilflich bei der Konzentration auf den Atem ist das Spüren nach dem Luftstrom an den Rändern der Nasenlöcher und welche Bereiche des Oberkörpers (vielleicht der Brustkorb, vielleicht auch der Bauch) sich mit Luft füllen und sich dadurch bewegen.

Verbinden Sie sich auf diese Weise mit der Kraft Ihres Atems und integrieren Sie diese Kraft bewusst in Ihr Leben und Ihre alltäglichen Verrichtungen. Der bewusst wahrgenommene Atem hat in allen Lebenslagen eine beruhigende und inspirierende Wirkung zugleich.

BAUCHATMUNG

Um mehr Raum im Körper zu erspüren und die beruhigende Kraft des Atmens zu verstärken, ist die Bauchatmung besonders wirksam. Dafür setzen oder legen Sie sich bequem hin und schließen die Augen. Tragen Sie dabei lockere, weite Kleidung, die Sie nicht einengt.

Beobachten Sie nun den Fluss Ihres Atems. Zunächst realisieren Sie Ihr Ein- und Ausatmen. Verfolgen Sie den Luftstrom durch Ihren Körper, von den Rändern der Nasenlöcher bis zu den Lungenspitzen. Spüren Sie, wie sich die Lunge füllt und der Körper so mit frischem Sauerstoff versorgt wird.

Nun legen Sie beide Hände auf den Bauch, sodass die Spitzen der Mittelfinger sich berühren. Lassen Sie den Atem bis tief in den Bauch fließen. Durch den Atem hebt sich die Bauchdecke. Sie spüren das daran, dass sich die Fingerspitzen beim Einatmen voneinander wegbewegen. Beim Ausatmen stoßen die Finger wieder zusammen.

Wenn Sie die Bewegung des Atems verinnerlicht haben und sie so praktizieren können, dass Sie sich dabei wohlfühlen, können Sie auch einmal versuchen, bis weit in die Taille und die Hüfte zu atmen.

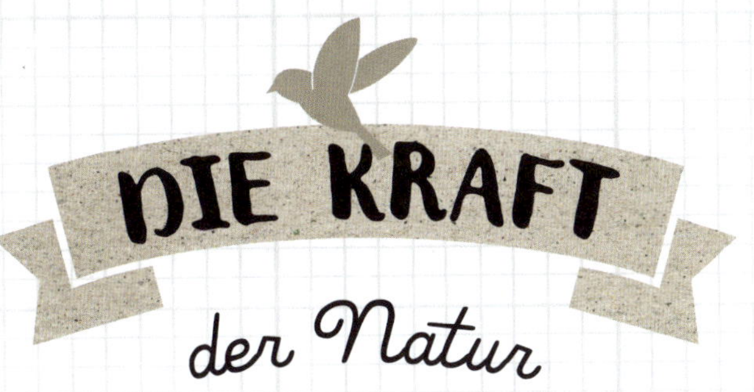

Eine ewige Quelle der Inspiration ist die Natur. Viele schöpferisch tätige Menschen begeben sich so oft wie möglich nach draußen, um die Kraft der Natur zu spüren. Das kann eine Wiese sein, über der die Insekten summen, oder der Wald, mit seinem Farbspiel von unterschiedlichen Grüntönen, wenn die Sonne durch die Blätter bricht. Sie können sich auch der Betrachtung eines Getreidefeldes widmen, dessen Meer von Ähren sich sanft im Wind hin und her wiegt. Eine besondere Wirkung hat immer das Wasser, egal ob stehend oder fließend, z. B. ein dahinströmender Fluss, ein ruhender See, das an den Strand tosende Meer.

Je länger Sie hinschauen, desto mehr Leben und Bewegung nehmen Sie in der Natur wahr. Wenn Sie sich langsam bewegen und genau hinsehen und hinhören, können Sie beispielsweise im Wald und auf Wiesen Vögel, Insekten und unzählige Arten von Pflanzen entdecken. Wenn Sie länger aufs Wasser schauen, bemerken Sie unter der Oberfläche plötzlich Fische, Muscheln, Krabben und Co. Unter jedem Stein, den Sie umdrehen, wimmelt es von Käfern und Ameisen. Die Natur nimmt jedes Fleckchen ein, das der Mensch ihr lässt, und füllt es mit Leben.

Lassen Sie darum die Kraft der Natur auf sich wirken, wenn Sie auf der Suche nach Ideen und Inspiration sind. So wie die Natur permanent in Bewegung ist und sich erneuert, so lebt auch der kreative Mensch von Veränderung und Erneuerung. Ein besseres Vorbild als die Natur können Sie dafür nicht finden.

PSSST, EINE IDEE!

Eine Idee lässt sich nicht auf Knopfdruck erzeugen, egal, ob wir nun nach einem Geschenk für einen wunschlos zufriedenen Freund suchen oder nach einem Motiv für das erste Gemälde in Öl. Wir sind darauf angewiesen, dass die Idee freiwillig kommt. Man kann sie nicht einfach erzeugen und auch beim allerbesten Willen nicht herbeidenken. Das Charakteristische einer Idee ist, dass sie uns fast immer zufliegt, geschenkt wird, plötzlich am Rande unserer Gedanken auftaucht. Dabei sind Ideen oft wie scheue Tiere, die sich verstecken. Manchmal kommen sie im Rudel daher oder in Schwärmen, aber kaum versucht man eine davon zu fassen, verflüchtigen sich alle. Je auffälliger wir lauern, um eine zu erwischen, desto scheuer werden sie.

Darum ist es zuweilen besser, sich um eine Idee gar nicht weiter zu kümmern. Tun Sie, was Sie tun möchten, und überlassen Sie die Ideen sich selbst. Beobachten Sie sie bestenfalls aus dem Augenwinkel. Sie werden sehen: Plötzlich werden sie zutraulich, nähern sich, lassen sich fangen und aufs Papier bringen!

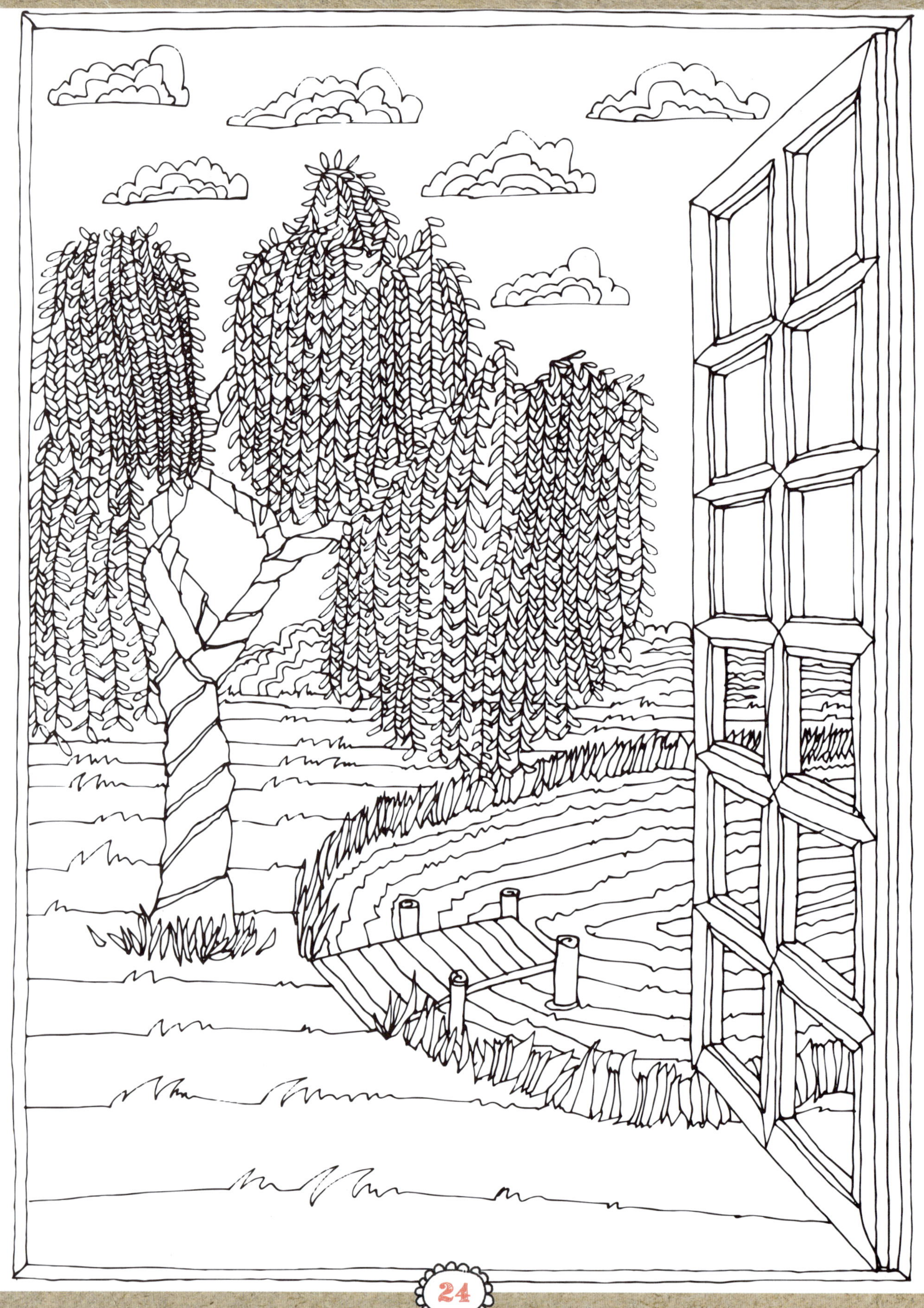

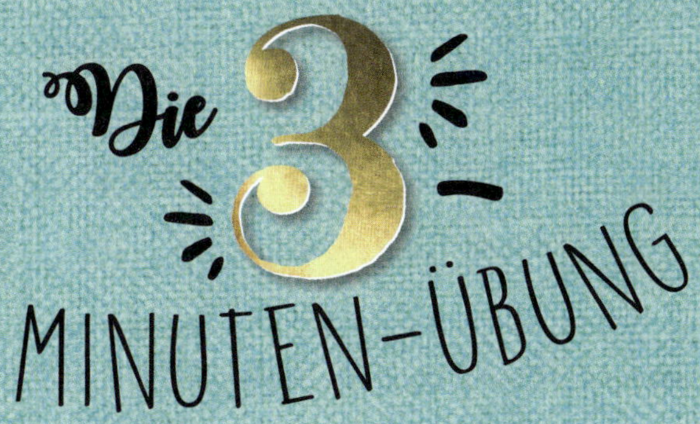

Eine sehr einfache Meditation, die leicht in den Alltag zu integrieren ist, dauert nur drei Minuten. Es braucht dafür keine besondere Vorbereitung, und Sie können Sie an jedem Ort ausführen, da Sie nicht unbedingt Stille und Abgeschiedenheit dafür brauchen. Vielmehr trainiert Sie die Übung darin, sich immer wieder auf den aktuellen Moment einzustellen und ihn so wahrzunehmen, wie er ist.

Sie halten dafür inne bei dem, was Sie gerade tun, sei es im Büro oder bei der Hausarbeit. Nehmen Sie eine aufrechte Haltung ein. Schließen Sie die Augen und nehmen Sie ganz bewusst wahr, was Sie fühlen:

Wie fühlt sich der Körper an?

Welche emotionale Empfindung ist gerade die stärkste?

Welcher Gedanke beschäftigt Sie gerade?

Beschränken Sie sich auf die reine Wahrnehmung, ohne zu bewerten oder etwas ändern zu wollen. Achtsam zu sein, bedeutet lediglich, das zur Kenntnis zu nehmen, was ist.

Wenn Sie möchten, wählen Sie eine Einstellung in Ihrem Smartphone, die sie regelmäßig an die Drei-Minuten-Übung erinnert. Mit ein wenig Training wird sie Ihnen so in Fleisch und Blut übergehen, dass Sie sie ab einem bestimmten Punkt nicht mehr als Übung wahrnehmen, sondern als Teil von sich. Es wird Ihnen selbstverständlich werden, in regelmäßigen Abständen kurz in ganz bewussten Kontakt mit sich und Ihrer Umwelt zu treten.

HÄNGENDE Häuschen

Größe pro Haus: ca. 7 x 4 x 4 cm

Die kleinen Häuschen können Sie aus dem Papier weiter hinten im Buch basteln.
Sie sind ganz einfach gemacht und eine zauberhafte Deko zum Beispiel für einen
Strauß Zweige. Wenn Sie möchten, machen Sie sie zu Wunschhäuschen:
Schreiben Sie ein paar Wünsche und Träume auf Zettelchen, rollen Sie sie zusammen
und stecken Sie sie durch die Fenster in die Häuschen.
So erinnern sie Sie bei jedem Blick darauf leise und freundlich an „mehr Zeit für mich",
„mal wieder ins Kino", „mit der tollen neuen Wolle endlich was stricken", …

Material (pro Haus)

Designpapier, gemustert, DIN A4
Transparentpapier, DIN A4
Cutter und Schneideunterlage
Kugelschreiber mit leerer Mine
Lineal
Klebstoff
Goldkordel, ca. ø 2 mm, 60 cm lang

Vorlage:

In Originalgröße hier zum Download
(siehe auch Seite 2):

http://more4u.online/Xge

Anleitung

1. Die Vorlage mit Bleistift auf das Transparentpapier
durchpausen. Grob ausschneiden und mit Klebefilm auf
dem Designpapier befestigen.

2. Die gestrichelten Linien mit Kugelschreiber und Lineal
nachfahren und so die Faltkanten einprägen.

3. Dann die Umrisskanten mit dem Cutter nachfahren
und das Haus ausschneiden.

4. Das Haus bis auf das Dach anhand der Knickkanten
zusammenfalten. Auf die Klebelaschen gleichmäßig und
dünn Klebstoff auftragen und alles fixieren.

5. Nun das Dach falten, die Goldkordel mittig in den
Dachfirst einlegen. Klebstoff auftragen und fixieren.

6. Zuletzt die noch freie Klebelasche befestigen und so
das Häuschen verschließen. Auf diese Weise beliebig
viele Häuschen basteln, an der Kordel aufhängen und
bewundern.

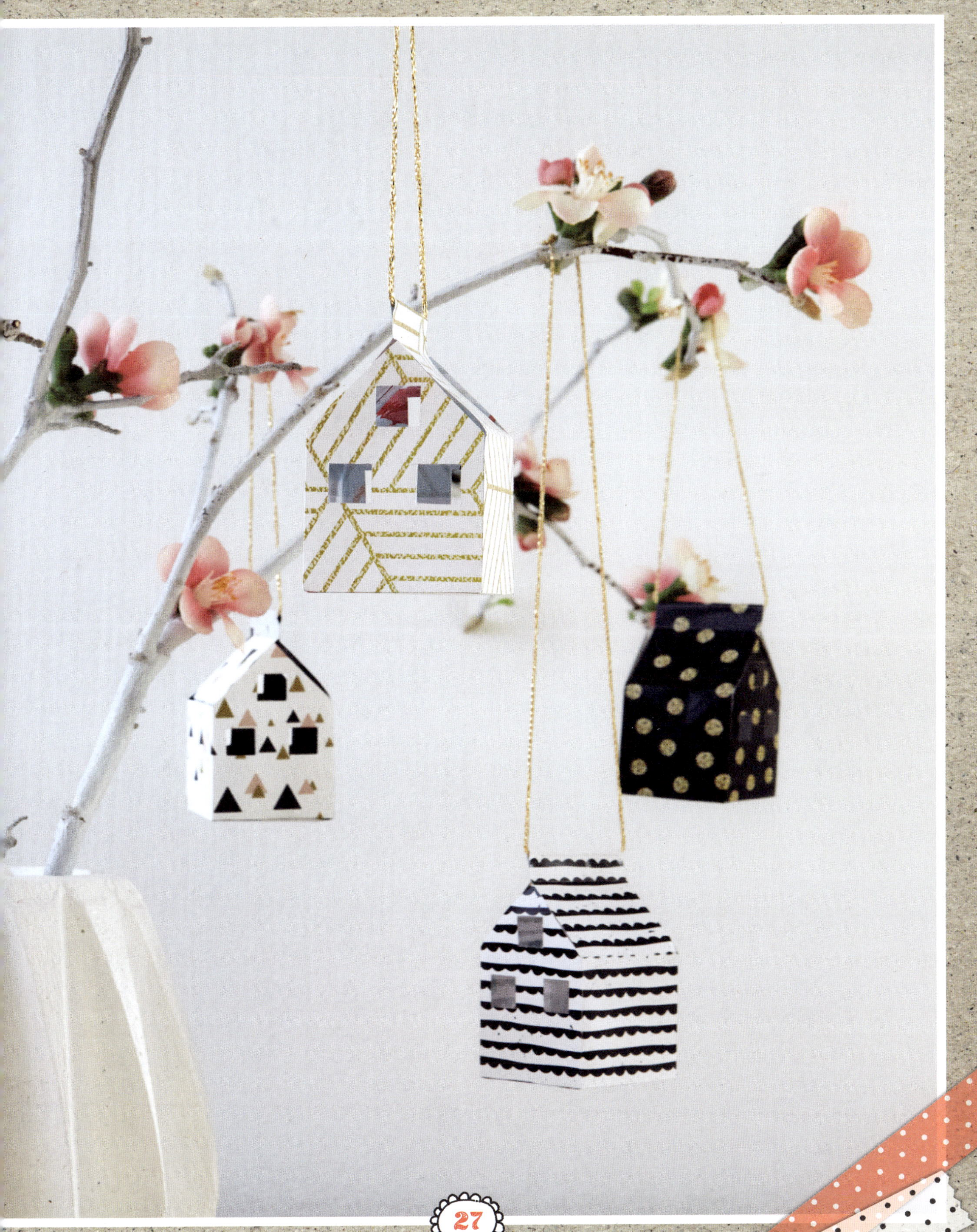

RÜCKBLICKEND betrachtet

Der Chef verhält sich ungerecht? Die Bahn kommt zu spät? Es regnet am Ausflugstag?
Die Kita wird bestreikt? Vielfach ist unser erster Impuls nun, uns zu ärgern, aufzuregen, angespannt und
gestresst zu werden. Im Nachhinein, eine Woche, einen Monat, ein Jahr später, wundert man sich, denn
wenn man zurückdenkt, war eigentlich alles gar nicht so schlimm. Was man ändern konnte, ist man
angegangen, was nicht, hat man schon fast vergessen. Achtsamkeit bedeutet auch, Dinge und Situationen
so anzunehmen, wie sie sind, ohne Wertung, ganz gelassen. So kann man negative Emotionen, die einen
nur unnötig belasten, vermeiden. Welche Situationen fallen Ihnen aus den letzten Monaten in Ihrem
Leben ein, die aus heutiger Sicht gar nicht so schlimm waren?

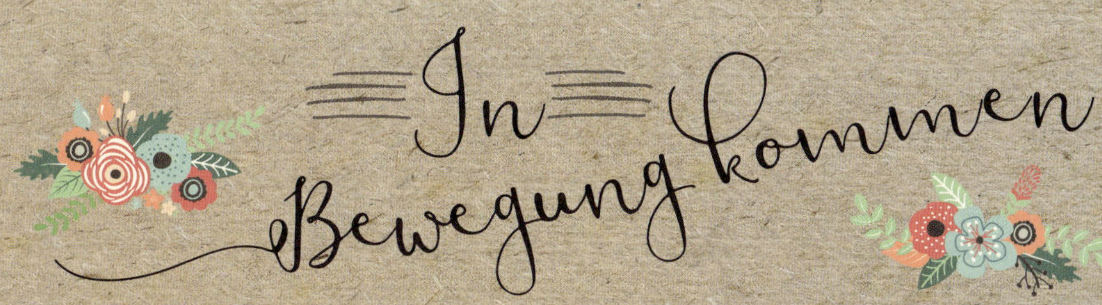

In Bewegung kommen

Die Lehre der von Aristoteles begründeten Schule der Peripatetiker hat ihren Namen nach dem Ort erhalten, wo der Unterricht stattfand, nämlich in einer Wandelhalle. Ist es nicht eine schöne Vorstellung, wie die Gelehrten und Schüler dort ihre Runden zogen, während sie philosophierten und diskutierten?

Den Geist bringt man am besten in Gang durch körperliche Bewegung. Die Kombination aus geistiger und körperlicher Bewegung ist ideal, um auf andere Gedanken zu kommen, um Neues zu schaffen. Wenn wir nicht weiterwissen, spüren wir darum den Drang, uns zu bewegen. Eine Runde um den Block kann schon Wunder wirken, wenn es bei der Arbeit nicht vorwärts gehen will.

Das heißt ganz konkret: losgehen. Machen Sie sich buchstäblich auf den Weg. Ob Sie lieber joggen, flott spazieren oder ganz besonders langsam gehen, entscheiden Sie nach Ihrer persönlichen Vorliebe und nach Stimmungslage. Vielleicht probieren Sie verschiedene Geschwindigkeiten des Gehens aus und finden dabei heraus, welche Ihnen am besten passt.

Bewegen Sie sich an verschiedenen Orten: in der meditativen Stille eines Kreuzgangs, der Frische eines Waldwegs, am Strand, wenn es möglich ist. Aber auch im Getümmel der Stadt kann man ganz bei sich bleiben und achtsam alles wahrnehmen, was einem begegnet.

DEN STRESS WEGTRINKEN

Viel Trinken ist wichtig, auch – und gerade – unter Anspannung. Sonst funktioniert unser Gehirn nicht mehr so gut, wie wir das von ihm erwarten, alle Achtsamkeit ist vergessen und die Nerven liegen noch blanker. Also: Kurze Pause machen, durchatmen, Tee kochen. Und zwar nur das, sonst nichts. Nicht, während das Wasser kocht und der Tee zieht, aufs Handy schauen, abwaschen, noch drei Kunden bedienen oder einen Text fertigschreiben.

Für Anti-Stress-Tee 2 Teile Baldrian, 2 Teile Melisse, 1 Teil Kamille und 1 Teil Lavendel mischen. Die Kräutermischung mit kochendem Wasser übergießen, ca. 10 Minuten ziehen lassen. Abseihen und noch warm trinken. Baldrian, Lavendel, Melisse und Kamille haben eine beruhigende Wirkung auf das Nervensystem. Bei Schlaflosigkeit, innerer Unruhe, nervösem Magen und Erschöpfungszuständen haben sie sich vielfach bewährt. Für eine langanhalte Wirkung sollte dieser Anti-Stress-Tee nicht nur zwischendrin, sondern am besten kurmäßig über mehrere Wochen abends vor dem Einschlafen getrunken werden.

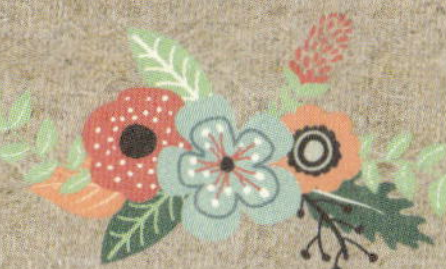

Achtsamkeit im Alltag: DIE BÜGELMEDITATION

Achtsamkeit bedeutet, sich bei jeder Handlung seiner selbst völlig bewusst zu sein, ganz konzentriert in der Tätigkeit aufzugehen und alles wahrzunehmen, was dabei geschieht. Bügeln ist als Achtsamkeitsübung daher gut geeignet, denn es spricht mehrere Sinne gleichzeitig an.

Wenn Sie frisch gewaschene Kleidung bügeln, nehmen Sie wahr, wie das Bügeleisen über den Stoff gleitet und Bahnen von glattem, heißem Stoff hinterlässt. Spüren Sie die Temperaturunterschiede. Streichen Sie bewusst über die Stoffe. Jeder ist unterschiedlich. Könnten Sie Ihre Kleidungsstücke nur anhand der Stoffqualität unterscheiden?

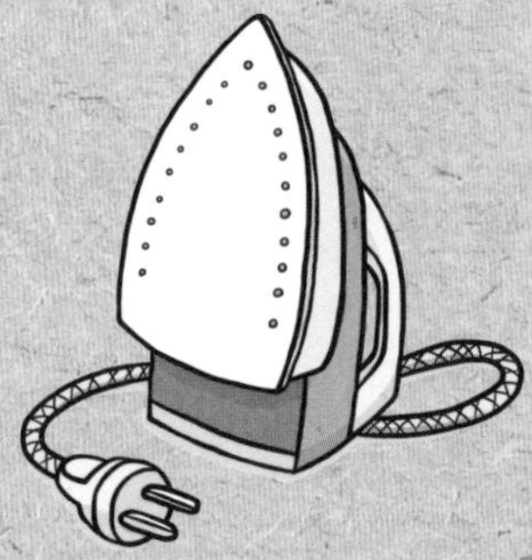

Auch der Geruchssinn ist beim Bügeln gefordert. Riechen Sie hin, wie Ihre frische Wäsche auf das heiße Bügeleisen reagiert. Auch wenn Sie ein Nähprojekt bügeln, können Sie so Ihre Achtsamkeit üben: Wie bildet das Stoffstück die gewünschten Falten und neuen Kanten, die Sie für die Weiterarbeit benötigen? Wie verändert sich seine ganze Beschaffenheit, wenn Sie Bügeleinlage aufbringen? Wie riecht der ganz neue Stoff beim Bügeln?

Wenn Ihre Gedanken abschweifen von dem, was Sie gerade tun, führen Sie sie einfach wieder sanft zurück zum Geschehen. Beobachten Sie sich dabei, ohne zu analysieren und zu bewerten.

WEISE WORTE

In diesem Buch finden Sie 10 kluge, kreative, sinnhafte Zitate zu den Themen Achtsamkeit, Gelassenheit und Kreativität. Ungezählte Schriftsteller, Philosophen, Theologen, Staatsmänner, Erfinder und Künstler sind seit Jahrtausenden bemüht, mit Werk, Wort und Tat unsere Welt und unser Leben jeden Tag ein kleines bisschen besser zu machen. Ihre Worte inspirieren uns bis heute und viele Menschen schöpfen daraus Kraft und Motivation für ihren Alltag. Deshalb gibt es die liebevoll gestalteten Zitate in diesem Buch nicht nur hier zum Lesen und Anschauen, sondern auf unserer Website auch zum Download – plus ein weiteres extra! So können Sie sie ausdrucken, einrahmen und aufhängen oder auch einfach nur an Ihre Pinnwand pinnen. Eine kleine Weisheit, die Sie jeden Tag begleitet.

http://more4u.online/Xge

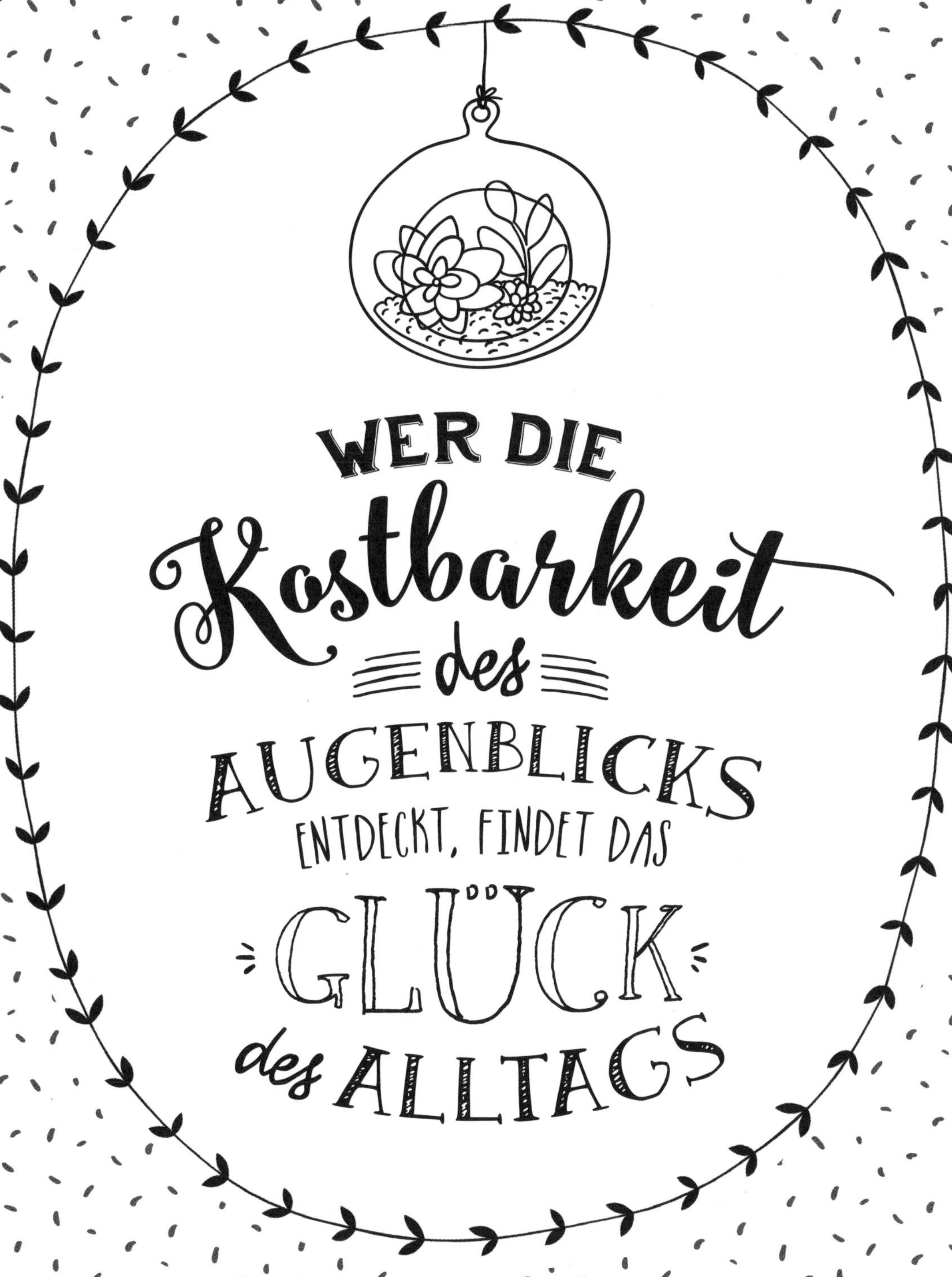

ADALBERT STIFTER
österreichischer Schriftsteller, Maler und Pädagoge
1805–1868

Geh-MEDITATION

Gehen ist eine Inspirationsquelle. In buddhistischen Klöstern gehört diese Übung zum täglichen Programm neben der Meditation im Sitzen und dem Arbeiten in Küche oder Garten. Dabei hat sie den Effekt, das Blut in den tauben Füßen der Mönche wieder zum Zirkulieren zu bringen. Die synchrone Bewegung durch den Raum hat zugleich eine gemeinschaftsstiftende Wirkung, auch wenn jeder mit der Konzentration bei sich bleibt und den Blick auf den Boden lenkt.

Die Gehmeditation wird in geschlossenen Räumen durchgeführt, um Ablenkung von außen zu vermeiden und auch, weil das Tempo so langsam ist, dass Sie

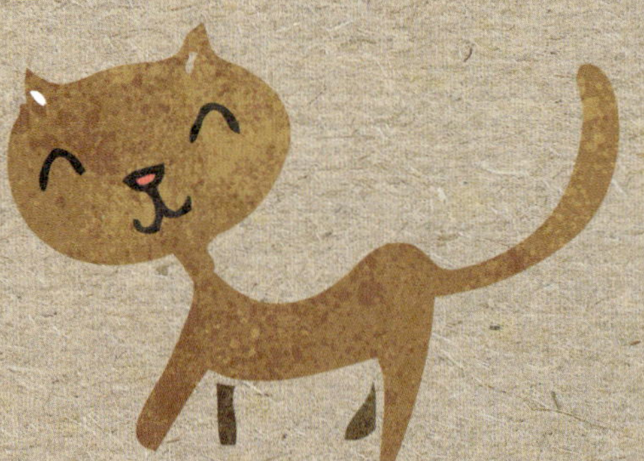

Minuten brauchen werden, um gerade mal eben das Wohnzimmer zu durchqueren – selbst wenn es klein ist.

Nehmen Sie sich für jeden Schritt sehr viel Zeit und spüren Sie jeder Bewegung der Füße ganz genau nach. Rollen Sie sie über die gesamte Fläche von der Ferse bis zur Zehenspitze ab. Die Hände halten Sie dabei vor der Brust, und die Schultern hängen ganz entspannt.

Auf diese Weise durchqueren Sie ein Zimmer so langsam, wie es Ihnen nur möglich ist. Gehmeditation ist auch gut geeignet, wenn Sie zwischendurch nur wenig Zeit haben und wenn Ihnen die Ruhe fehlt, sich zur Meditation im Sitzen niederzulassen.

NEUE BILDER SAMMELN

Oft sind wir durch die Erfordernisse des Alltags im Autopilotmodus unterwegs und laufen aus purer Gewohnheit auf den immer gleichen, ausgetretenen Pfaden. Darum nehmen wir nichts mehr bewusst wahr, was uns auf unserem Weg begegnet. Sorgen Sie darum auf ganz simple Weise dafür, dass neue Bilder den Weg in Ihr Gehirn finden. Dabei unterstützt Sie auch wieder der Anfängergeist.

Wie wäre es, wenn Sie mit der Straßenbahn, die Sie jeden Tag nehmen, eine Station weiter fahren und sich mal ansehen, wie die Gegend dort aussieht?

Schauen Sie sich dort um und lassen Sie sich davon überraschen, was Sie auf dem Weg zu Fuß zurück alles entdecken.

Probieren Sie einmal eine Parallelstraße aus, wenn Sie mit dem Auto unterwegs sind, auch wenn das einen Umweg bedeutet. Biegen Sie an Kreuzungen anders ab, betreten Sie ein Gebäude durch den Nebeneingang und fahren Sie mit dem Aufzug einmal ganz nach oben.

Sorgen Sie so ganz einfach für Abwechslung auf Ihren täglichen Wegen. Ihr Hirn wird jeden Unterschied bemerken und sich darüber freuen.

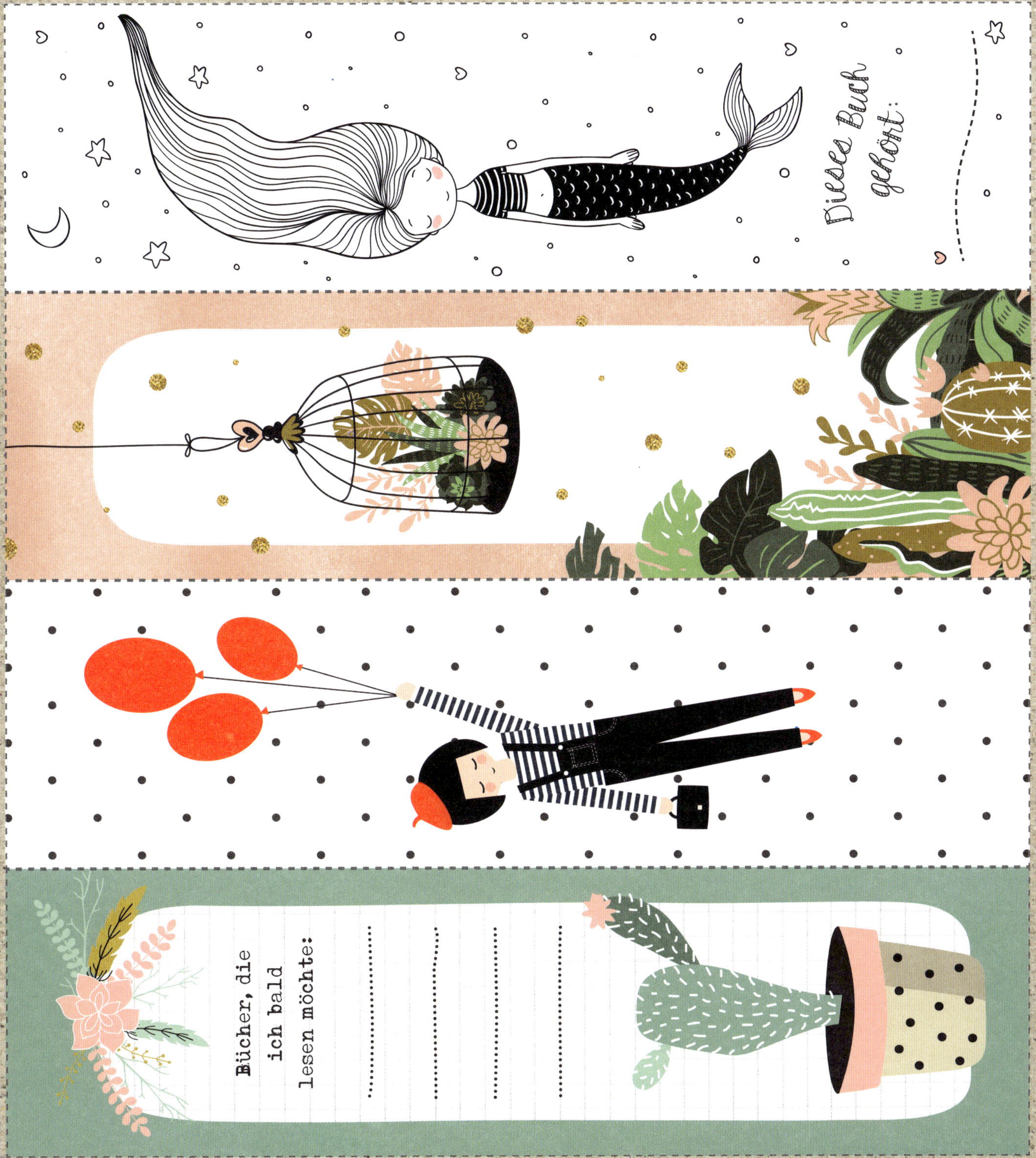

Dieses Buch gehört:
Bücher, die ich bald lesen möchte:

HERZ & OHREN ÖFFNEN

Das Leben wird bunter, wenn wir uns für die Geschichten, Seelenlage und Belange der anderen öffnen. Wer sich nur für die Vorgänge im eigenen kleinen Kosmos interessiert, bringt sich um erhellende Einsichten in andere Lebenswelten und läuft somit Gefahr, die Hälfte zu verpassen. Was in anderen vor sich geht, erfahren wir nur, wenn wir eine Fähigkeit trainieren, die viele Menschen nicht besonders gut beherrschen: das Zuhören. Erst, wenn wir wieder lernen, dem Gegenüber wirklich zuzuhören, erfahren wir mehr vom Leben.

Probieren Sie es einmal aus, jemandem mit all der Ihnen zur Verfügung stehenden Konzentration zuzuhören. Sich auf seine Geschichte, seine Version, seine Perspektive einzulassen. Ohne an eigene Antworten zu denken, unverstellt durch eigene Ansichten und Gepflogenheiten. Stellen Sie Fragen, anstatt etwas über sich selbst zu erzählen. Oft ist es verlockend, dem anderen ins Wort zu fallen und mit eigenen Erlebnissen und Ansichten den Fokus wieder auf die eigene Person zu lenken. Selbst wenn Sie dem anderen damit nur zeigen wollen, dass er nicht allein mit seinen Erlebnissen ist: Unterdrücken Sie diesen Impuls ganz bewusst und lassen Sie sich jetzt voll und ganz auf Ihr Gegenüber ein. Sie werden sich wundern, wieviel Neues Sie erfahren, wenn Sie einem Menschen Ihr ungeteiltes Interesse schenken.

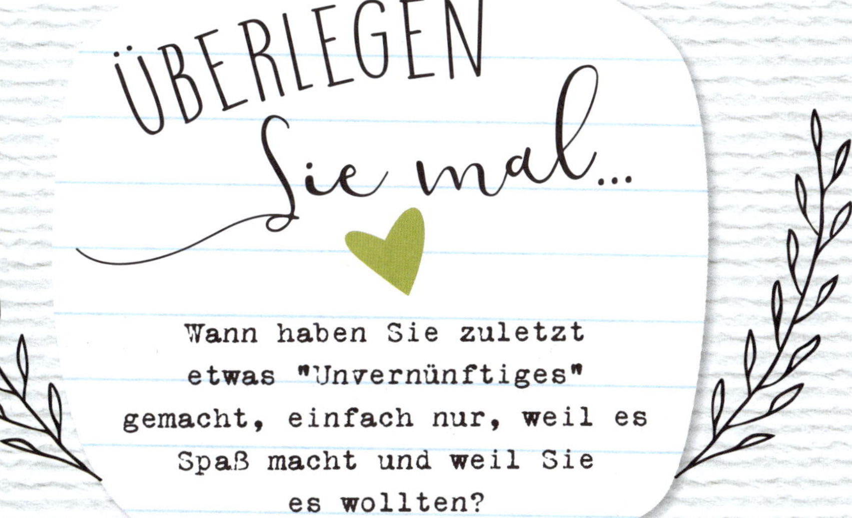

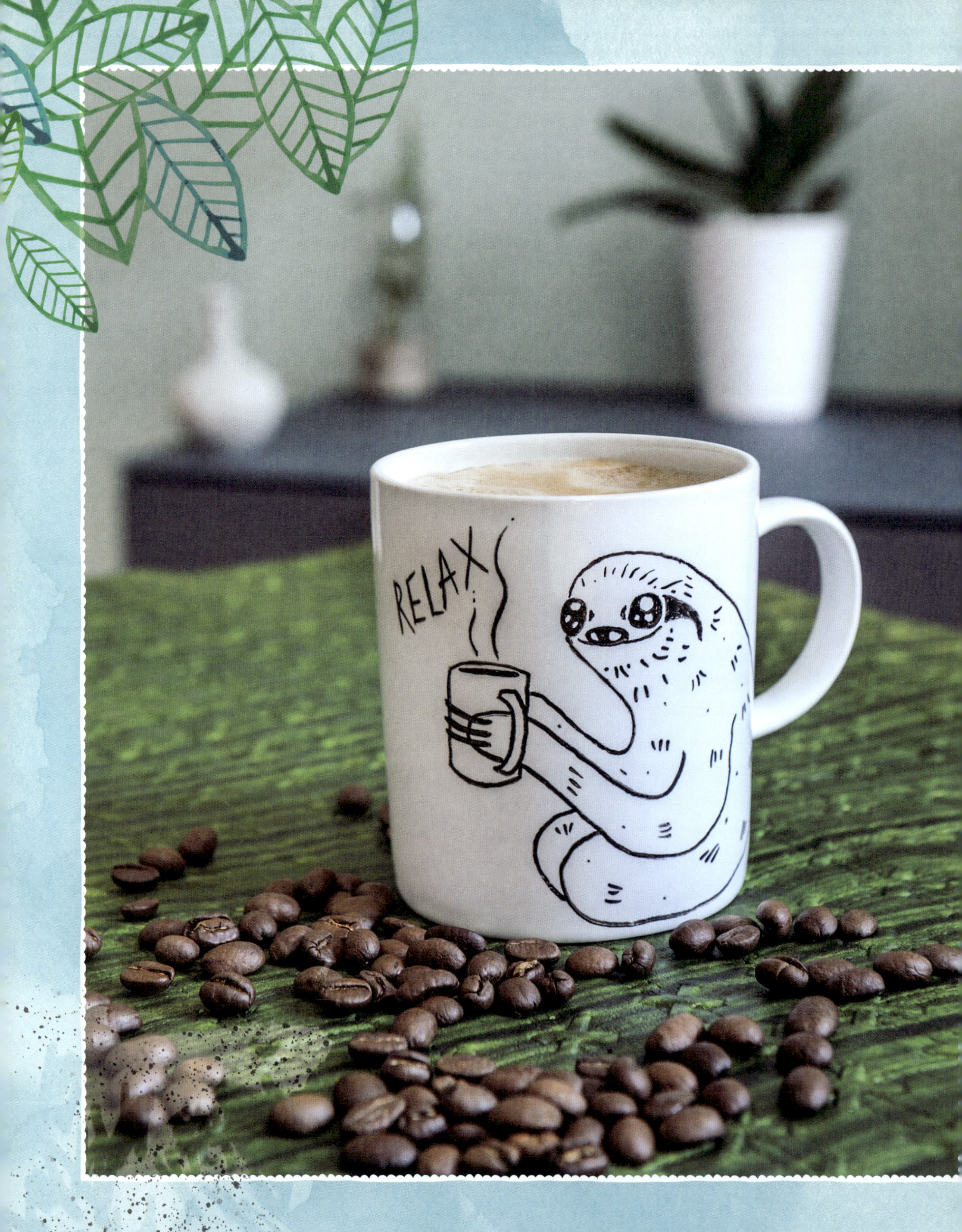

RELAX

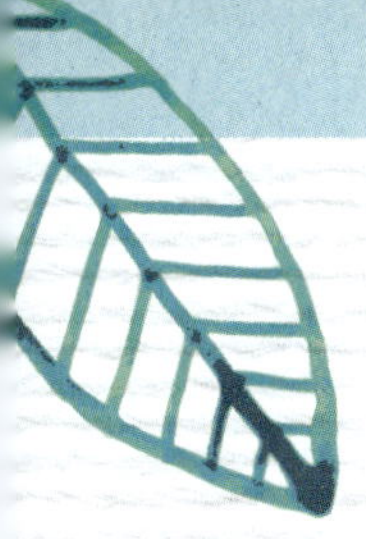
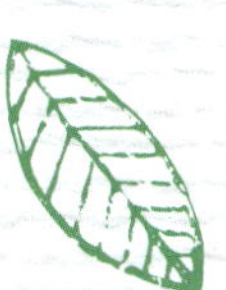
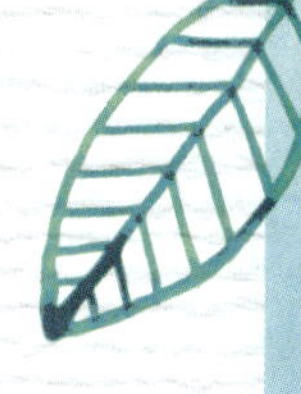

Chill-mal-
Tasse

RELAX! DENN WAS AUCH IMMER SIE AUS DIESER TASSE TRINKEN OB KAFFE, KAKAO ODER TEE – IST IMMER MIT EINEM LÖFFEL RUHE UND GELASSENHEIT GESÜẞT.

Motivgröße: ca. 8 x 10,5 cm

Vorlage

In Originalgröße hier zum Download (siehe auch Seite 2):

http://more4u.online/Xge

Material

Porzellantasse in Weiß

Keramikstift in Schwarz

Wattestäbchen

Nagellackentferner

Grafitpapier

Klebefilm

So wird's gemacht

1. Reinigen Sie die Tasse gründlich mit Spülmittel und entfernen Sie Dreck und evtl. Fettrückstände.

2. Pausen Sie das Motiv 1:1 ab und schneiden Sie es mit einem Zentimeter Zugabe aus.

3. Schneiden Sie ein ebenso großes Stück Grafitpapier aus. Befestigen Sie das abgepauste Motiv und das Grafitpapier (Grafitseite zur Tasse) mit Klebefilm an der gewünschten Stelle.

4. Alle Linien mit dem Bleistift nachziehen, sodass sich eine feine hellgraue Zeichnung durchpaust.

5. Nun mit dem Porzellanstift die Linien nachziehen und laut Herstellerangaben trocknen lassen. Zum Schluss fixieren Sie die Farbe noch laut Herstellerangaben im Backofen – und schon können Sie Ihren ersten Kaffee aus der Chill-mal-Tasse genießen!

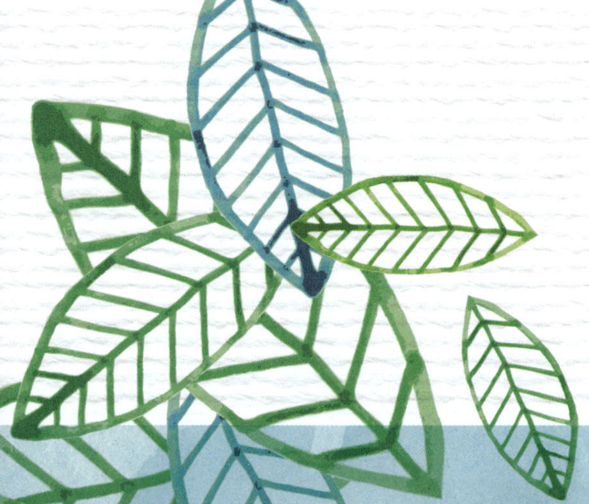
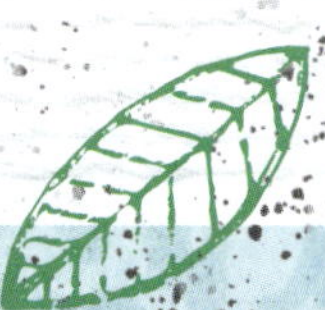

BLOCKADEN *lösen*

Blockaden im Kopf schlagen sich meist auch in Verspannungen und Blockaden im Körper nieder. Um wieder in Bewegung zu kommen und unsere Energie zum Fließen zu bringen, sollten wir möglichst oft auch die Partien des Körpers lockern, die sich unter dem Druck des Alltags verspannen:

Den Nacken: Ziehen Sie mehrmals am Tag die Schultern so weit es geht zu den Ohren, um sie dann sanft fallen zu lassen und möglichst weit von den Ohren zu entfernen

Lassen Sie den Kiefer mit offenem Mund locker hängen und lockern Sie die Gelenke, indem sie den Kiefer in kleinen Bewegungen hin und her bewegen. Wenn Sie möchten, strecken Sie (in einem unbeobachteten Moment) die Zunge weit heraus.

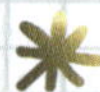

Strecken und räkeln Sie sich im Bett vor dem Einschlafen und nach dem Aufwachen. Seufzen Sie dabei wohlig.

Lassen Sie den Oberkörper schlaff nach unten hängen und greifen Sie mit den Händen jeweils die Ellbogen des anderen Arms. Schütteln Sie Anspannung von Nacken und Schultern.

DIE BALANCE FINDEN ZWISCHEN ORDNUNG UND CHAOS

Ein schöner, klarer Ort ist für viele Menschen die Voraussetzung, um kreativ zu werden. Andere bevorzugen das kreative Chaos, aus dem heraus sie etwas schaffen. Finden Sie heraus, welche Umgebung Sie brauchen. In der Regel ist es nicht das eine oder andere Extrem. Klarheit und Übersicht tun meistens gut. Zu viel zu sortieren und aufzuräumen, kann aber auch dazu führen, dass Sie nicht zum Eigentlichen finden. Schaffen Sie im entscheidenden Moment den Absprung zur Tätigkeit, statt sich in Vorbereitungen zu verlieren.

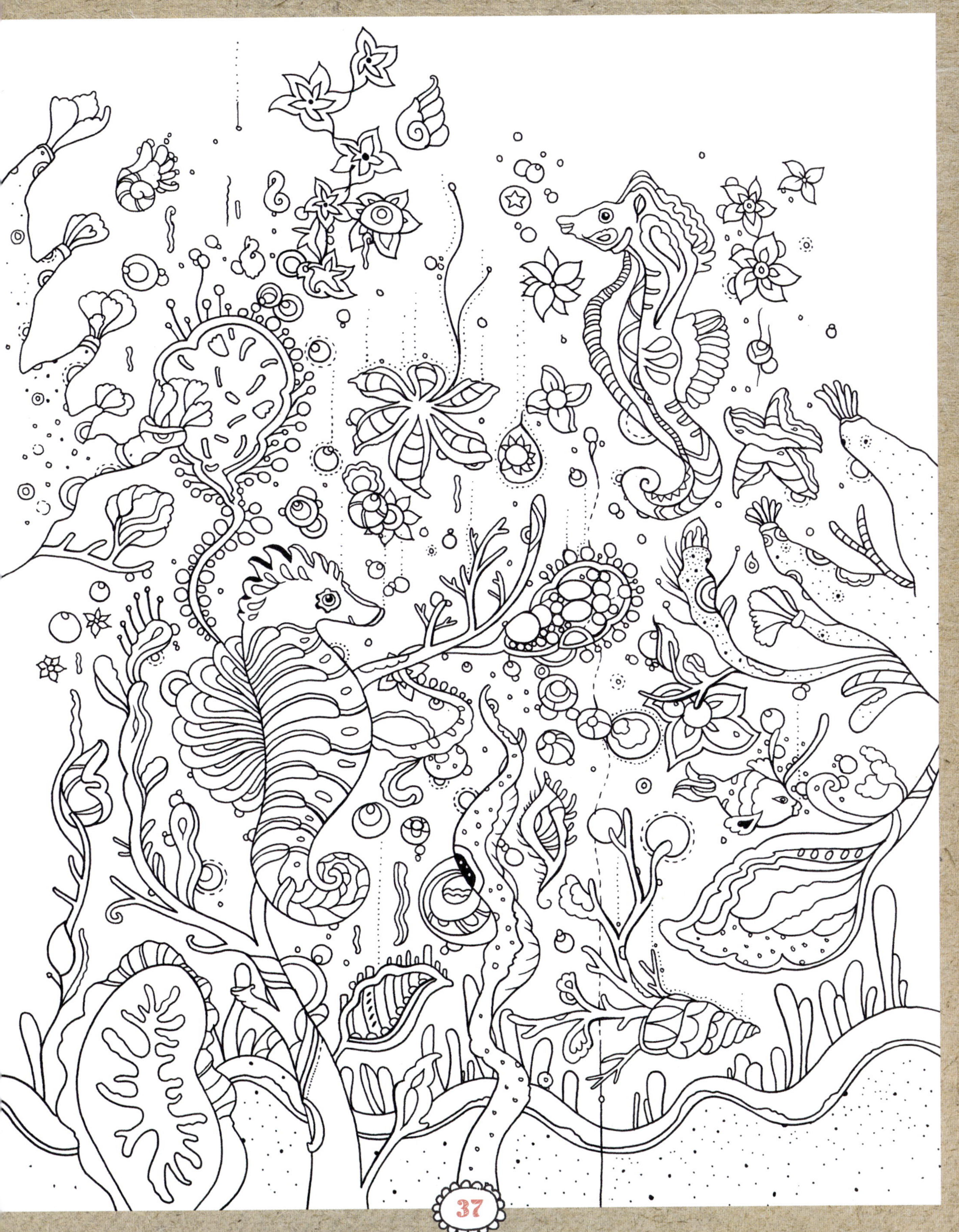

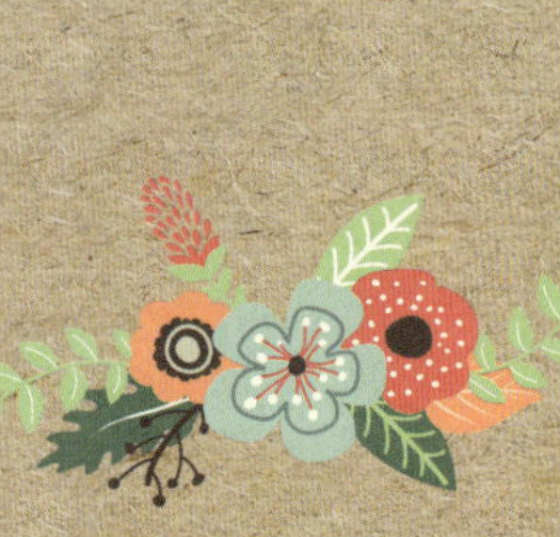
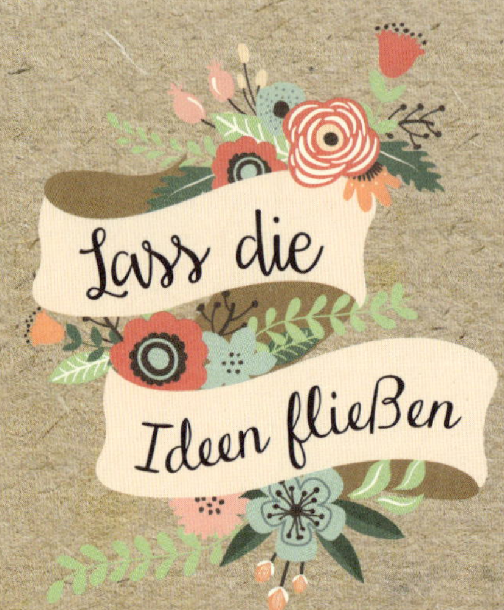

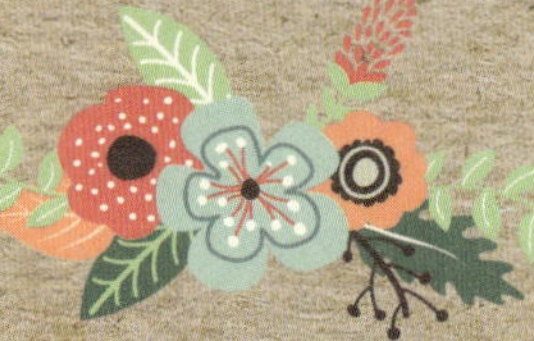

Auch wenn Ideen scheu sind und sich nicht erzwingen lassen, kann man ein paar Dinge dafür tun, um sie anzulocken und die Ideenproduktion in Gang zu bringen. Bei Schreibblockaden oder Kreativknicks stehen Ihnen so einige Möglichkeiten zur Verfügung, um wieder in Fluss zu kommen:

❋ Ziehen Sie sich zurück: Erlauben Sie sich Momente der Ruhe, in denen Sie ganz ungestört sind. Das bedeutet räumliche Abgeschiedenheit, aber auch Abschied von allen Gedanken an Arbeit oder familiäre Verpflichtungen. Lassen Sie sich weder von Lektüre noch von Radio oder Fernseher ablenken und stellen Sie das Telefon lautlos. Stellen Sie sich dem Freiraum, den Sie geschaffen haben, und akzeptieren Sie, wenn sich nicht sofort Erfolge zeigen.

❋ Schaffen Sie die innere Zensur ab: Notieren Sie alles, was Ihnen durch den Kopf geht und im Entferntesten in Betracht käme. Erlauben Sie jeder noch so scheuen Idee, sich zu zeigen. Sammeln Sie alle Ideen, die Ihnen einfallen. Sammeln Sie sie ausnahmslos und ohne Rücksicht auf mögliche Einwände Ihres inneren Kritikers. Lassen Sie Ihre innere Quelle sprudeln und sehen Sie sich erst danach das Ergebnis kritisch an.

❋ Verbinden Sie sich mit der Außenwelt: Setzen Sie sich mit anderen kreativen Menschen in Verbindung. Beraten Sie sich mit Menschen aus anderen Berufen und Lebensbereichen. Versuchen Sie im Kontakt mit anderen, Ihr Anliegen so konkret wie möglich zu schildern. Machen Sie dabei keine Einschränkungen, beschönigen Sie nichts, nehmen Sie keine Reaktionen vorweg. Lassen Sie Ihrem Gegenüber so viel Freiraum wie möglich für seine Ideen und Ansichten.

❋ Bringen Sie Körper und Geist in Bewegung: Machen Sie einen Spaziergang. Suchen Sie die Nähe zum Wald oder zu einem Gewässer. Steigen Sie aufs Dach eines Hochhauses oder drehen Sie Runden im Park. Während Sie sich bewegen und mit neuen Bildern versorgen, kommt vielleicht auch der innere Ideenstrom in Gang.

❋ Nutzen Sie die Kraft der Musik: Drehen Sie die Anlage auf und tanzen Sie eine Runde. Tanzen Sie zu Jennifer Lopez oder einen Schuhplattler. Sogar zu Bachs Brandenburgischen Konzerten lässt es sich tanzen. Räumen Sie alles Zerbrechliche aus dem Weg und drücken Sie alles aus, was Ihnen durch den Kopf geht. Später liegen Sie erschöpft auf dem Rücken, schauen die Decke an und wundern sich über neue Einsichten.

❋ Seien Sie achtsam: Beim Duschen wie beim Gemüseschneiden lässt es sich hervorragend nachdenken: Das hat mit unkontrollierten Gedanken und Grübeleien nichts zu tun. Bereiten Sie der Idee den Weg, indem Sie sich ihrer selbst in jedem Moment bewusst sind und auf alles achten, was Ihnen wichtig erscheint.

❋ Haben Sie in allen Lebenslagen ein Ideen-Notizbuch zur Hand. Ideen sind flüchtig, darum halten Sie sie in Ihrem Notizbuch fest, sobald Sie sie zu fassen bekommen.

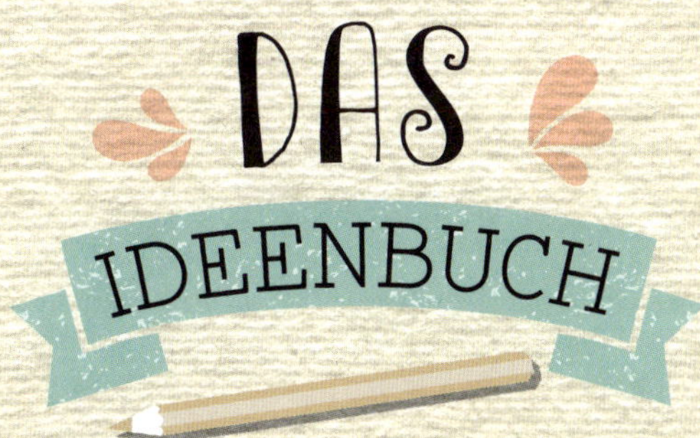

DAS IDEENBUCH

Wussten Sie, dass Kunstsammler zusammen mit einem Werk eines Künstlers häufig auch dessen Notizbuch kaufen, das seinen Weg zu diesem Kunstwerk gewissermaßen dokumentiert? In der Tat ist es spannend, sich vorzustellen, welchen Prozess der Künstler durchlaufen hat, bis er seinen Weg zu seinem Werk gefunden hat.

Machen auch Sie sich Ihr Notizbuch zum ständigen Begleiter. Verordnen Sie sich anfangs nicht, etwas aufzuzeichnen, sondern halten Sie es lediglich für den Fall bereit, dass Sie etwas beobachten oder dass Ihnen eine ungewöhnliche Assoziation einfällt. Halten Sie alles fest, was Ihnen in einem Moment bemerkenswert erscheint. Manche Ideen werden Sie gebrauchen, mit anderen schon kurze Zeit später nichts mehr anfangen können.

Verlassen Sie sich nicht darauf, dass Ihnen Ideen und Einfälle in Erinnerung bleiben. Ideen sind flüchtig und das Leben sehr komplex. Erst durch Ihre Notizen können Sie sie festhalten, sortieren, wegwerfen oder etwas daraus kreieren.

Das macht den kreativen Menschen aus: Aus dem Chaos der Gedanken das herauszusuchen, was er sich merken und ausbauen möchte. Verbindungen ziehen von einem zum anderen Gedanken. Vergangenes in Beziehung zu setzen, mit dem, was heute geschieht.

DIE WUNDERKISTE

Außer dem Notizbuch, in das jeder interessante Gedanke oder jede Beobachtung, die Sie in Erinnerung behalten wollen, wandert, legen Sie sich als kreativer Mensch vielleicht auch noch eine kleine Wunderkiste für ganze besondere Dinge an. Das können Zeitungsartikel oder Postkarten sein, aber auch auffällig gefärbtes Laub, Steine, Muscheln, die erste Kastanie des Jahres, eine seltsame Produktverpackung aus einem exotischen Land, eine gepresste Pflanze, ein ganz besonderes Foto. So können Sie immer, wenn Sie auf der Suche nach Inspiration sind, eine kleine Reise durch Ihre Kiste machen und verschiedene Erinnerungen und Eindrücke hervorholen. Und selbst, wenn Ihnen dies nicht jedes Mal kreativen Input verschafft, macht es einfach Spaß, solche Schätze zu betrachten. Darüber hinaus ist das Sammeln, das Schärfen des Blicks für das Besondere überall, eine gute Achtsamkeitsübung an sich.

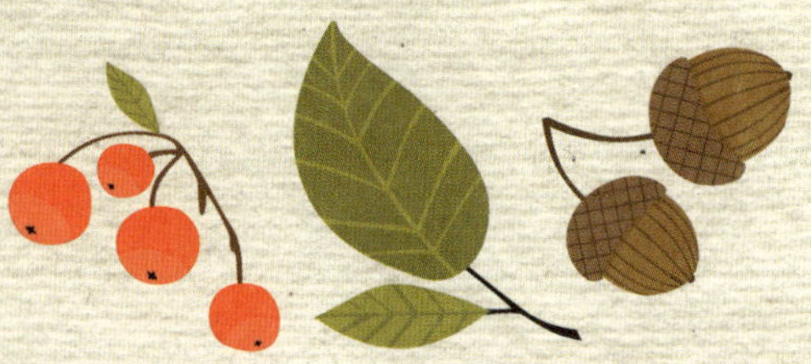

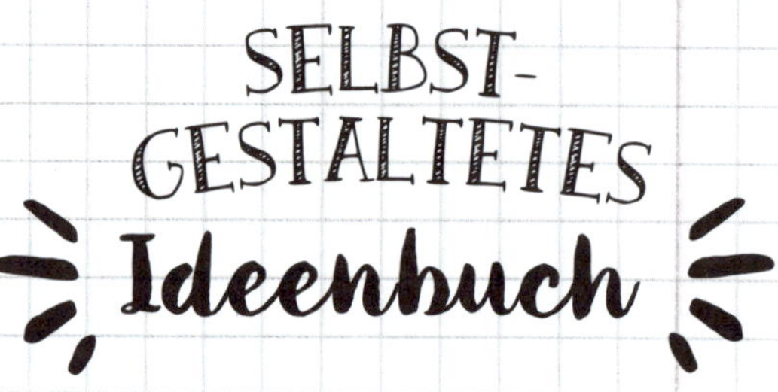

Größe: ca. 10,5 x 14 cm

Gestalten Sie Ihr Ideenbuch nicht nur innen, sondern auch außen kreativ!
Mit den Papieren etwas weiter hinten im Buch haben Sie gleich das richtige
Material zu Hand, um auf dem Umschlag zum Beispiel einen kleinen Dschungel
wachsen zu lassen – natürlich inklusive elegantem Flamingo.

Material

Kraftpapier-Notizbuch blanko, ca. 10,5 x 14 cm groß
Kraftpapierkarton, 7,5 x 11 cm
Designpapier in Weiß-Blau gestreift, DIN A4
Designpapier mit Palmenblättermuster, DIN A4
Designpapier mit Ananasmuster, Din A4
Rest Designpapier mit Flamingomuster
Sprühkleber
Silhouettenschere (kleine, spitze Schere)
Klebstoff

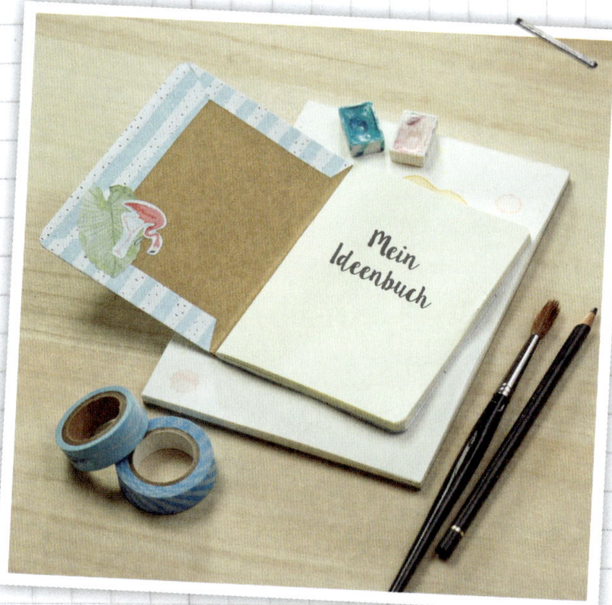

Anleitung

1. Das Notizbuch von außen ganzflächig mit Sprühkleber einsprühen. Dafür am besten nach draußen gehen, damit der Sprühkleber wirklich nur auf dem Notizbuch zurückbleibt. Dann das Notizbuch öffnen und mit der Außenseite nach unten und ca. 3 cm Abstand zum Rand an allen Seiten mittig auf der Rückseite des Weiß-Blau gestreiften Designpapiers platzieren und darauf festkleben.

2. Das Papier ringsum bis auf den 3-cm-Abstand zurückschneiden. Auf Höhe des Buchrückens jeweils oben und unten ein Dreieck herausschneiden.

3. Nun auf das überstehende Papier an den langen Kanten gleichmäßig und flächig Klebstoff auftragen, die Kanten nach innen klappen und festdrücken. Den Vorgang an allen kurzen Kanten wiederholen. Trocknen lassen.

4. Das Kraftpapierkarton-Rechteck (7,5 x 11 cm) vorne mittig auf dem Umschlag festkleben.

5. Zuletzt wie abgebildet mehrere Palmenblätter, Ananasfrüchte und Flamingos ausschneiden, nach Belieben außen und innen auf dem Umschlag arrangieren und fixieren.

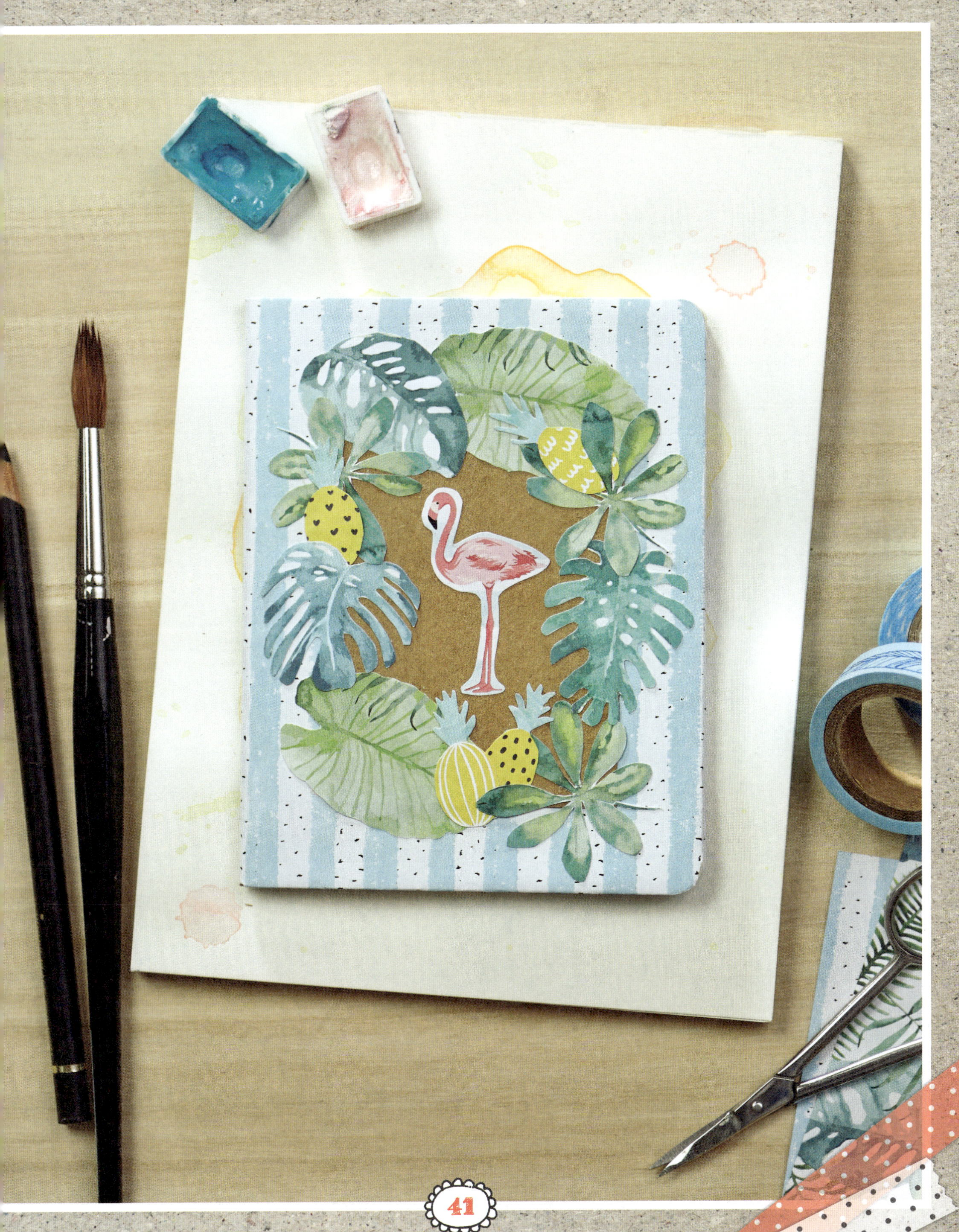

MEINE TRAUM-PROJEKTE

Wenn Geld, Zeit und Können keine Rolle spielen würden: Welche kreativen Projekte würden Sie gerne in die Tat umsetzen? Ein Ölgemälde Ihrer ganzen Familie malen? Einen Roman schreiben? Ihre eigene Mode schneidern? Einen Motivtortenwettbewerb gewinnen? Schreiben Sie hier einmal die kreativen Träume auf, die Sie bisher kaum zu träumen wagten. Und wer weiß – vielleicht ist einiges bei näherer Betrachtung ja doch nicht so unmöglich, wie Sie immer dachten?

Blockierende GEDANKEN loslassen

So wie Sie Blockaden im Körper lösen, so können Sie sich auch von Gedanken befreien, die Sie blockieren. Während Sie lockernde Übungen für Nacken, Schultern und Gesichtsmuskeln machen, visualisieren Sie, wie auch störende Gedanken sich lösen und verschwinden. Dabei sind die folgenden Bilder hilfreich:

Die Gedanken werden wie Blätter
vom Wind davongetragen.

Die Gedanken lösen sich wie ein Nebel auf.

Die Gedanken sind wie Wolken, die davonziehen.

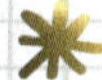

Sie stehen in einem Bach, die Gedanken fließen
durch Ihre Zehenspitzen hinaus und das Wasser
nimmt sie mit sich.

Sie verpacken die Gedanken in ein Paket
und bringen es zur Post.

IM FUNKLOCH

Es muss ja nicht gleich die eigene Bibliothek oder Bildhauerwerkstatt sein. Vielleicht lässt es sich aber machen, dass Sie eine Ecke für sich einrichten, in der sie ungestört und gleichzeitig fern von Ablenkung durch jegliche Medien sind.

So schwer ist das gar nicht zu realisieren, selbst wenn kein separates Zimmer dafür zur Verfügung steht. Vielleicht lässt sich mit einem Raumteiler, z. B. einem Regal mit größerer Grünpflanze, ein Bereich im Zimmer abgrenzen, in dem es nur um das Schärfen der eigenen Sinne geht. Auch einen Sessel mit Blick zum Fenster kann man zum medienfreien Raum erklären.

Machen Sie diesen Platz zu Ihrem Raum der Selbstverwirklichung. Gestalten Sie ihn klar und übersichtlich ohne Radio, Fernseher oder Computer in der Nähe. Statten Sie ihn mit dem aus, womit Sie sich beschäftigen bzw. worin Sie kreativ werden möchten. Bücher und Notizheft zum Schreiben, Wollkorb und Nadeln, Stifte und Skizzenblock zum Malen, ein Yogakissen zum Meditieren. Machen Sie diesen Ort zu Ihrem Plätzchen der Einkehr und schöpferischen Kraft.

Richten Sie diesen Ort so ein, dass Ihnen alles daran gefällt. Vielleicht lassen Sie den Lesesessel neu beziehen und brauchen eine gute Lampe dazu. Ausgetrocknete Stifte und zu viele ungeordnete Papiere haben keine gute Wirkung auf Ihren Schreibplatz. Und wenn zu viele Wollreste in der Strickkiste nerven, dann greifen Sie ruhig einmal durch und misten Sie aus.

Meditation im Sitzen

Bei der Meditation im Sitzen lassen Sie sich an einem ruhigen, ungestörten Ort nieder, um sich in der Stille zu begegnen. Es ist gleichgültig, ob Sie dafür formvollendet im Lotussitz sitzen oder einfach auf einem Stuhl. Wichtig ist dabei lediglich, dass Sie nicht zusammensacken und sich nicht anlehnen. Sitzen Sie ganz frei und aufrecht. Stellen Sie sich vor, von einer imaginären Schnur am Hinterkopf sanft nach oben gezogen zu werden. In Ihrer Vorstellung sitzen die Wirbel nicht aufeinander, sondern hängen wie eine oben aufgehängte Perlenschnur locker nach unten.

Nehmen Sie die Fläche wahr, auf der Sie sitzen, und konzentrieren Sie sich auf Ihren Atem. Die einfachste Meditation ist, die eigenen Atemzüge zu zählen. Meistens ist man früher als erwartet abgelenkt und kommt nicht einmal bis zehn, bevor die Gedanken schon in die eine oder andere Richtung davongewandert sind. Wenn das passieren sollte: Lassen Sie die Gedanken vorbeiziehen, so wie auch Ihr Atem ein- und aus fließt. Dann beginnen Sie wieder bei eins, ohne der Ablenkung weitere Aufmerksamkeit zu schenken. Das permanente Zurückkehren von der Ablenkung zur Aufmerksamkeit ist die Grundidee der Meditation.

Nehmen Sie sich für den Anfang nur ein paar Minuten vor. Die können zu Beginn schon recht lang werden. Mit wachsender Erfahrung wird Ihnen auch das längere Sitzen immer leichter fallen.

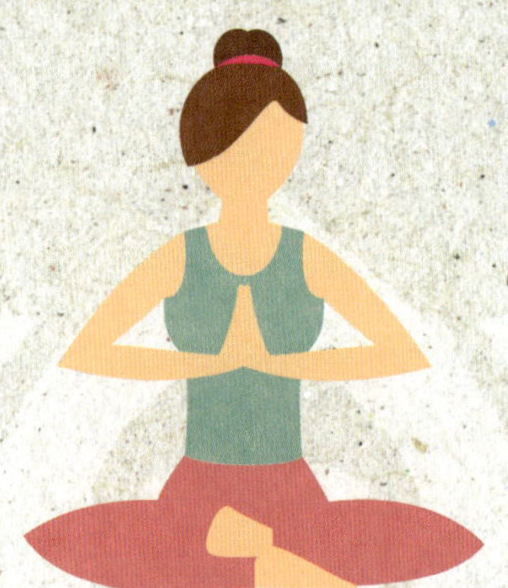

ALLES IST MÖGLICH

Die Grundidee der Achtsamkeit ist, allem Beachtung zu schenken, was gerade ist. Das Besondere dabei ist, dass die Achtsamkeit sich gerade nicht auf etwas Besonderes richtet. Man schaut, hört, fühlt nur möglichst genau hin, um alles bewusst wahrzunehmen, was uns umgibt, was wir empfinden, was wir tun.

Wir bewegen uns durch unser Leben in dem Bewusstsein, dass genau dies unser Leben ist. Und um es aufmerksam und achtsam zu führen, achten wir auf alles, was uns begegnet und widerfährt. Ununterbrochen nehmen wir wertfrei wahr und an.

Das ist das Schwierige und gleichsam das Wunderbare an der Achtsamkeit: Wir müssen geduldig sein. Es ertönt nicht irgendwann ein Signal, dass uns mitteilt: Hierauf sollst Du achten. Aber wir können in jedem Moment eine Überraschung erleben und eine tiefe Einsicht gewinnen. Denn Achtsamkeit erhellt alles, was sich zeigt.

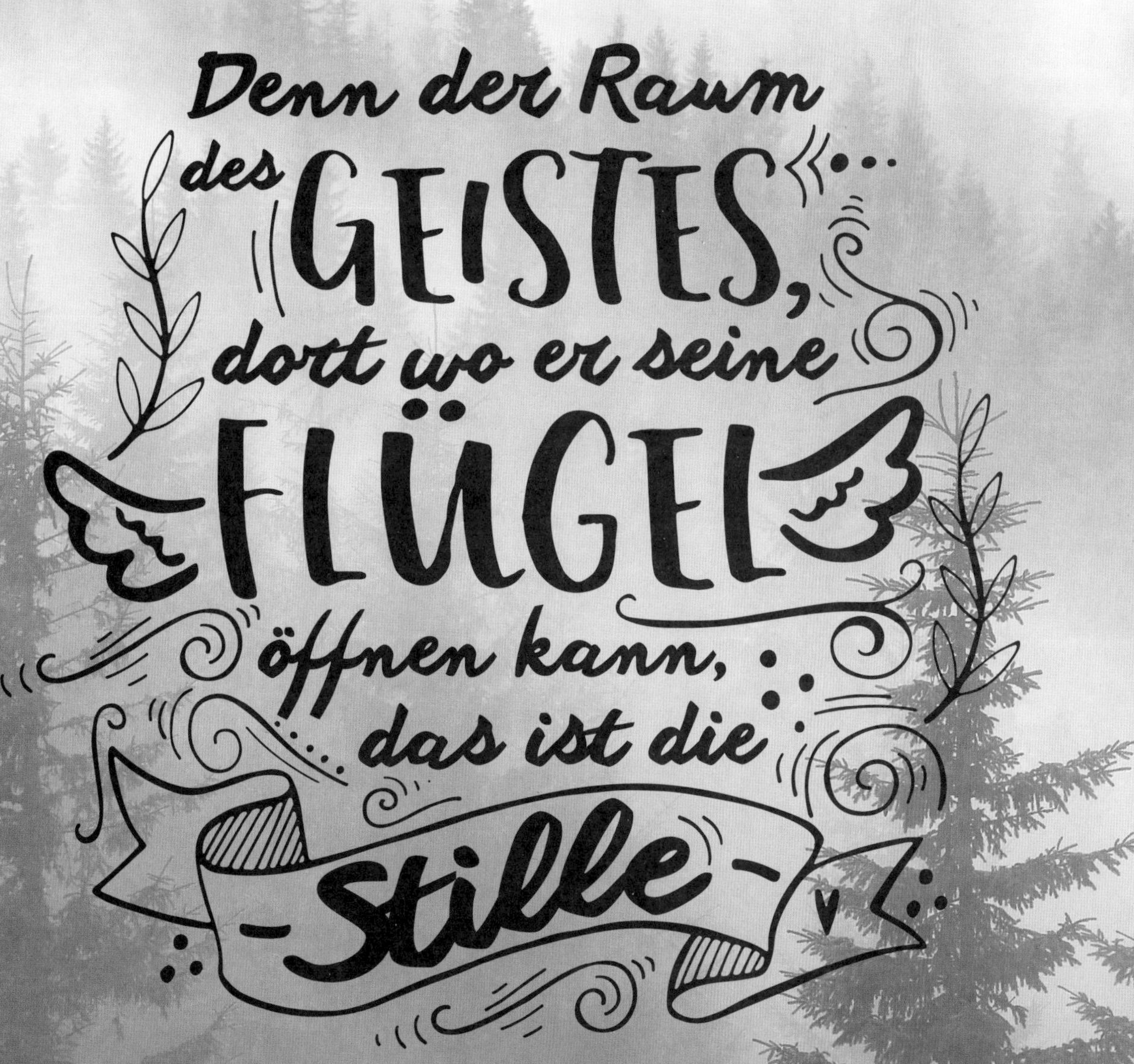

ANTOINE DE SAINT-EXUPÉRY,
französischer Schriftsteller
1900–1944

DER
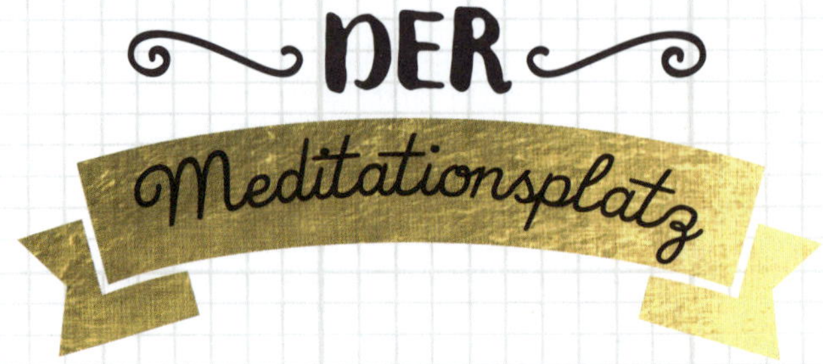

Um gut meditieren zu können, brauchen Sie einen Platz, an dem Sie sich wohlfühlen und sich gut entspannen können, ohne dass es zu anstrengend wird oder Sie schläfrig werden.

Es lohnt sich, für das Sitzen ein Kissen anzuschaffen. Die gibt es in verschiedenen Höhen, je nachdem wie man individuell eine gute Sitzhaltung erreicht. Welches für Sie am bequemsten ist, finden Sie am besten durch Probieren heraus. Wenn Sie im Schneidersitz üben, sollten die Knie möglichst locker nach außen fallen und auf dem Boden aufliegen. Wenn das nicht der Fall ist, legen Sie weitere kleine Kissen unter. Freihängende Knie fangen an zu schmerzen und bewirken, dass der ganze Sitz nicht stabil ist. Gesäß, Unterschenkel und Knie bilden ein stabiles Dreieck in dieser Position. Wem der Sitz in dieser Haltung zu unbequem ist, der kann auch ein Meditationsbänkchen benutzen, die man in Geschäften für Yoga-Bedarf kaufen kann. Diese Bänkchen sind kleine Schemel mit leicht geneigter Sitzfläche, unter der die Unterschenkel liegen und so nicht durch das Körpergewicht belastet werden.

Als Unterlage unter dem Kissen oder dem Bänkchen eignet sich ein sehr weicher Teppich, auf den Sie noch eine Wolldecke legen. Es gibt auch speziell gepolsterte Matten als Unterlage, genannt Zafuton. Wenn man mehr meditieren möchte, sind diese Matten sehr hilfreich.

Eine ebenfalls akzeptable Möglichkeit ist das Meditieren auf einem Stuhl (an den Sie sich nicht anlehnen) oder Hocker. Hierbei können Sie sich das Sitzen durch ein Keilkissen erleichtern, das durch die Schräge dafür sorgt, dass der Rücken sich besser aufrichtet.

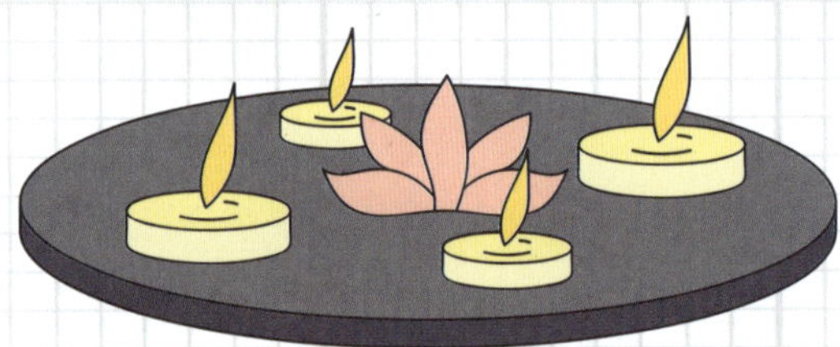

DIE KRAFT DES FEUERS

Eine Kerze ist ein sehr gut geeignetes Mittel, um bei einer Meditation die Konzentration zu bündeln. Achten Sie darauf, dass die Kerze bzw. der Kerzenständer sicher steht und keine leicht brennbaren Gegenstände versehentlich in die Flamme geraten können und lassen Sie Kerzen nie unbeaufsichtigt brennen.

Begeben Sie sich für die Meditation in einen entspannten Sitz (Lotus, kniend oder auf einem Hocker) und blicken Sie auf eine brennende Kerze. Die Kerze stellen Sie so im Abstand zu sich auf, dass Ihr Blick sie trifft, wenn Sie ca. im 40-Grad-Winkel auf den Boden schauen.

Die flackernde Flamme, die sich bewegt und gleichzeitig statisch am gleichen Ort bleibt, symbolisiert Veränderung und Beständigkeit zugleich. Stellen Sie sich vor, dass die Flamme, in die Sie schauen, für Ihre Begeisterungsfähigkeit und Ihren Lebenswillen steht. Wie sie die Kräfte in Ihnen speist, die Sie benötigen, um sich mit der Welt auseinanderzusetzen und Ihren eigenen Teil dazu beizutragen.

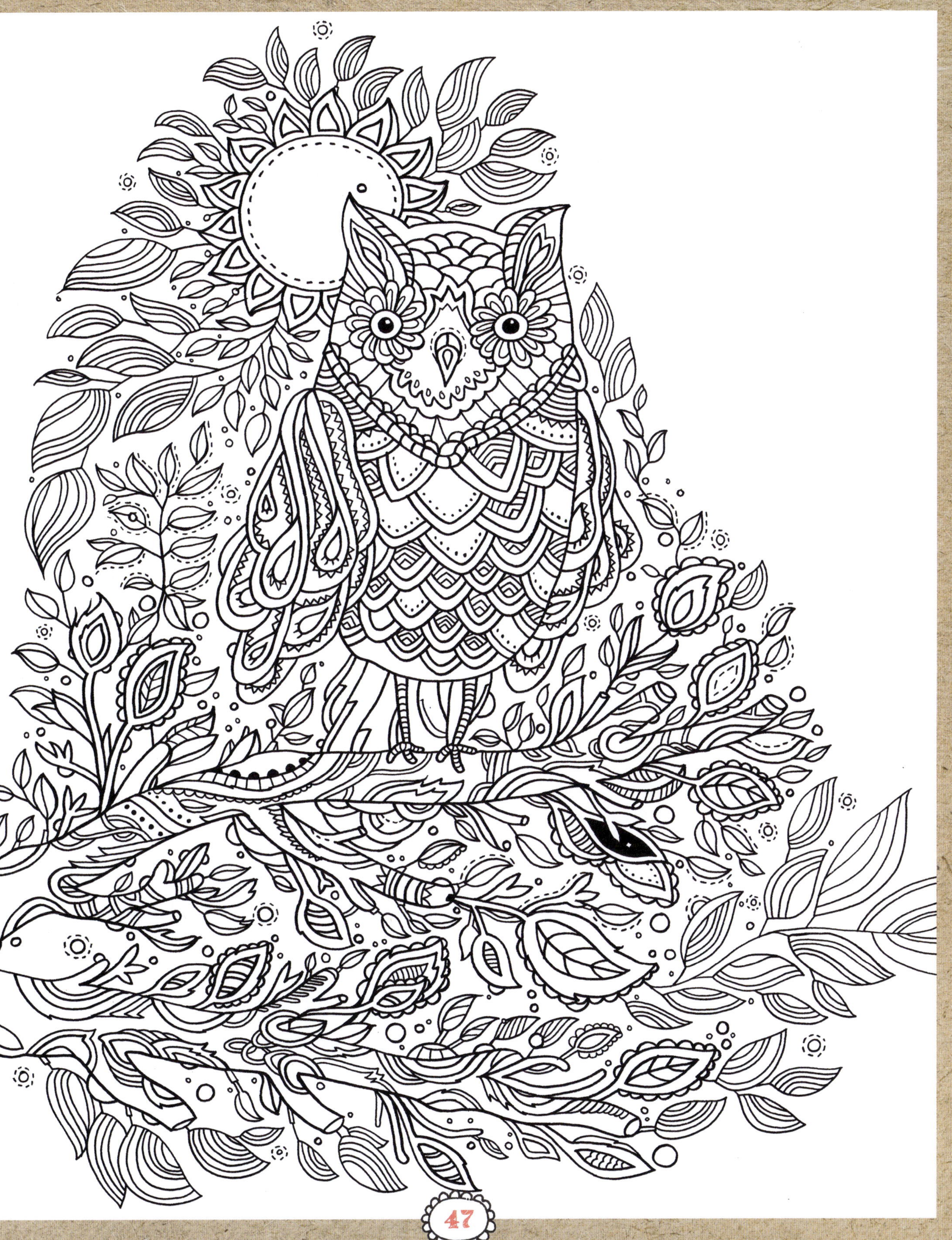

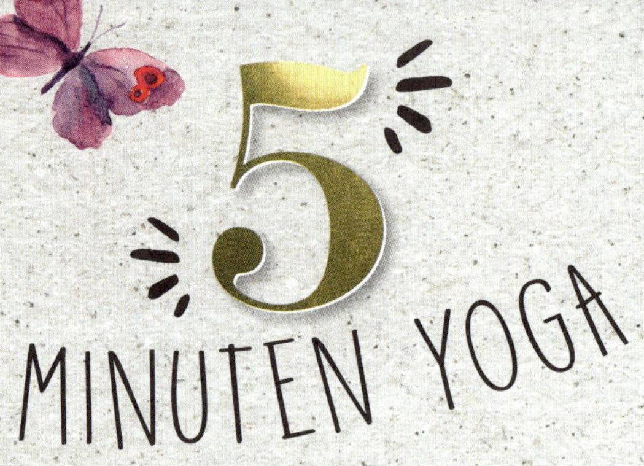

Die folgende kurze Yogaübung, die aus einer einfachen Variante des „Baums" sowie einem meditativen Ausklang besteht, hilft Ihnen, sich zu fokussieren und zu erden. Beim Baum stehen Sie wie ein solcher aufrecht und fest mit der Erde verbunden. Spüren Sie bewusst den Untergrund unter Ihrem jeweils aufgestellten Fuß, stellen Sie sich vor, Sie würden wie ein Bäumchen Wurzeln schlagen. Durch die zusammengelegten Hände kreist die Energie in Ihrem Körper wie Wasser in den Adern des Baums. Lassen Sie anschließend beim Ausklang Ihren Atem fließen und alle Gedanken davonfliegen, als wären sie Vögel, die aus einer Baumkrone aufsteigen.

BAUM I

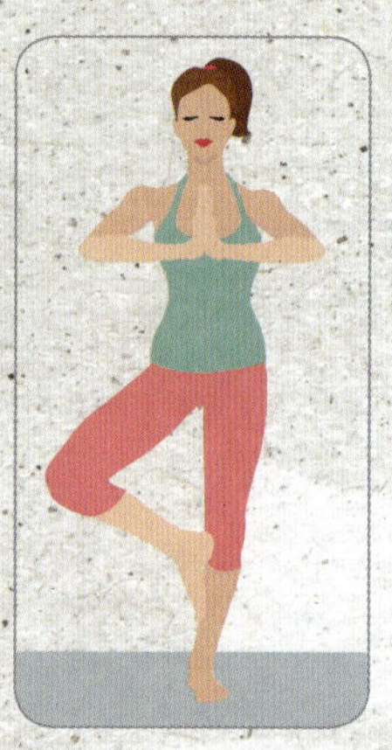

* Im aufrechten Stand verlagern Sie das Gewicht auf das linke Bein und legen den rechten Fuß an den Unterschenkel des linken Beines.
* Lassen Sie das Knie des Standbeins leicht gebeugt, das gibt sicheren Stand.
* Führen Sie nun die Handflächen vor der Brust aneinander. Verharren Sie 3 bis 4 Atemzüge in dieser Position und senken Sie beim Ausatmen die Arme ab.
* Üben Sie dann den Baum auf der anderen Körperseite (rechtes Standbein).

AUSKLANG

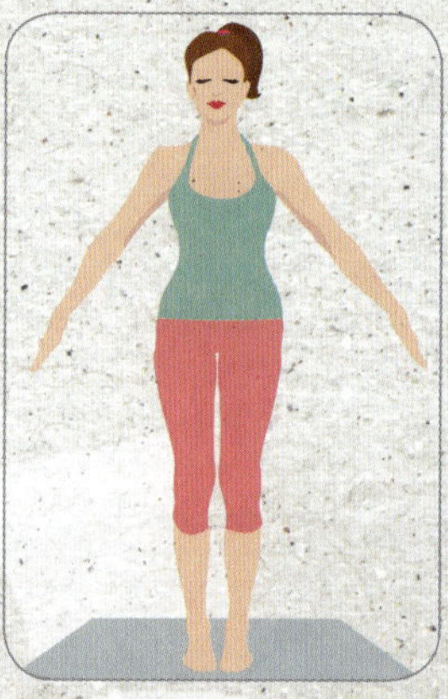

* Stehen Sie aufrecht. Die Füße sind parallel und etwa hüftbreit voneinander entfernt.
* Die gesamte Wirbelsäule bleibt in ihrer natürlichen Haltung. Richten Sie sich bewusst auf, halten Sie den Kopf aufrecht und empfinden Sie ihn als Verlängerung Ihrer Wirbelsäule.
* Ziehen Sie nun die Schulterblätter nach hinten und unten und weiten Sie dadurch den Brustkorb.
* Dabei heben Sie die Arme gestreckt zur Seite, aber nicht rechtwinklig, sondern in einem Winkel von 45 Grad, sodass die Fingerspitzen seitlich von Ihnen auf den Boden zeigen.
* Atmen Sie dabei tief ein und aus und verharren Sie einige Atemzüge lang.

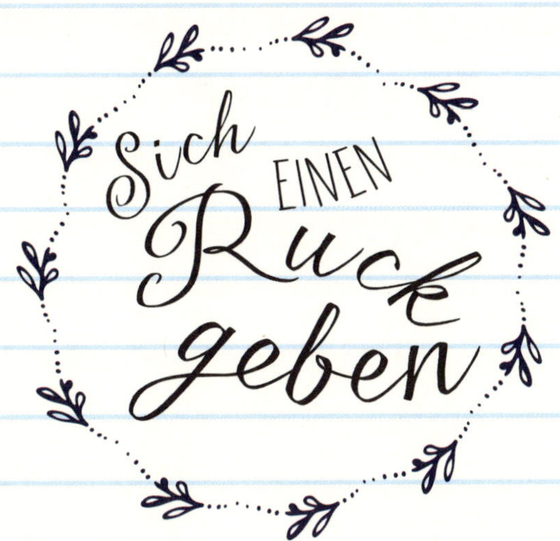

Einen großen Entschluss oder spezielle Vorbereitungen braucht es nicht, um kreativ zu werden, den berühmten kleinen Ruck allerdings mitunter schon. Wenn wir in Eile geraten, müde sind oder frustriert, wird es manchmal schwer, bewusst zu sein und zu bleiben. Gerne geben wir der Müdigkeit und Faulheit nach und ärgern uns dann doch ein wenig, wenn wieder ein Tag vorbei ist, an dem wir nichts Kreatives vollbracht haben.

Geben Sie sich darum ab und an einen Schubs: Schlagen Sie jetzt das Notizbuch auf und notieren Sie, was Ihnen auf- und einfällt. Drehen Sie jetzt ein Ründchen durch den Park mit wachem Blick und ruhigem Atem. Da ist der Baumarkt oder Wollladen – also gehen Sie doch jetzt durch die Tür und nicht erst morgen. Zögern Sie nicht, sondern tätigen Sie jetzt den lange verschobenen Anruf und melden sich zu einem Schreib-/Mal-/Denkkurs an. Im Moment erscheint es Ihnen vielleicht anstrengend, aber später werden Sie umso zufriedener mit sich und der Welt sein. Legen Sie los – denn ganz von alleine passiert nichts.

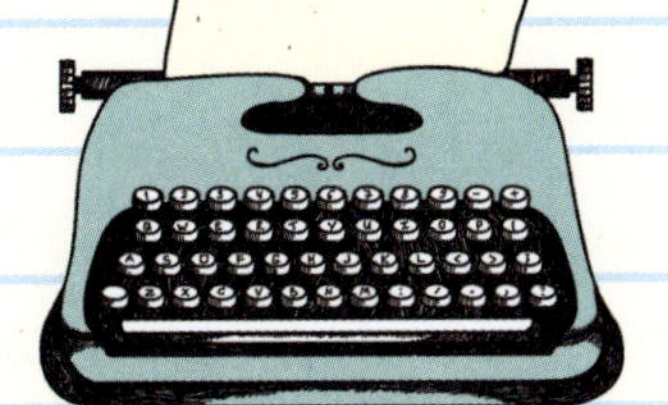

MEIN FREUND DER KÜNSTLER

Um in kreative Schwingung zu kommen, können Sie sich auch ein Vorbild suchen, von dem Sie sich inspirieren lassen. Wenn sich im Freundeskreis kein Maler oder Schriftsteller auftreiben lässt, dann erklären Sie einfach einen bekannten Künstler zu Ihrem Inspirator.

Das kann, muss aber nicht der „Lieblings"-Maler oder -Schriftsteller im üblichen Sinne sein. Vielleicht bemerken Sie sogar eher eine faszinierte Abneigung. Oder Sie stellen fest, dass Sie das Werk eines Künstlers nicht verstehen. Nehmen Sie sich zu Inspirationszwecken einfach vor, Ihre Faszination, Ihre Abneigung, Ihre Ratlosigkeit zu ergründen. Beschäftigen Sie sich eingehend mit dem Werk, gehen Sie wiederholt ins Museum oder lesen Sie Bücher mehrmals.

Finden Sie heraus, wovon dieser Mensch beeinflusst, fasziniert war, von wem er gelernt hat. Suchen Sie, wenn möglich, die Orte auf, an denen er gewirkt hat. Erweitern Sie Ihren Horizont, indem Sie sich ausführlich mit einer Person auseinandersetzen, deren Beruf die Kreativität war oder ist.

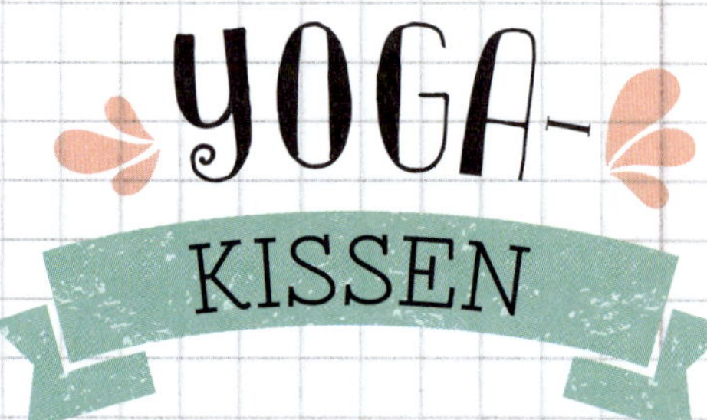

Größe: 45 x 20 x 10 cm

Dieses halbmondförmige Yogakissen ist ideal zum Meditieren geeignet. Die ergonomische Halbmondform bietet bequemen Halt für die Hüften und besonders viel Platz für die Beine – perfekt für Sitzpositionen mit überkreuzten Beinen wie den Schneider- oder (halben) Lotussitz. Die abgeschrägte Form unterstützt zudem die Aufrichtung der Wirbelsäule während der Meditation.

Material

Baumwollstoff in Gelb mit Blumen,
110 cm breit, 30 cm lang (Ober-/Unterseite)

Baumwollstoff in Orange mit Elefanten,
80 cm breit, 15 cm lang (Rückseite)

einfarbiger Baumwollstoff,
110 cm breit, 45 cm lang (Inlet)

farblich passender Nahtreißverschluss,
40 cm lang

farblich passendes Garn, Füllwatte

Schnittmuster

In Originalgröße hier zum Download
(siehe auch Seite 2):

http://more4u.online/Xge

So wird's gemacht

Zuschneiden:
aus Stoff mit Blumen: 2 x Ober-/Unterseite im Bruch,
inkl. 1 cm Nahtzugabe;
aus Stoff mit Elefanten: 1 x Rückseite im Bruch,
inkl. 1 cm Nahtzugabe;
aus einfarbigem Stoff: 2 x Ober-/Unterseite im Bruch,
1 x Rückseite im Bruch, inkl. 1 cm Nahtzugabe

1. Alle Stoffkanten ringsherum mit Zick-Zack-Stich oder der Overlockmaschine versäubern. Für die Kissenhülle die Rückseite entsprechend der Markierung an den Außenbogen der Oberseite nähen, die Stoffe liegen dabei rechts auf rechts. Die Nahtzugaben auseinanderbügeln.

2. Die Seiten des geöffneten Reißverschlusses jeweils rechts auf rechts auf die unteren Kanten der Rückseite und den Außenbogen der Unterseite der Kissenhülle stecken. Nun in der Rille, möglichst nah an den Reißverschlusszähnchen, nähen. Anschließend den Reißverschluss ein Stück schließen und die Kissenhülle, beginnend am Reißverschlussanfang bzw. am Reißverschlussende, jeweils bis zum Eckpunkt zusammennähen. Der Stoff liegt dabei rechts auf rechts. Dann die nach innen gebogene Kante von Ober- und Unterseite zusammennähen. Die Kissenhülle durch den Reißverschluss wenden.

3. Die Rückseite des Inlets rechts auf rechts entsprechend der Markierung zwischen Ober- und Unterseite nähen. Dann die noch offenen Kanten von Ober- und Unterseite des Inlets rechts auf rechts zusammennähen, dabei eine Wendeöffnung lassen. Das Inlet wenden, mit reichlich Füllwatte ausstopfen und die Wendeöffnung mit einigen Handstichen schließen. Das Inlet in die Kissenhülle stecken.

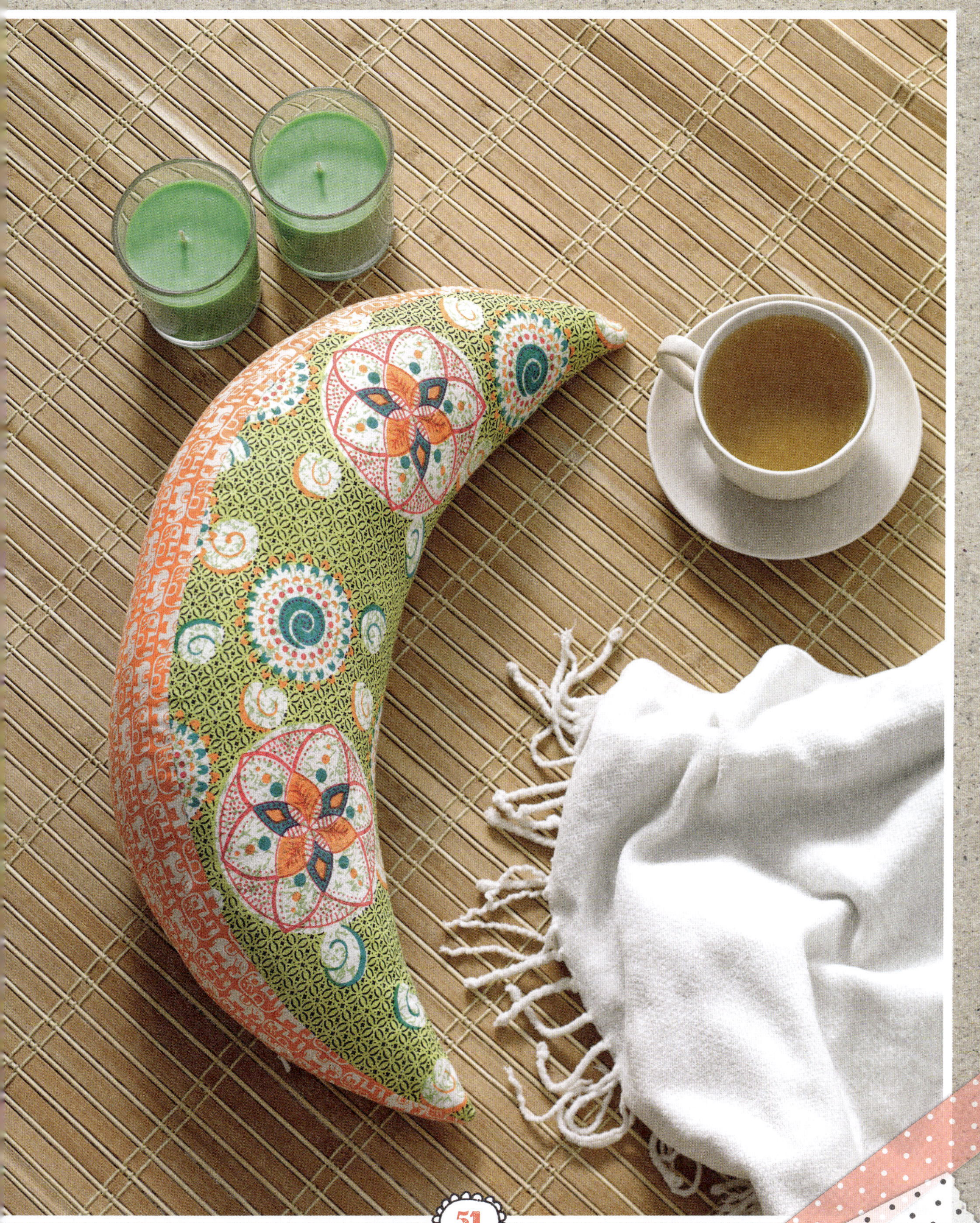

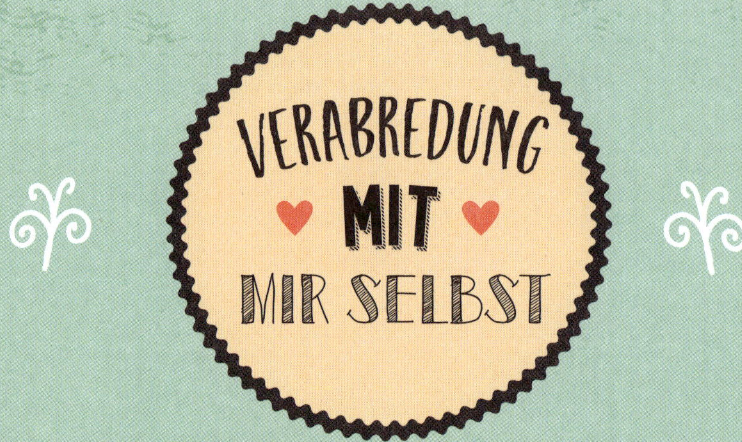

Sorgen Sie für Ihre Unterhaltung und Erbauung, indem Sie sich regelmäßig zu einer schönen Unternehmung einladen. Am besten richten Sie einen festen Tag ein, der für Ihre Verabredung mit sich selbst reserviert bleibt. Die Unternehmungen können ganz unterschiedlich sein:

Besuchen Sie eine Ausstellung ganz bewusst nur mit sich selbst als Begleitung. Sie können entscheiden, in welchem Tempo Sie sich bewegen, ob sie alle oder nur drei Bilder anschauen.

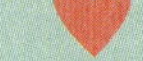

Laden Sie sich selbst ins Kino oder ein Konzert ein.

Machen Sie einen Spaziergang im botanischen Garten, vielleicht mit Notizbuch oder Skizzenblock.

Lassen Sie sich beim Bummel durch ein Geschäft für Künstlerbedarf oder einen Baumarkt inspirieren.

Verbringen Sie einen langen Nachmittag in der Bibliothek, um dort hemmungslos Bücher anzulesen und gegebenenfalls wieder ins Regal zurückzustellen oder in der Lektüre zu versinken.

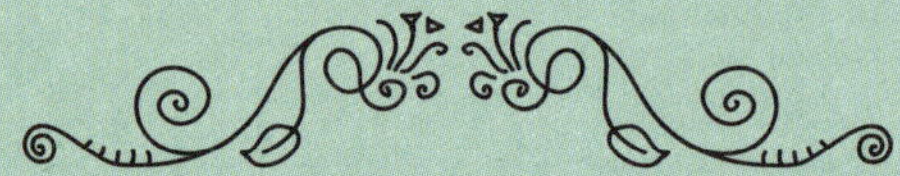

Eine Verabredung mit sich selbst bedeutet immer, sich mit seinen inneren Kräften zu verbinden. Ihr Geist wird Ihnen für die Abwechslung und Anregung danken, die Sie ihm bieten.

Die 3 Phasen einer Idee

Eine kreative Idee ist nicht sofort zur Stelle, wenn man sie braucht. Das weiß jeder, der schon einmal länger mit dem Füller oder dem Malkasten vor einem weißen Blatt gesessen hat. Da Ideen sich uns in verschiedenen Phasen annähern, ist es gut, diese Phasen zu erkennen:

PHASE 1:

GESCHEHEN LASSEN.

Es nähert sich eine vage Ahnung einer Idee. Meist geschieht das bei der Lektüre, beim Betrachten eines Bildes oder bei der Bewegung hin der Natur. Jetzt gilt es, der Idee den Weg zu ebnen. Lenken Sie sich in einem solchen Moment nicht durch den Blick aufs Handy oder in den Fernseher ab. Spüren Sie ihr nach.

PHASE 2:

EINFÜHLEN.

Lassen Sie aus der vagen Ahnung ein Gefühl werden. An welcher Stelle des Körpers spüren Sie sie? Welches Medium braucht sie? Möchten Sie etwas formen, etwas schreiben, etwas zeichnen?

PHASE 3:

BENENNEN.

Lassen Sie die Idee konkret werden und geben Sie ihr einen Namen. Jetzt, da sie sich konkretisiert hat, können Sie sie in Form einer Notiz oder einer Skizze in Ihrem Ideenbuch festhalten.

FERNSEHEN MACHT UNKREATIV

Vielleicht haben Sie es selbst schon festgestellt: Fernsehen hemmt die Kreativität und lenkt von schöpferischen Ideen ab. Das wurde in wissenschaftlichen Untersuchungen nachgewiesen. Wenn Sie also spüren, dass die Muse sie geküsst hat, wenn es Sie in den Fingern juckt, schöpferisch tätig zu werden, wenn Sie eine Idee haben, die Sie verwirklichen möchten, dann gilt: Glotze aus.

Was dabei nämlich auf der Strecke bleibt, ist das assoziative Denken, dass man also selbst Bilder und Vorstellungen miteinander verknüpft. Wenn es sowieso mit bewegten Bildern und vorgefertigten Geschichten bedient wird, bleibt das Gehirn stehen, lässt sich bedienen und wird lahm. Es vergisst einfach, dass es gerade eigene Kreationen im Sinn hatte. Es wäre schade darum …

Weisse LAVENDELTRÜFFEL

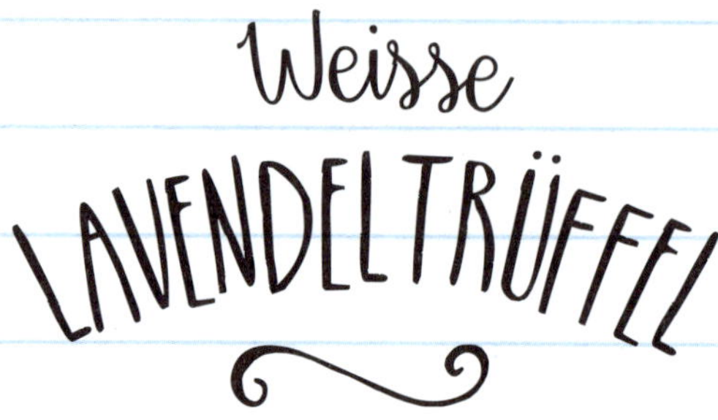

In der Küche geht es häufig hektisch zu, denn der Magen knurrt oder die Kinder drängeln. Doch auch die Küche kann ein Ort der Entspannung und sogar des achtsamen Erlebens sein.

Nehmen Sie sich für den Start in ein achtsameres Küchenleben doch ab und zu einmal die Zeit für ein besonderes Koch- oder Backprojekt. So können Sie die Achtsamkeit in der Küche erst einmal fern des Alltags üben. Führen Sie jeden Schritt ganz bewusst aus. Das Radio bleibt dabei aus, das Handy auch. Schnippeln Sie – sonst nichts. Rühren Sie – und sonst nichts. Kochen, braten oder backen Sie – und seien Sie ganz und gar bei Ihrem Tun. Vielleicht wollten Sie ja schon länger mal etwas Bestimmtes ausprobieren, aber hatten bisher keine Zeit und Muße dafür? Käse selber machen, Öl aromatisieren, Pralinen selbst herstellen? Tun Sie es jetzt einfach.

Zubereitungszeit: ca. 30 Min (plus 10 Min Gar-, 20 Min Abkühl- und 120 Min Kühlzeit)

Zutaten für 40 Trüffel

1–2 unbehandelte Orangen

100 ml Sahne

400 g weiße Kuvertüre

1–2 El Orangenlikör

1 Tl Lavendelblüten

Zubereitung

1. Von den Orangen einen 6 cm langen Streifen Schale abschälen und beiseitelegen. 2 Tl Schale abreiben und 100 ml Saft auspressen.

2. Saft mit abgeriebener Schale auf die Hälfte einkochen. Sahne in den Topf geben, aufkochen und den Topf vom Herd ziehen. Kuvertüre hacken und in der Orangensahne schmelzen. Orangenlikör unterrühren. Das Ganze auf Zimmertemperatur abkühlen lassen.

3. Mit 2 Teelöffeln Trüffel aus der Ganache formen und sofort in Papierförmchen geben. Den Streifen der Orangenschale und die Lavendelblüten fein hacken, mischen und über die noch cremigen Pralinen streuen. Mindestens 2 Stunden kalt stellen.

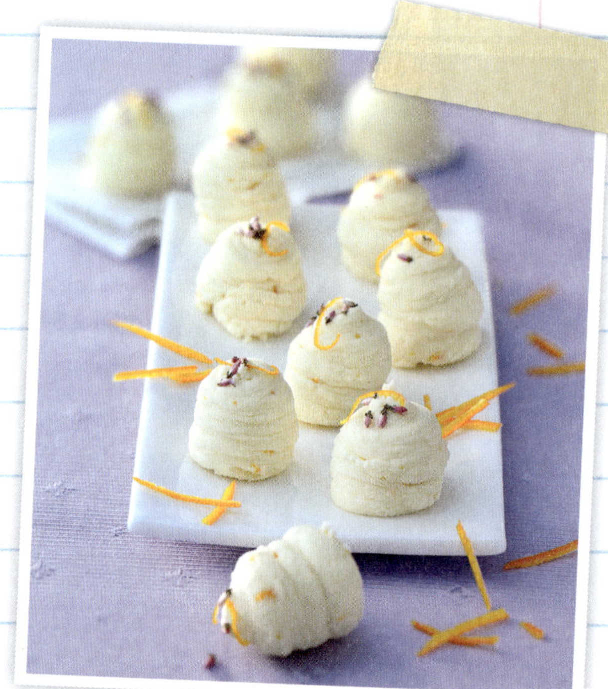

Der Weg von der Idee zum Produkt ist etwas ganz Besonderes. Sie befinden sich im kreativen Prozess. Die Idee steht vor Ihnen und Sie dürfen nun die Materialien, Farben, Wolle, Worte wählen. Sie entscheiden sich für Technik und Stil.

In dieser Phase spüren Sie die ganze Freiheit des Künstlers, der den Vorgängen in seinem Inneren eine äußere Form geben darf. Das gelingt mal weniger und mal richtig gut. Nicht immer zeigt das Ergebnis das, was man versucht hat auszudrücken. Nicht immer gelingt die Technik.

Während man es tut, befindet man sich jedoch im Prozess des Schaffens, eine der schönsten Daseinsformen überhaupt. Seien Sie darum im Schaffensprozess nicht zu streng mit sich. Folgen Sie den Eingebungen Ihres Körpers und/oder Geistes und spüren Sie Ihre Kraft, etwas auszudrücken. Ob das Ergebnis gelungen ist oder nicht, spielt erst im nächsten Schritt ein Rolle. Zunächst einmal befinden Sie sich auf dem Weg, und dieser ist bekanntermaßen meistens das Ziel.

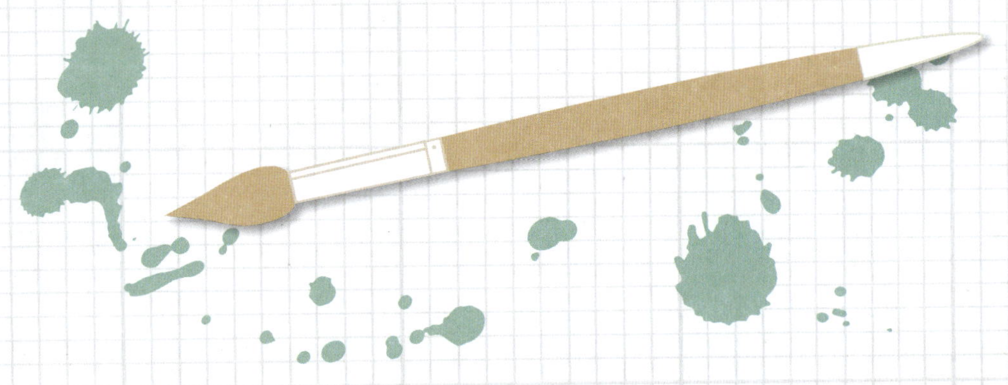

ACHTSAMKEIT IST FREIHEIT

Mag sein, dass Achtsamkeitsübungen erst einmal mühsam erscheinen. Oft meint man auf den ersten Blick, es sei einfacher, routiniert auf den gewohnten Schienen zu laufen, die immer gleichen, ausgetrampelten Wege zu gehen und Punkt für Punkt auf der Erledigungsliste abzuhaken. Achtsamkeit scheint nur ein weiteres To-Do auf der Liste der notwendigen Dinge zu sein, der Einschränkungen, der Regeln und Pflichten.

Genau das ist Achtsamkeit aber nicht. Sie bietet uns die Freiheit, die uns zur Bewusstwerdung und zur Entfaltung unserer wahren Talente führt. Denn erst, wenn wir das Innehalten kultivieren und es nicht mehr als störende Pause im reibungslosen Ablauf betrachten, sind wir frei. Wir machen uns frei von vorgegebenen Plänen und von festgelegten Abläufen. Wir werden frei von Erwartungen, die wir selbst und andere an uns stellen. Wir sind dem Leben und uns selbst ein wenig näher.

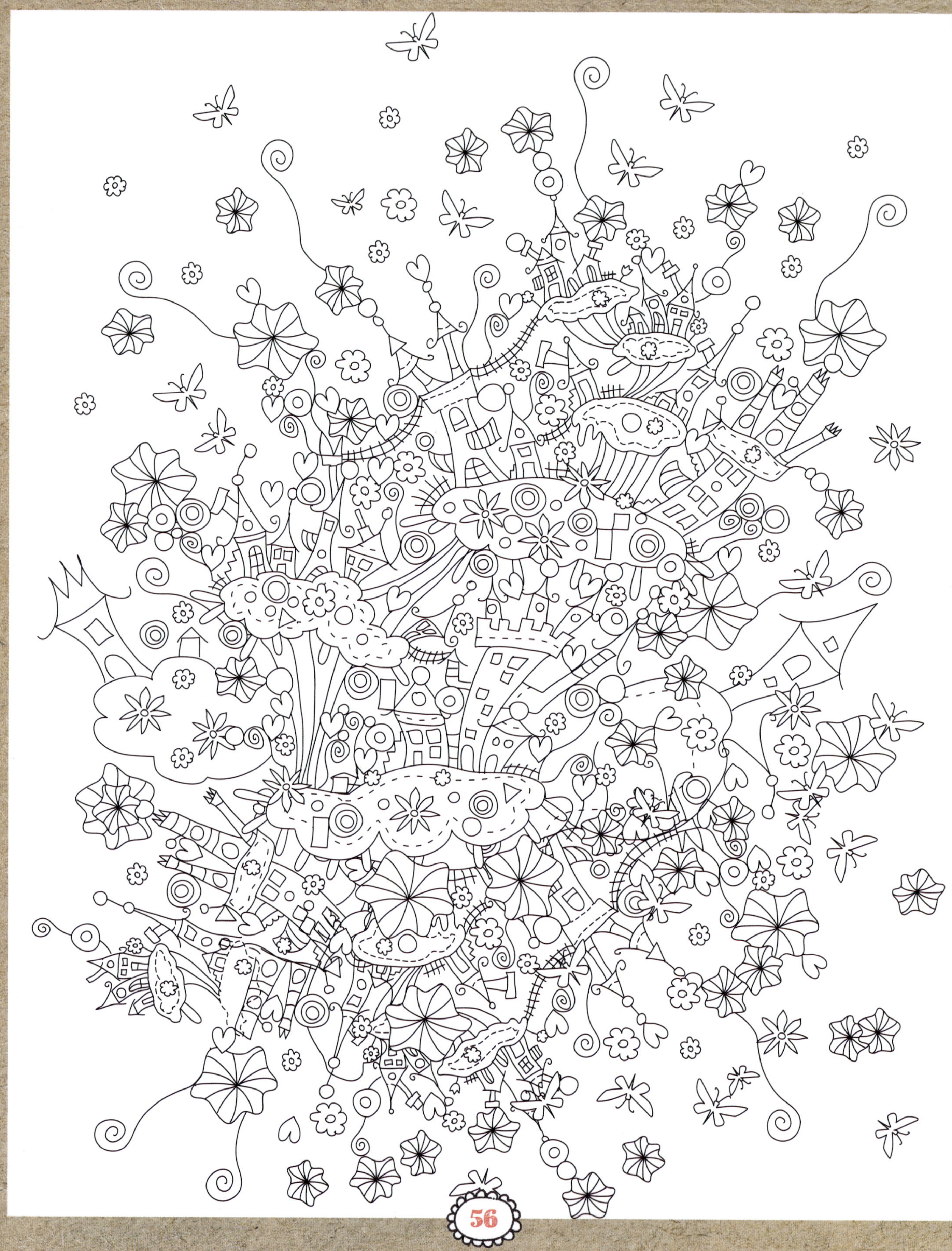

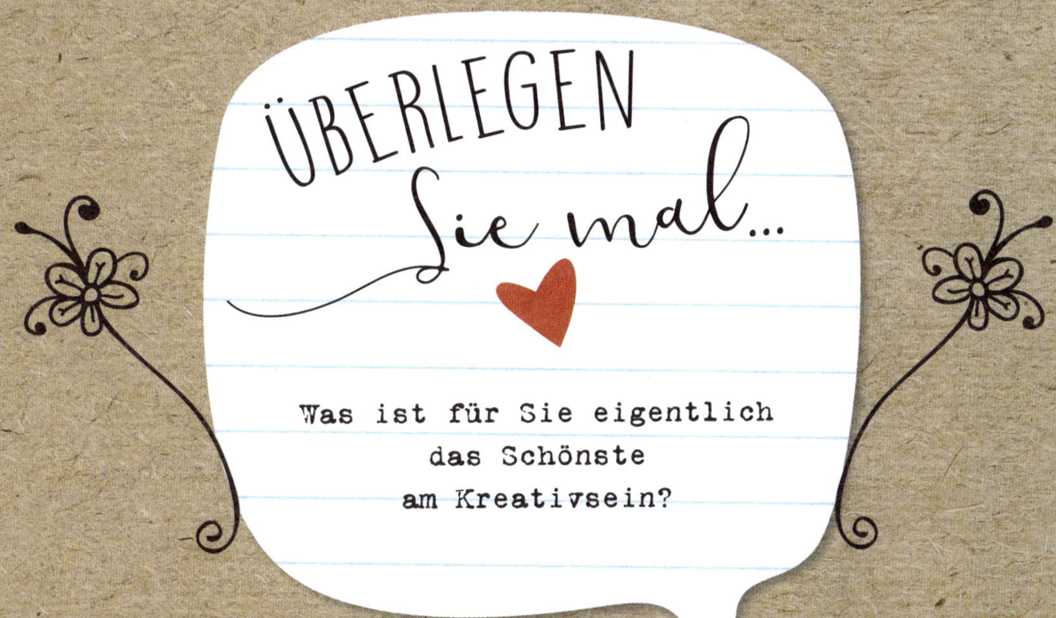

DIE LÜCKE FINDEN

Versuchen Sie doch einmal beim bewussten Atmen noch einen Schritt weiter zu gehen. Nehmen Sie dafür in einer bequemen, aber nicht abgeschlafften Haltung Platz und schließen Sie die Augen. Beobachten Sie wie gewohnt Ihren Atem, wie er durch die Nasenlöcher und Luftröhre seinen Weg findet bis tief in die Lunge und in den Bauchraum.

Ist er dort angekommen, können Sie die Luft auch problemlos eine kurze Weile anhalten. Behalten Sie die Luft so lange in sich, wie es angenehm ist. Nehmen Sie die beruhigende Wirkung wahr, die diese Pause hat. Dann lassen Sie die Luft wieder ausströmen. Auch mit komplett leeren Lungen können Sie wieder eine Pause machen und wahrnehmen, wie es sich anfühlt, nicht zu atmen. Sobald Sie das Bedürfnis verspüren, lassen Sie die Luft wieder einströmen.

Es geht nicht darum die Luft anzuhalten, sondern die Kraft des Moments zwischen zwei Atemzügen zu spüren. Die gleiche beruhigende Wirkung hat die Pause, die Ihr Geist findet, wenn Sie die kleine Lücke zwischen zwei Gedanken wahrnehmen. Und im übertragenen Sinne hat eine solche Wirkung auch jede Pause zwischen zwei Punkten auf der Tagesordnung, zwischen zwei Verrichtungen im Haushalt, zwischen zwei Telefonaten im Büro. Machen Sie sich auf die Suche nach diesen kleinen Pausen. Aus ihnen erwächst die Kraft, die Sie für all Ihre Unternehmungen brauchen.

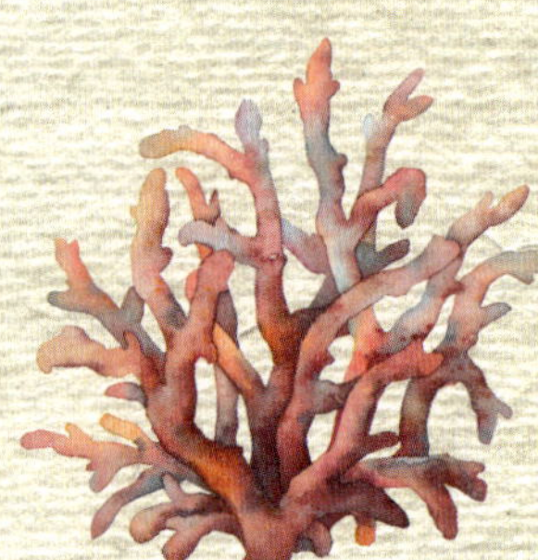
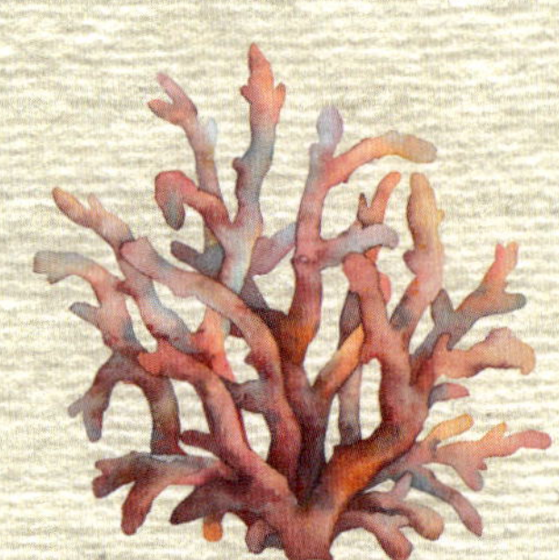

FANTASIE-REISE
von der
Quelle zum Meer

Alles fließt. Das Wasser, unser Atem, unsere Gedanken. Die Reise mit dem Wasser beginnt an einer frischen Quelle. Es gleicht doch einem Wunder, dass es immer wieder, ganz gleich von woher es kommt, wieder so klar und sauber an die Erdoberfläche kommt, dass man es trinken kann. Stellen Sie sich die Quelle genau vor. Sehen, hören und riechen Sie das hervorquellende Wasser. Sprudelt Ihre Quelle hervor oder ist sie nur ein kleines Rinnsal, das sich erst mit der Zeit zu einem Bach verdichtet?

Dieser kleine Bach zieht nun seines Weges und verbreitert sich langsam, fließt stärker. Unmerklich wird er zum Fluss in einem breiten Bett und saftigen Ufern. Stellen Sie sich die Ufer vor? Mäandert Ihr Fluss in Schlingen dahin oder fließt er breit und träge? Alles liegt in Ihrer Vorstellung. Vielleicht sehen Sie Fische springen oder Enten, die sich vorsichtig zu Wasser lassen und mit ihren Füßen vom Ufer abstoßen.

Imaginieren Sie deutlich die Bewegung und das Fließen. Weitere Flüsse fließen im Laufe seiner Reise in Ihren Fluss. Stromschnellen befinden sich darin. Ganz unmerklich entwickelt er sich zu einem breiten Strom, der große Städte passiert. Schnell und kraftvoll bahnt er sich jetzt seinen Weg zum Meer. Er trägt Schiffe, die am Ufer für Brandung sorgen.

An der Mündung ins Meer ist der Weg des Stroms beendet. Das große Meer nimmt all das Wasser des Stromes in sich auf. Beenden Sie Ihre Fantasiereise mit einem Blick auf dieses Meer, das beständig und ununterbrochen Ihren Fluss mit seinen Wassern vereint.

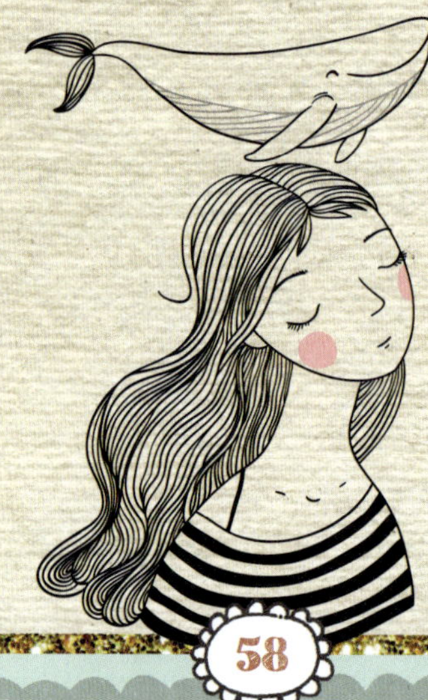

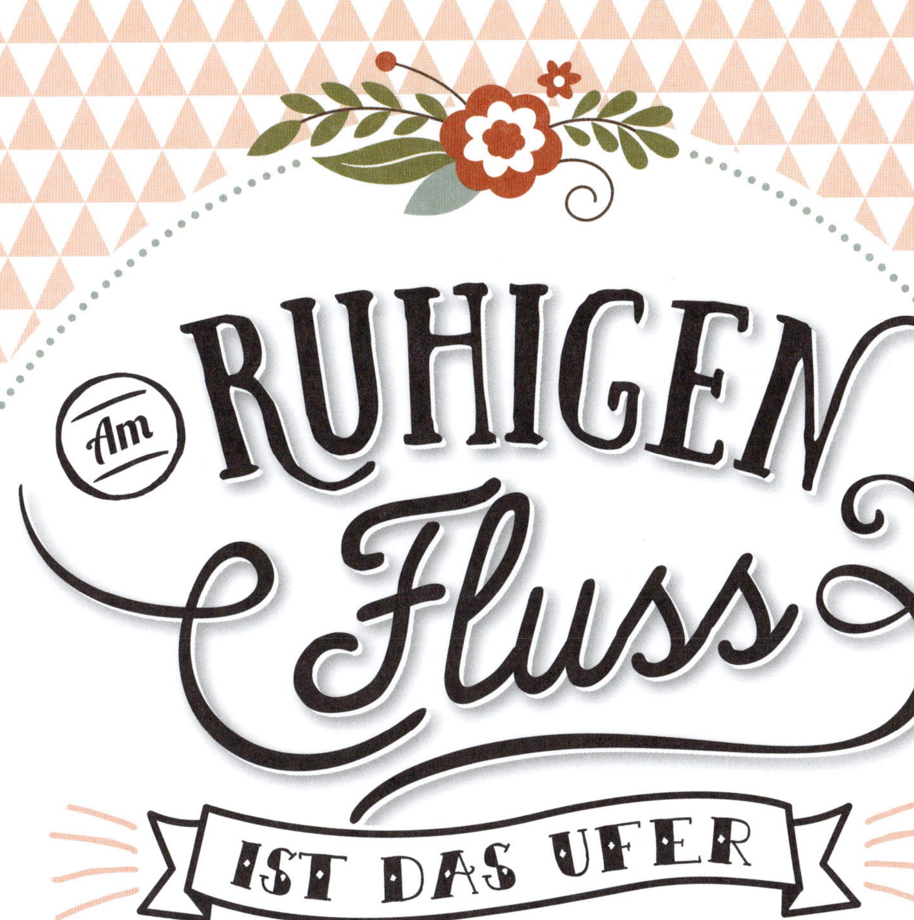

Am
Ruhigen
Fluss
ist das Ufer
voller
Blumen
aus China

FARBENFROHE Origami-Blumen

Diese bunten Nelken falten auch Origami-Anfänger ganz leicht.

Nehmen Sie sich Zeit, suchen Sie in Ruhe schöne Papiere aus – vielleicht auch mal gemusterte? –, erfühlen Sie die Papierstruktur, lauschen Sie auf das Rascheln und beobachten Sie, wie sich mit jeder exakten Faltung Ihr Papier immer mehr in eine Blüte verwandelt. Eigentlich faszinierend, wie aus einer Sache eine ganz andere werden kann, oder?

Die fertigen Blüten können Sie zum Beispiel auf ein schönes Papier kleben und einrahmen oder eine Grußkarte damit verzieren oder den Umschlag eines Notizbuches.

Material

2 Blatt Kopierpapier in Pink, Rosa, Flieder oder Gelb und Dunkelgrün, ca. 80 g/m², je 10 × 10 cm

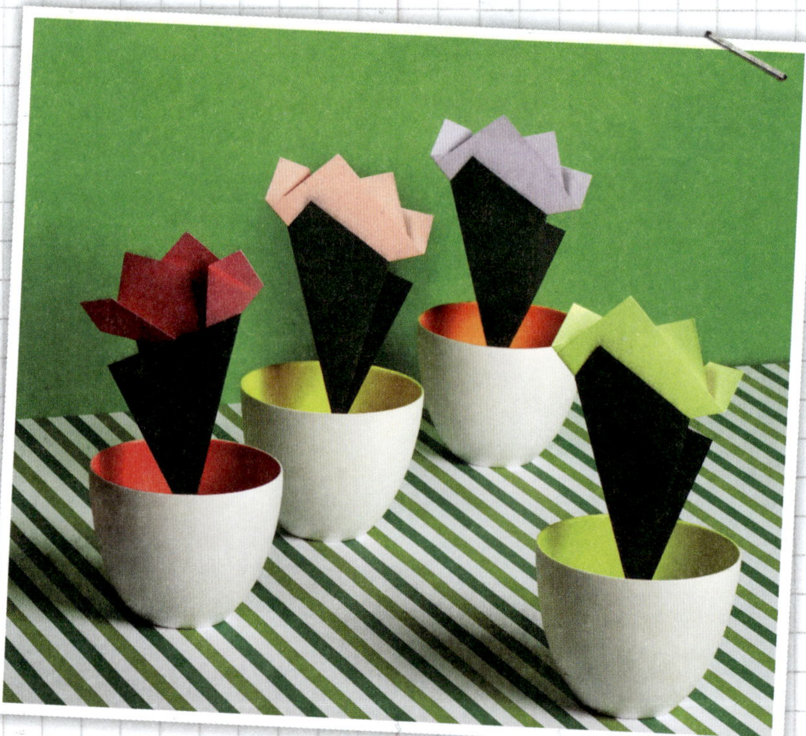

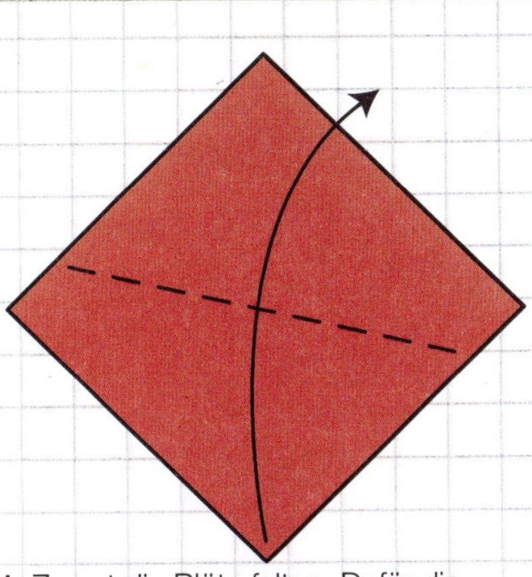

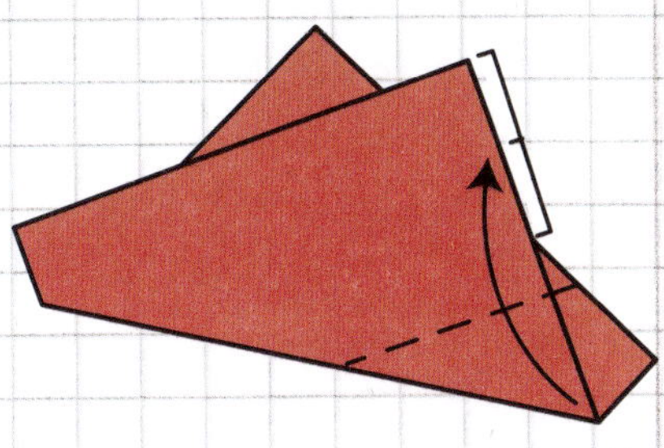

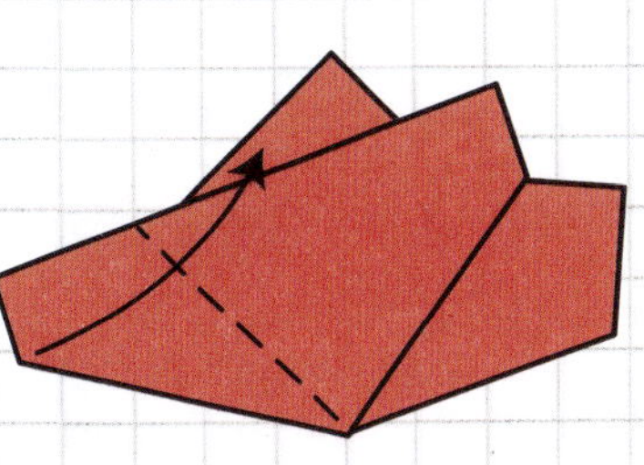

1. Zuerst die Blüte falten. Dafür die gewünschte Farbe auswählen und das Papier wie abgebildet ausrichten. Nun die untere Ecke schräg nach oben falten.

2. Die rechte untere Ecke circa zur Mitte der angegebenen Kante falten (siehe Skizze).

3. Dann die linke Ecke spiegelsymmetrisch zum vorherigen Schritt falten.

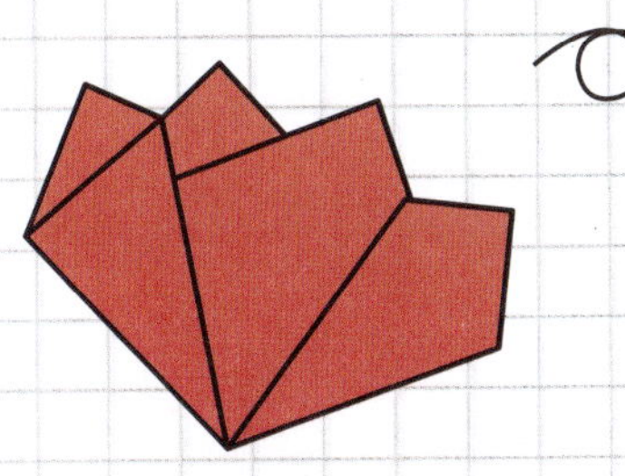

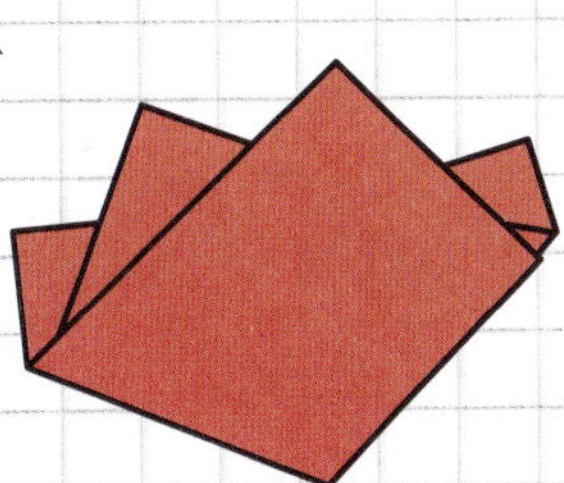

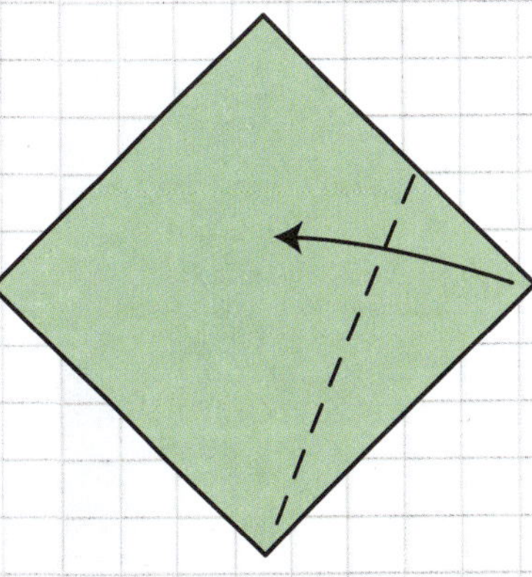

4. Modell wenden. So sieht die fertige Blüte aus.

5. Das dunkelgrüne Papier nehmen und eine Seite etwa zur Mitte falten.

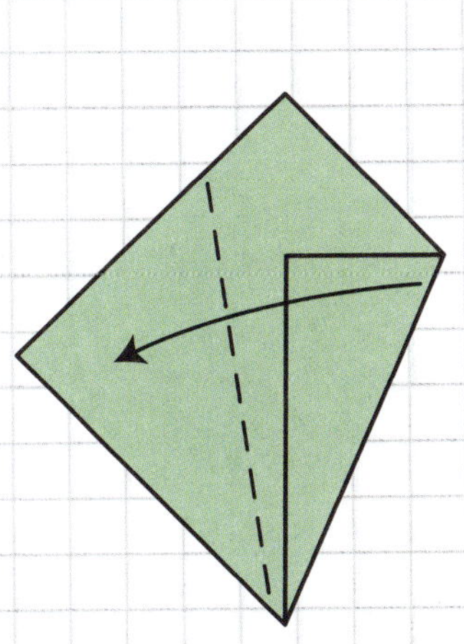

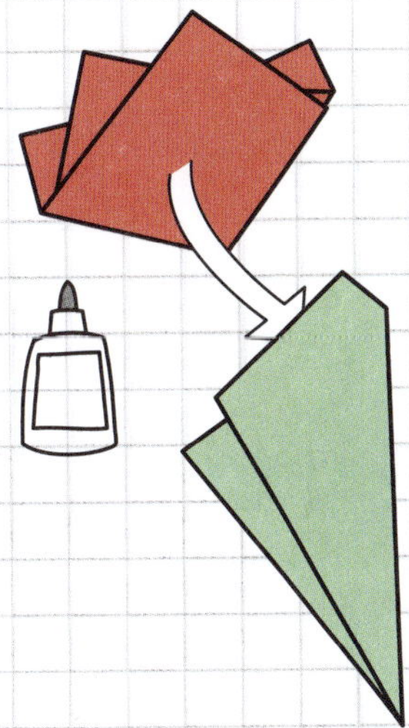

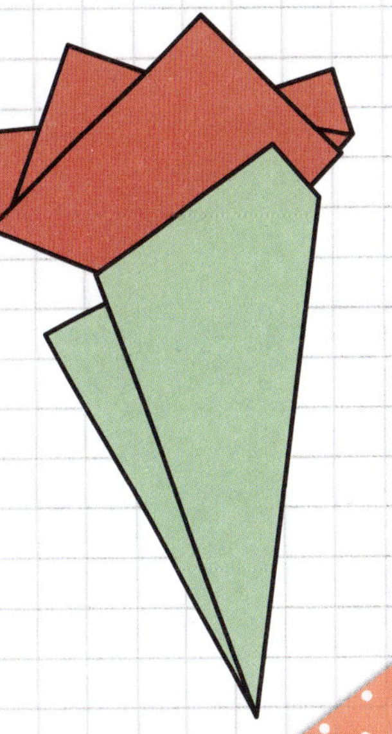

6. Die rechte Seite fast bis zum Rand nach links herüberfalten.

7. Zuletzt die Blüte in den Kelch stecken und mit Klebstoff fixieren.

Fließendes DENKEN

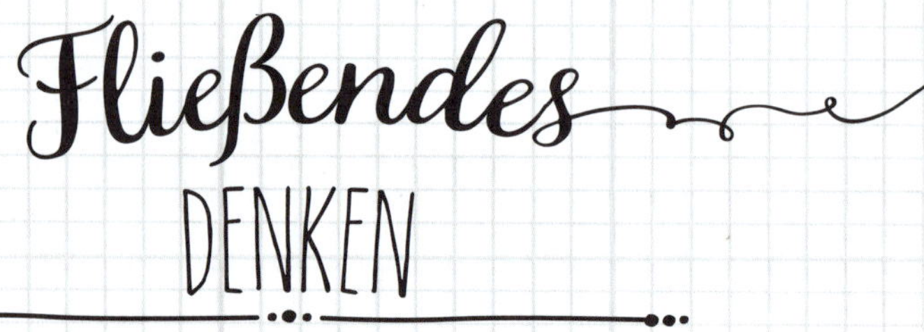

Kreativität passiert nur dort, wo ungewöhnliche Kombinationen entstehen, wo einem etwas einfällt. Lassen Sie Ihre Gedanken einmal ganz freie und ungewöhnliche Verbindungen eingehen. Die Form der Wolken sieht heute aus wie zwei Flamingos. Zwei Flamingos im Zoo hingegen sehen aus wie Onkel Klaus, wenn er sein Spargelbeet betrachtet. Grüner Spargel mit Spargelkraut sieht im Beet aus wie ein Miniatur-Urwäldchen. Im Wald rauschen die Bäume wie die Brandung des Meeres. Und so weiter. Indem Sie mehr sehen als das, was die Oberfläche zeigt, es im Geiste drehen und wenden, entsteht etwas Neues.

Üben Sie sich im assoziativen Denken: Wählen Sie willkürlich zwei Gegenstände und nennen Sie eine Gemeinsamkeit, die Ihnen zu den beiden einfällt. Gehen Sie Ihren Bekanntenkreis durch und überlegen Sie, wer welchem Prominenten ähnlich sieht. Denken Sie sich eine Geschichte zu einem Passanten aus, dessen Gesichtsausdruck Sie nicht sofort deuten können. Schnappen Sie in der Fußgängerzone Satzfetzen auf und vervollständigen Sie im Geiste das Gespräch.

Auch bei dieser Übung gilt vor allem eines: Spaß haben. Dinge zu tun und zu sehen, die ungewöhnlich sind, ist kein ernsthaftes Training, sondern immer spielerisch. Lassen Sie los und spielen Sie ein wenig.

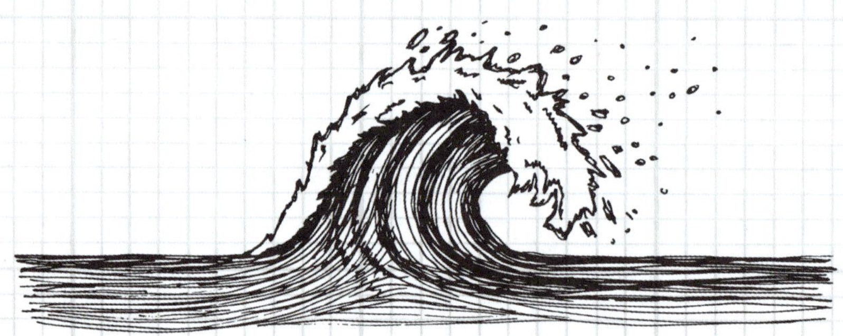

DIE KRAFT DES WASSERS

Wasser, ob ruhiges in einem klaren See, tosendes im offenen Meer oder dahinfließendes in einem plätschernden Bach, ist bestens geeignet, den Gedankenstrom zu beruhigen und Gedanken hinter sich zu lassen. Auch das fließende Wasser in der Dusche hat nicht nur äußerlich eine reinigende Kraft. Ins Wasser eines Sees können Sie Ihre störenden Gedanken versenken, der Blick auf die immer wiederkehrende Brandung am Strand spiegelt die Vergänglichkeit des Lebens wider, die fließende heiße oder vielleicht sogar kalte Dusche wäscht störende Grübeleien und Sorgen weg. Nutzen Sie die mitreißende Kraft der Erneuerung des Wassers!

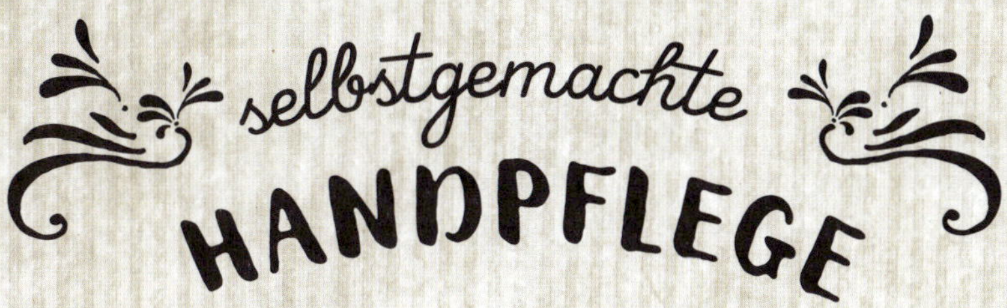

Unsere Hände zählen zu unseren wichtigsten Körperteilen überhaupt. Jeden Tag arbeiten sie schwer für uns, tasten, fühlen, öffnen uns Türen, halten die Stricknadeln, das Lenkrad, die Zahnbürste, den Stift, mit dem wir Tagebuch schreiben. Und so, wie unsere Seele ab und zu eine Auszeit und Ruhe braucht, gönnen Sie doch Ihren Händen auch einmal etwas Wellness – sie werden es Ihnen danken.

Zutaten

1 mittelgroße rohe Kartoffel
10 g Sojamehl
1 ½ El Ahornsirup

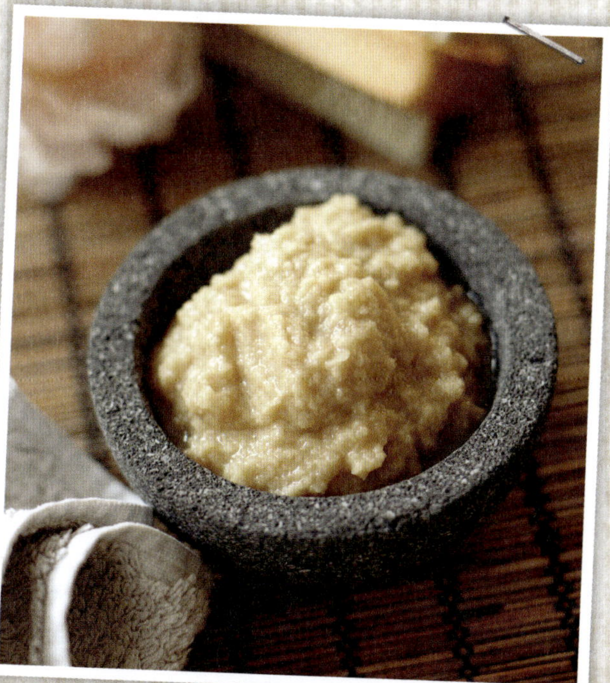

Herstellung

1. Die Kartoffel schälen, reiben und gut ausdrücken.

2. Mit Sojamehl und Ahornsirup zu einer breiigen Masse verrühren. Nach Bedarf mit Ahornsirup verdünnen oder mit Sojamehl verdicken.

Anwendung

1-mal wöchentlich auf die gereinigten Hände auftragen (lassen). Mit Frischhaltefolie umwickeln und 10 Minuten einwirken lassen. Die Reste mit Küchenpapier abnehmen. Die Haut mit warmem Wasser abspülen und trocknen.

Haltbarkeit

Die Handpackung sollte möglichst direkt nach der Herstellung verwendet werden. Im Kühlschrank aufbewahrt, halt sie sich ca. sieben Tage.

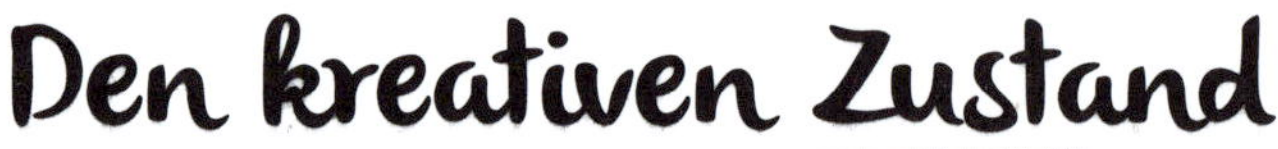

Den kreativen Zustand

KULTIVIEREN

Gestresst, in Eile, genervt, niedergeschlagen – all das sind Gemütszustände, die wir zu oft benennen, wenn wir gefragt werden, wie es uns geht. Eigentlich gut, aber … Wie wäre es, wenn Sie der Palette von Gefühlen ein paar ungewöhnliche Facetten hinzufügen und diese genauer ausführen? Erst dann wird uns klar, wie differenziert wir unsere negativen Zustände darlegen und wie wenig differenziert wir uns in achtsamer, kreativer Stimmung beschreiben.

Hier sind ein paar Vorschläge:

hell

weit

frei agierend

WACH

AUSGEDEHNT

entspannt

LOSGELÖST

NICHT BEWERTEND

NEUGIERIG

liebevoll annehmend

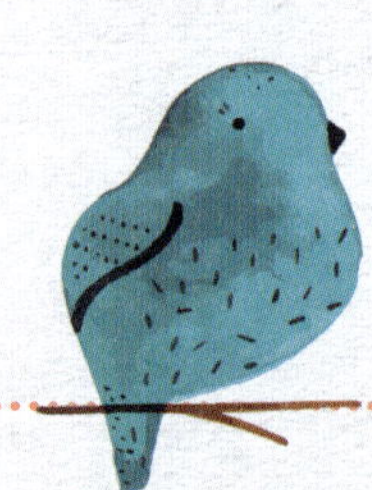

AUS DEM VOLLEN SCHÖPFEN

Um schöpferisch tätig zu werden, ist es wichtig, Altes loszuwerden und frei zu sein für das Neue, wenn es in Fluss kommt. Dieses Bild können Sie ganz wunderbar mit der folgenden Übung, die aus dem Tai Chi kommt, verinnerlichen:

Halten Sie beide Hände wie kleine Schalen vor sich. Stellen Sie sich vor, dass diese Schalen mit Ihrem alten Leben gefüllt sind. Nun führen Sie eine Hand über die Schulter und stellen sich vor, wie Sie das alte Leben nach hinten abgeben. Dann nehmen Sie die Hand wieder nach vorne und stellen sich vor, wie sie sich mit neuem Leben füllt. Anschließend machen Sie das gleiche mit der anderen Hand.

Wiederholen Sie die Übung mit jeder Hand etwa fünf Mal und visualisieren Sie dabei, wie sich Ihre Hände mit neuer Lebenskraft und neuen Ideen füllen.

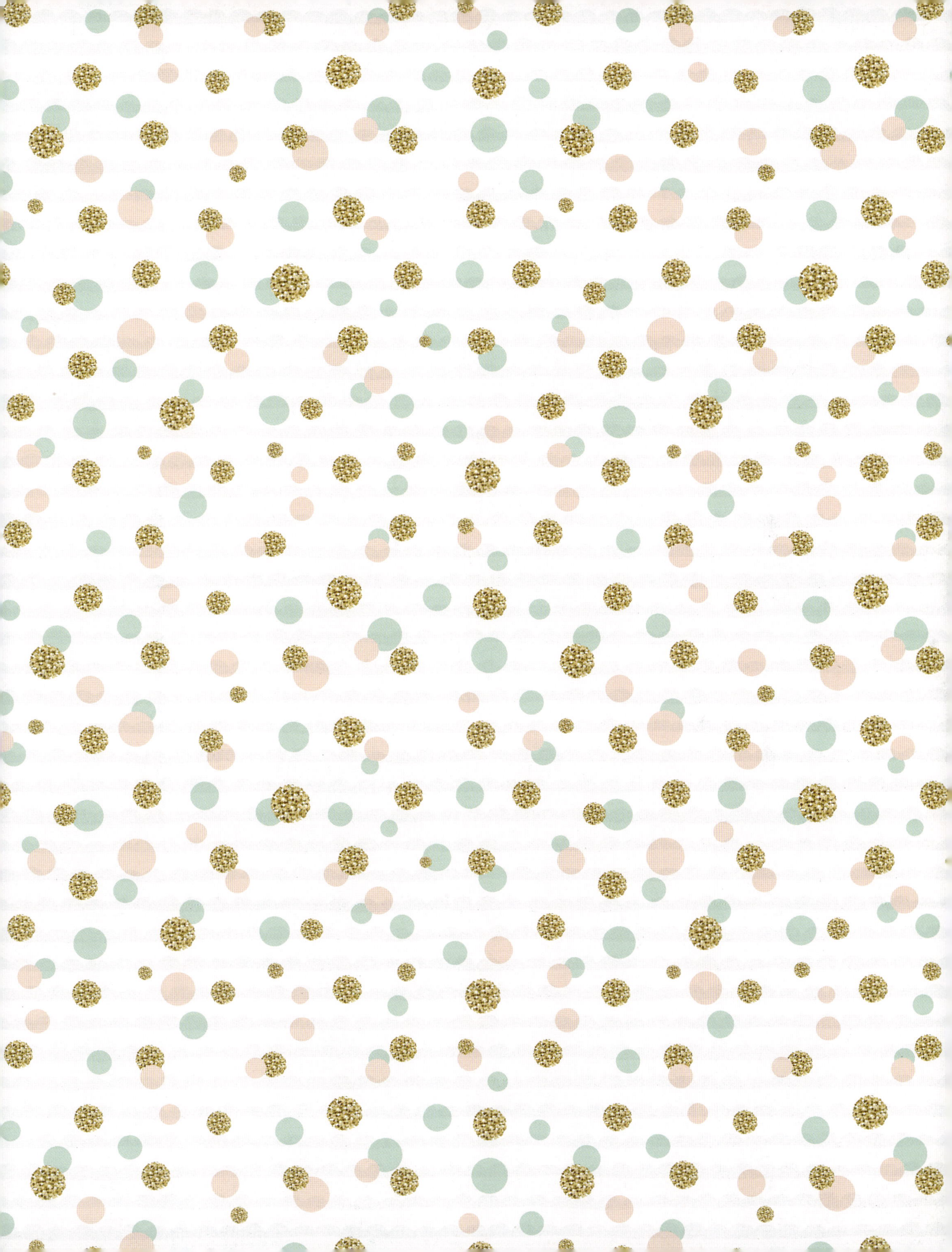

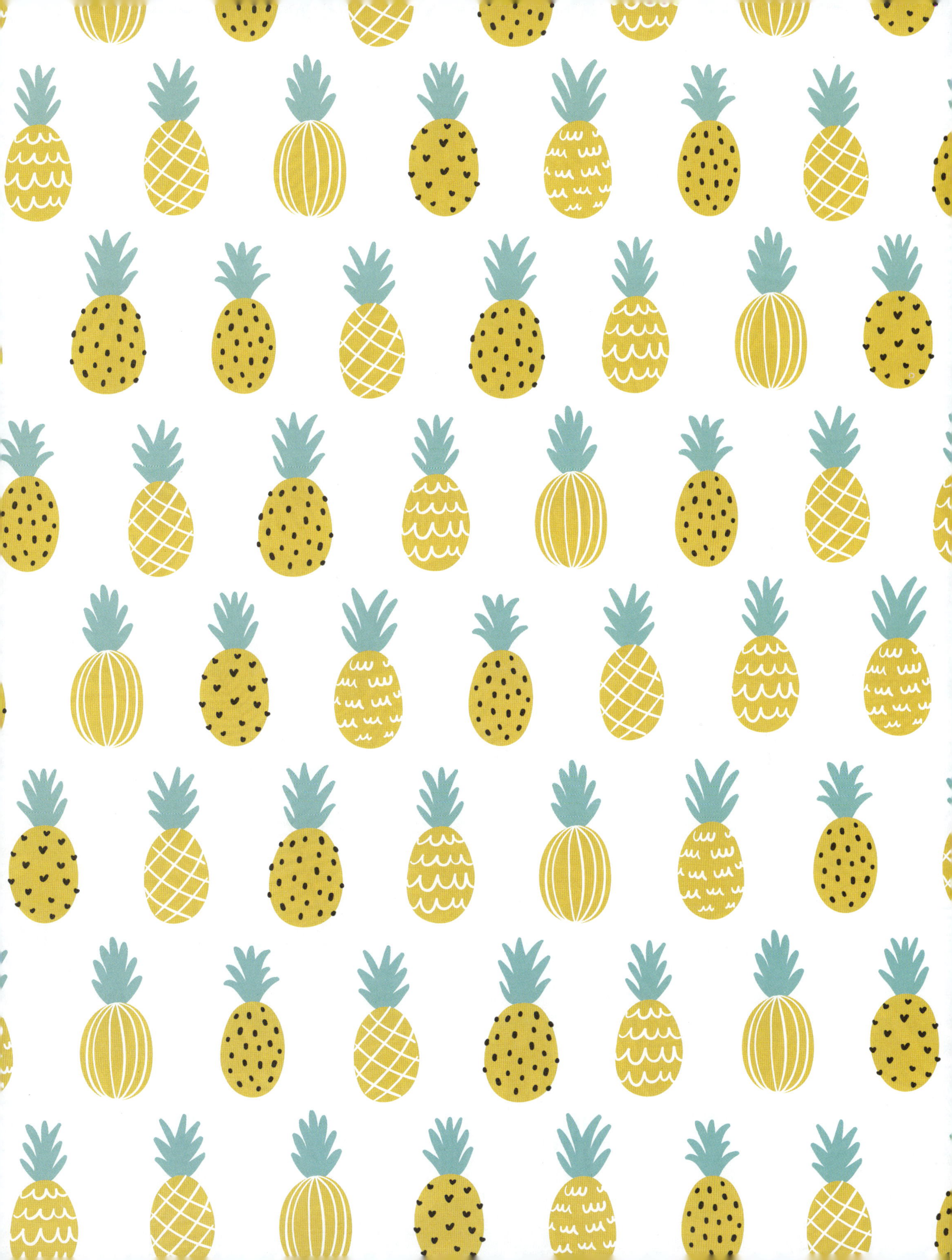

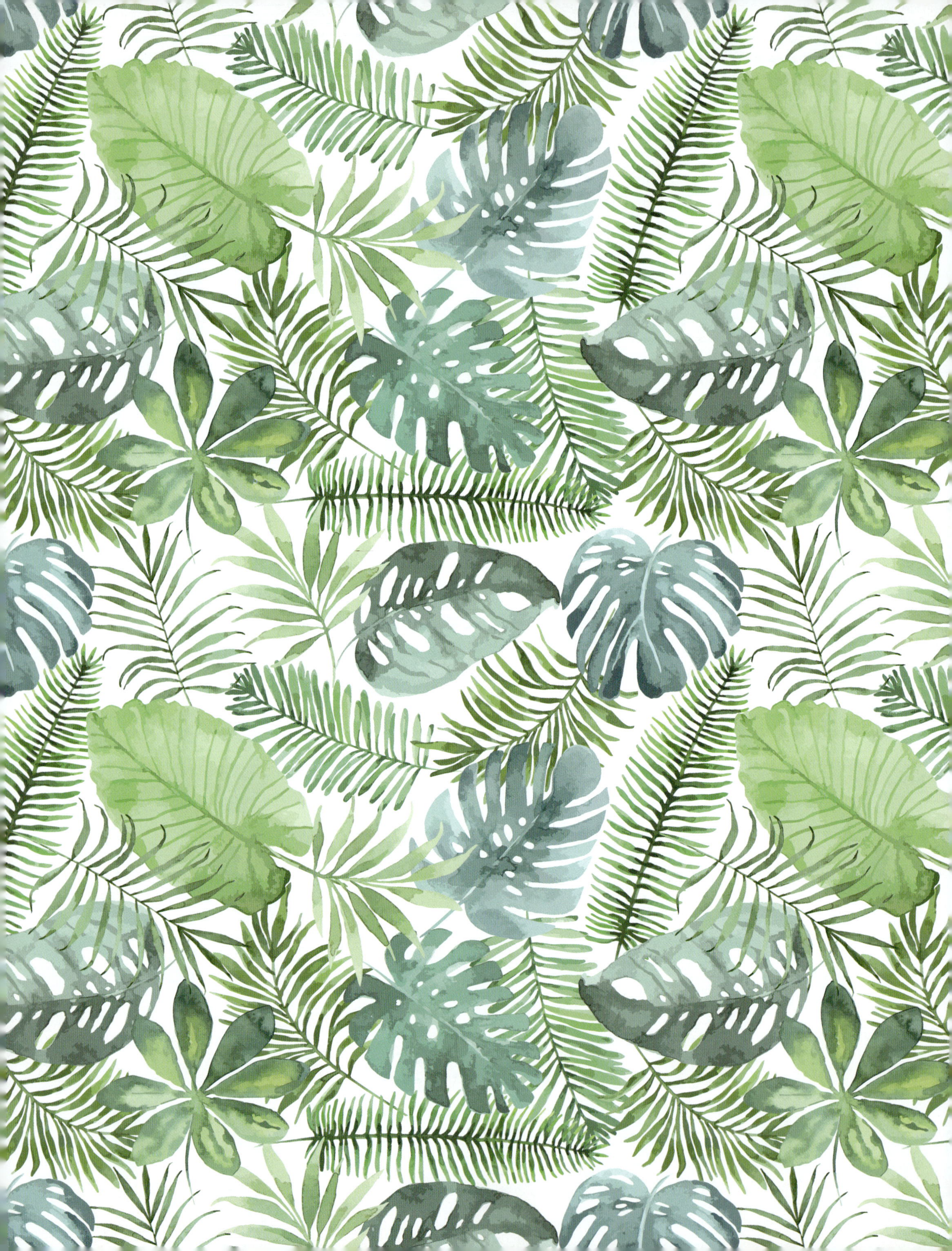

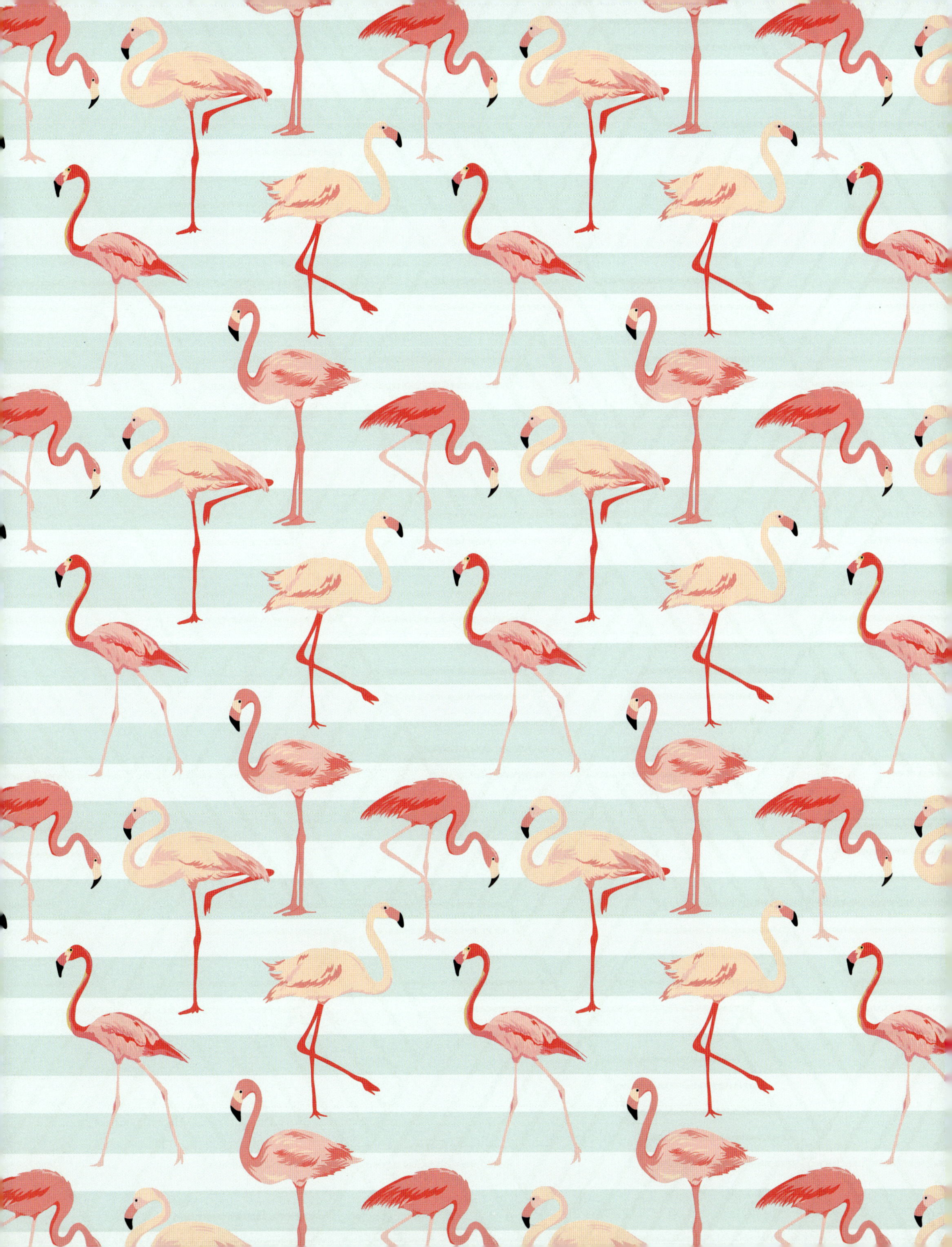

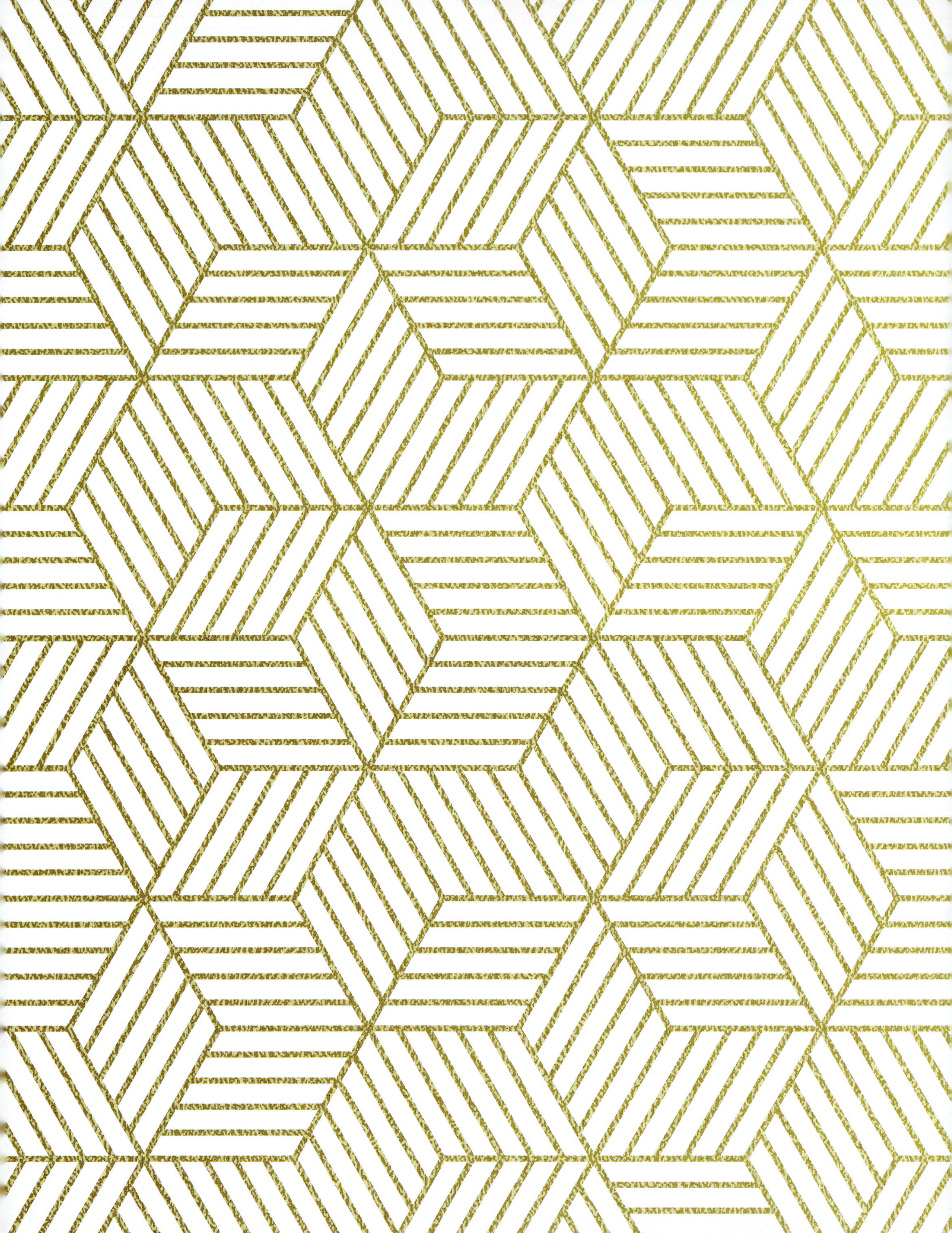

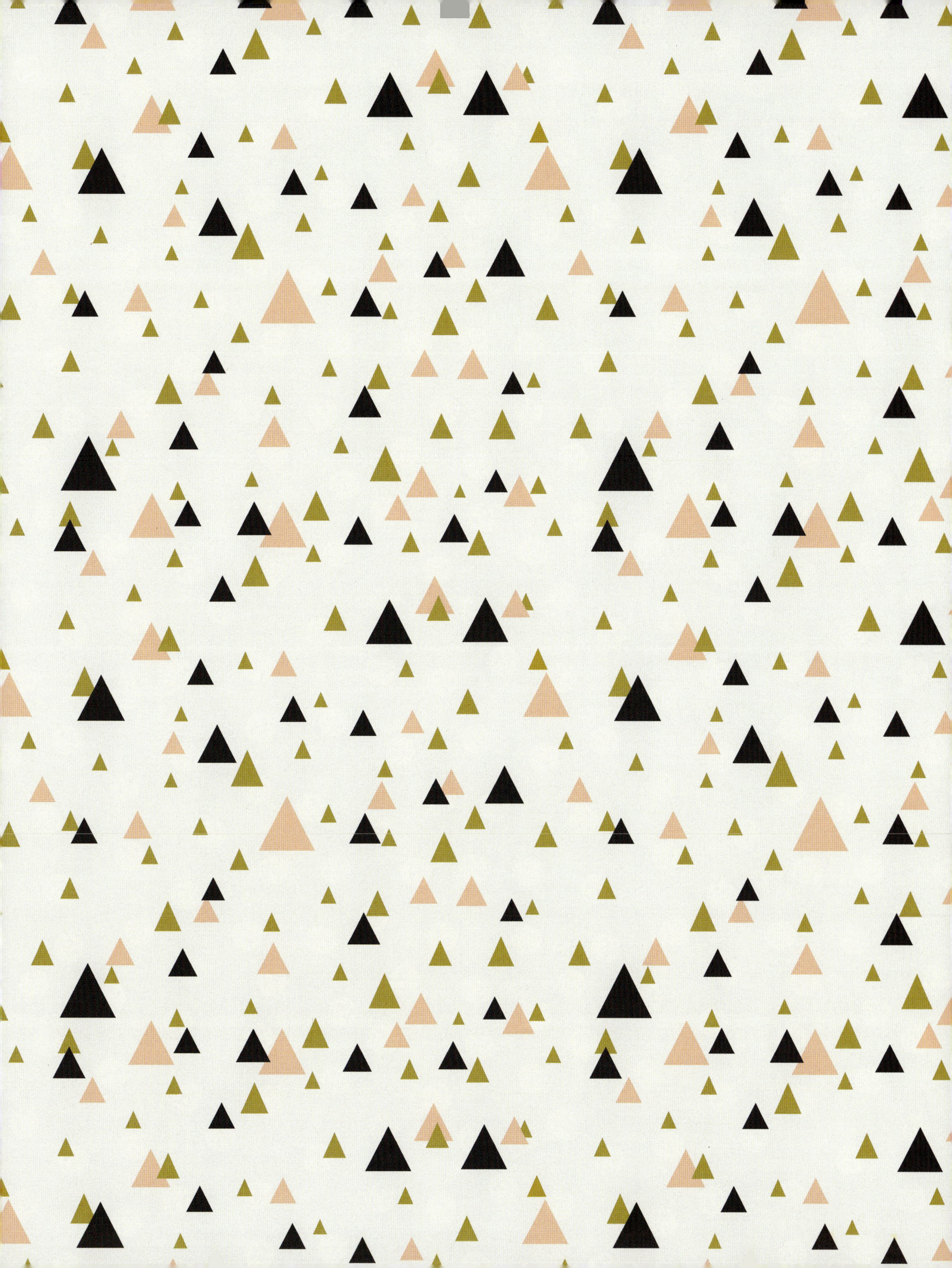

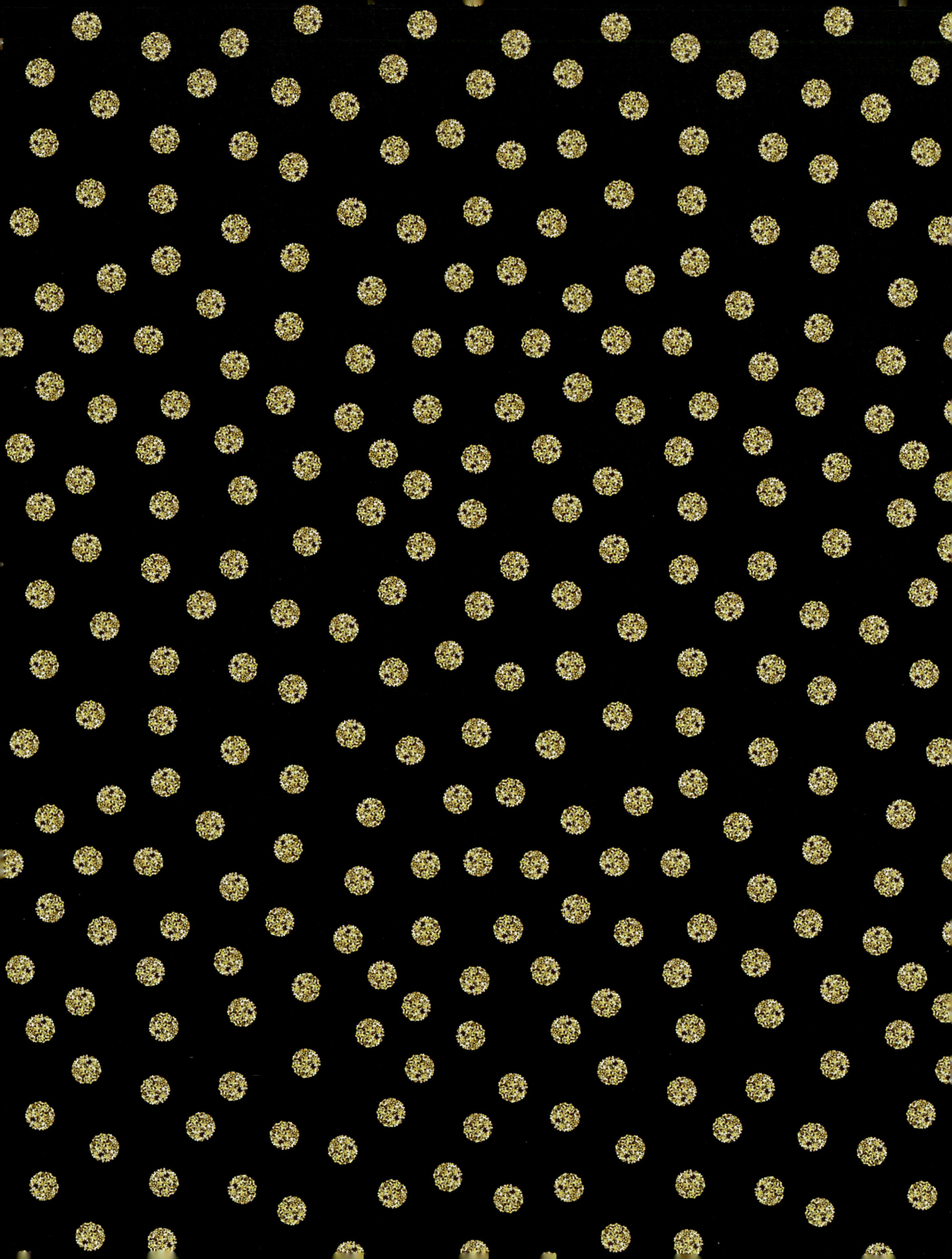

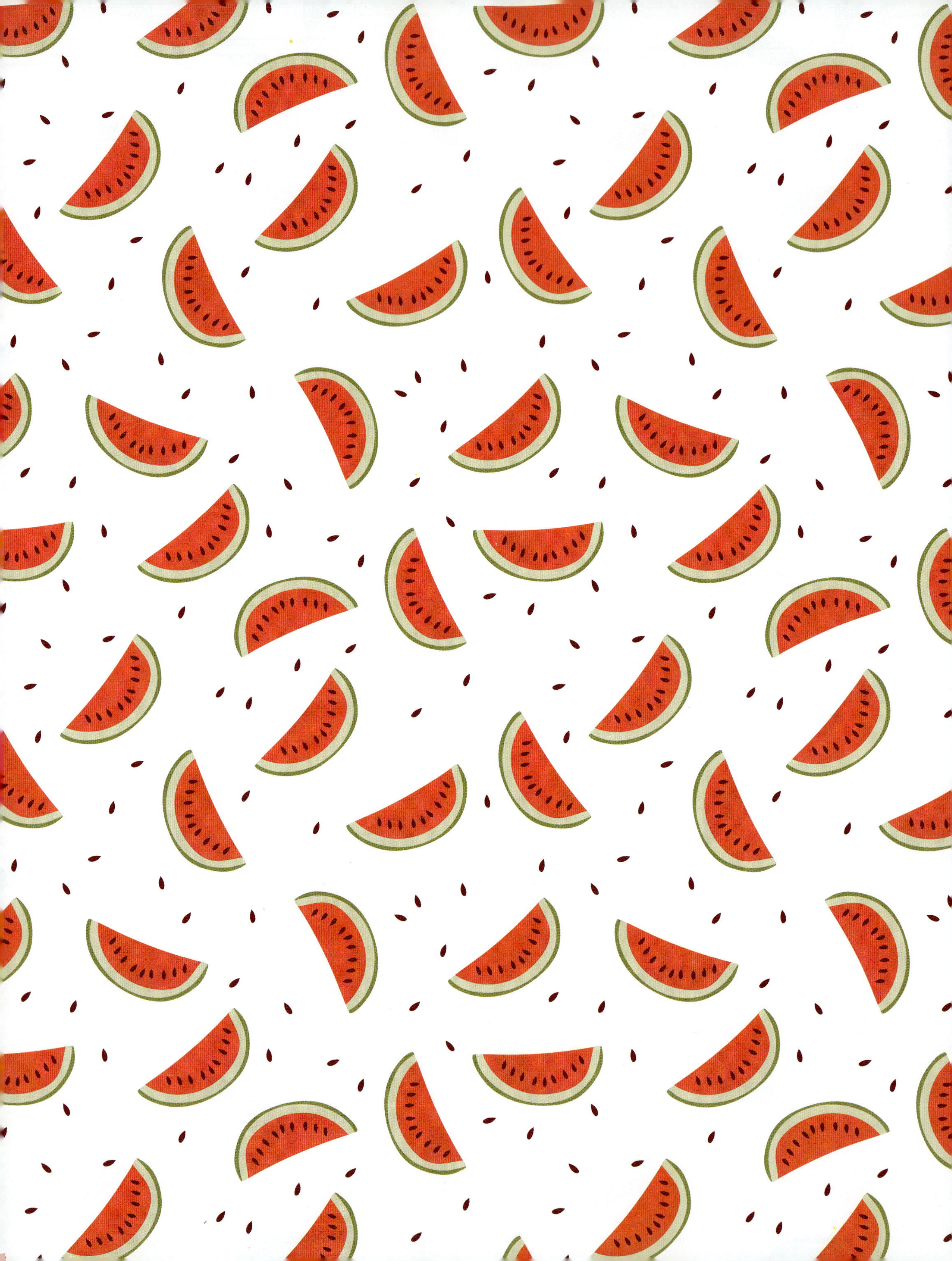

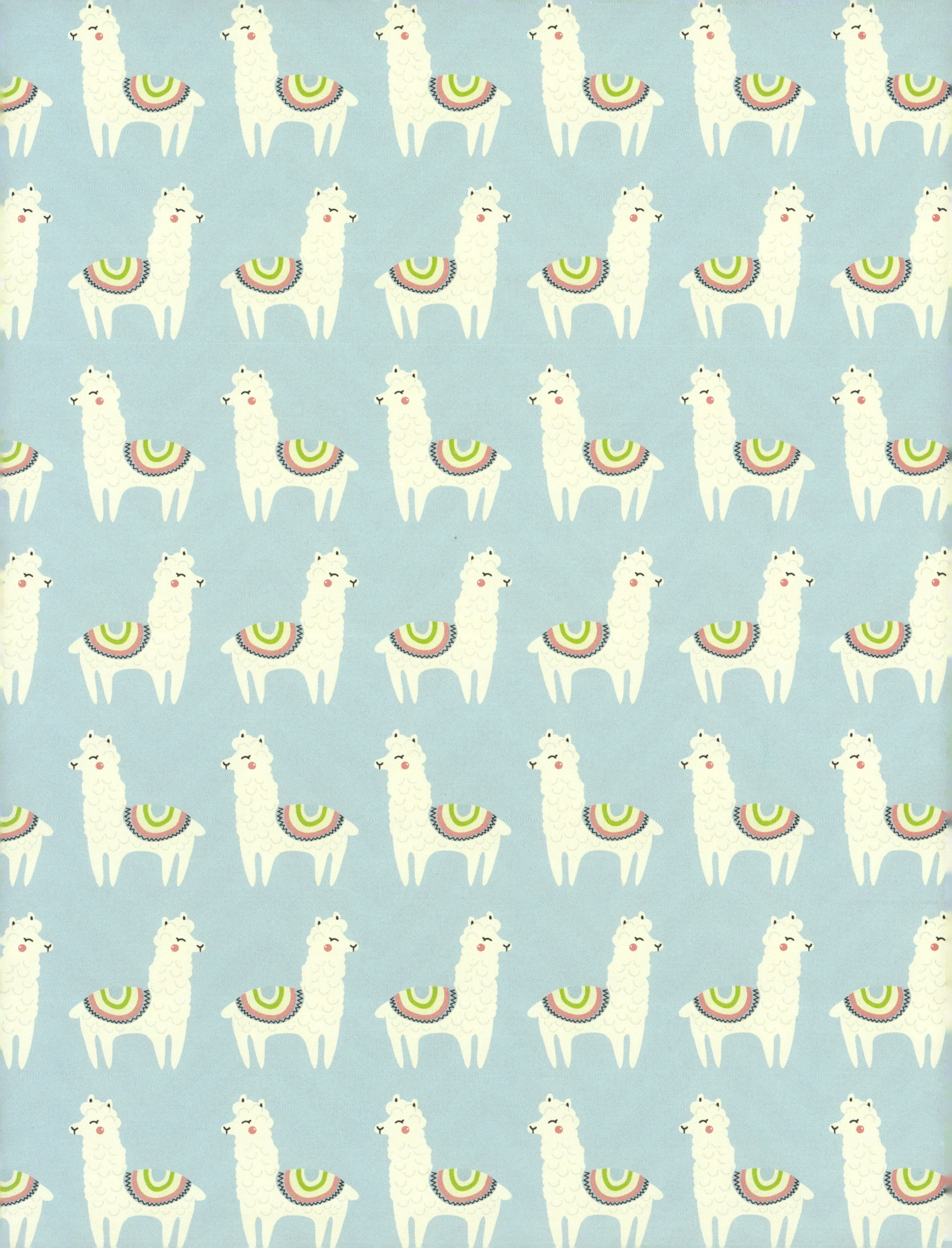

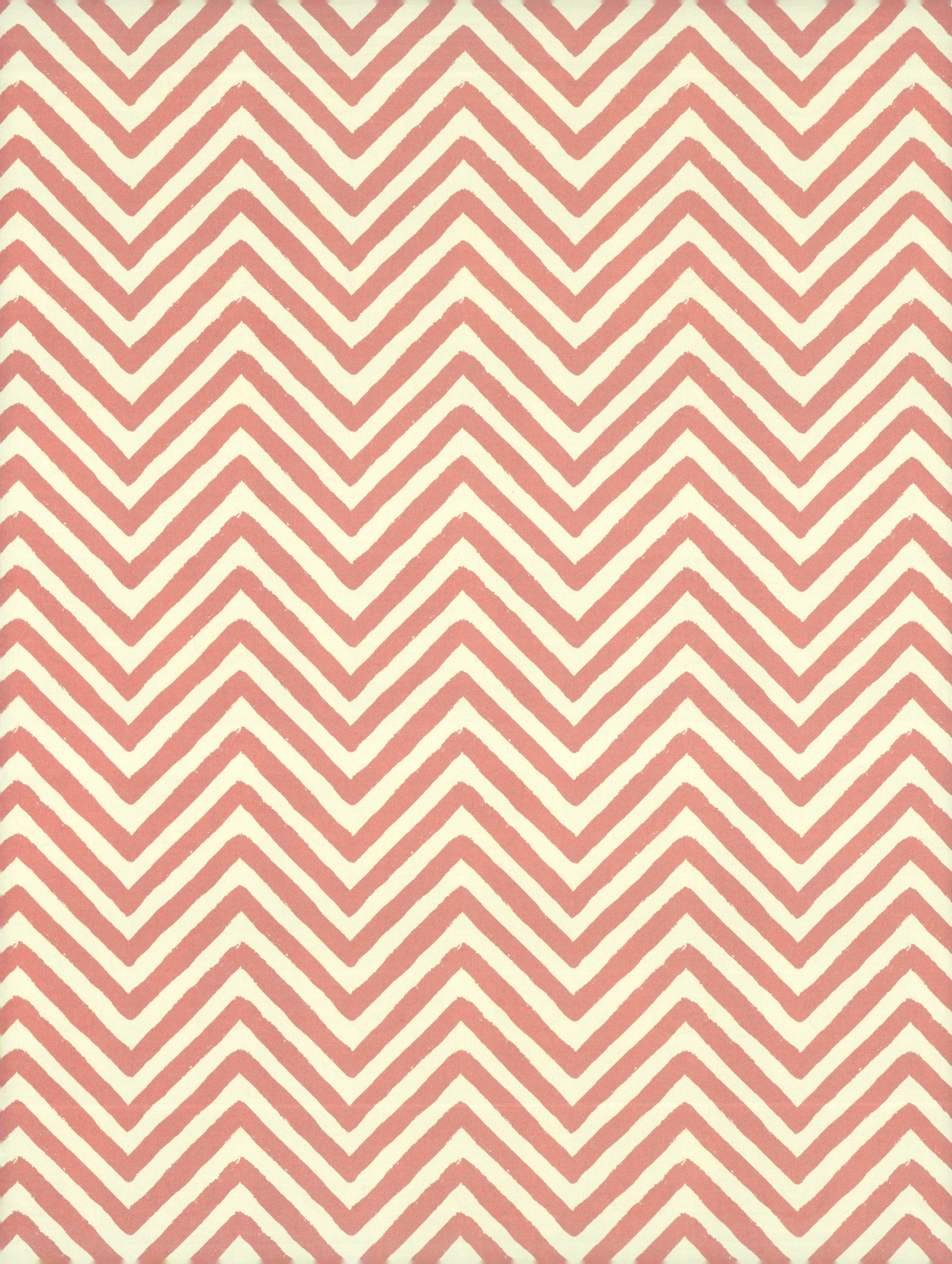

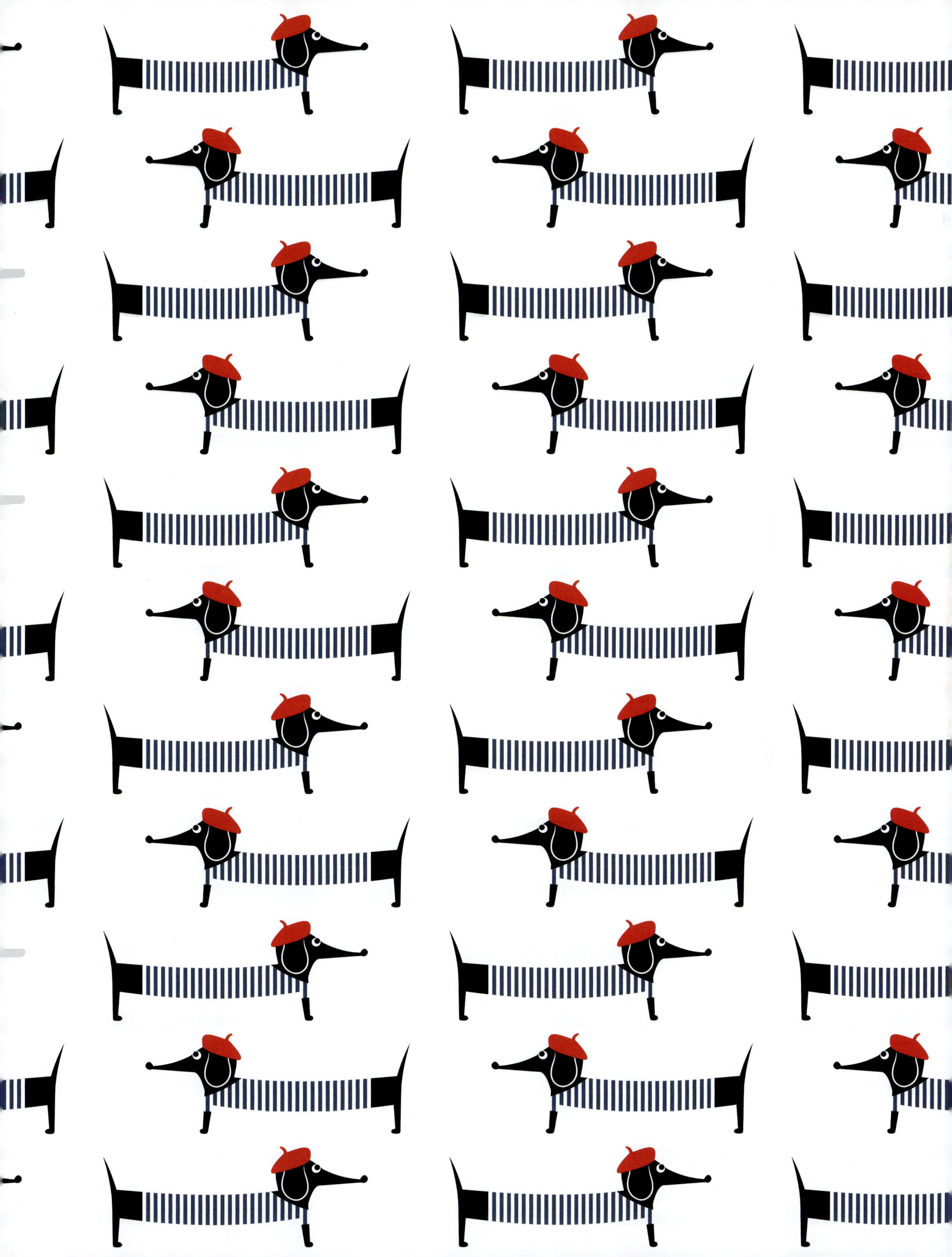

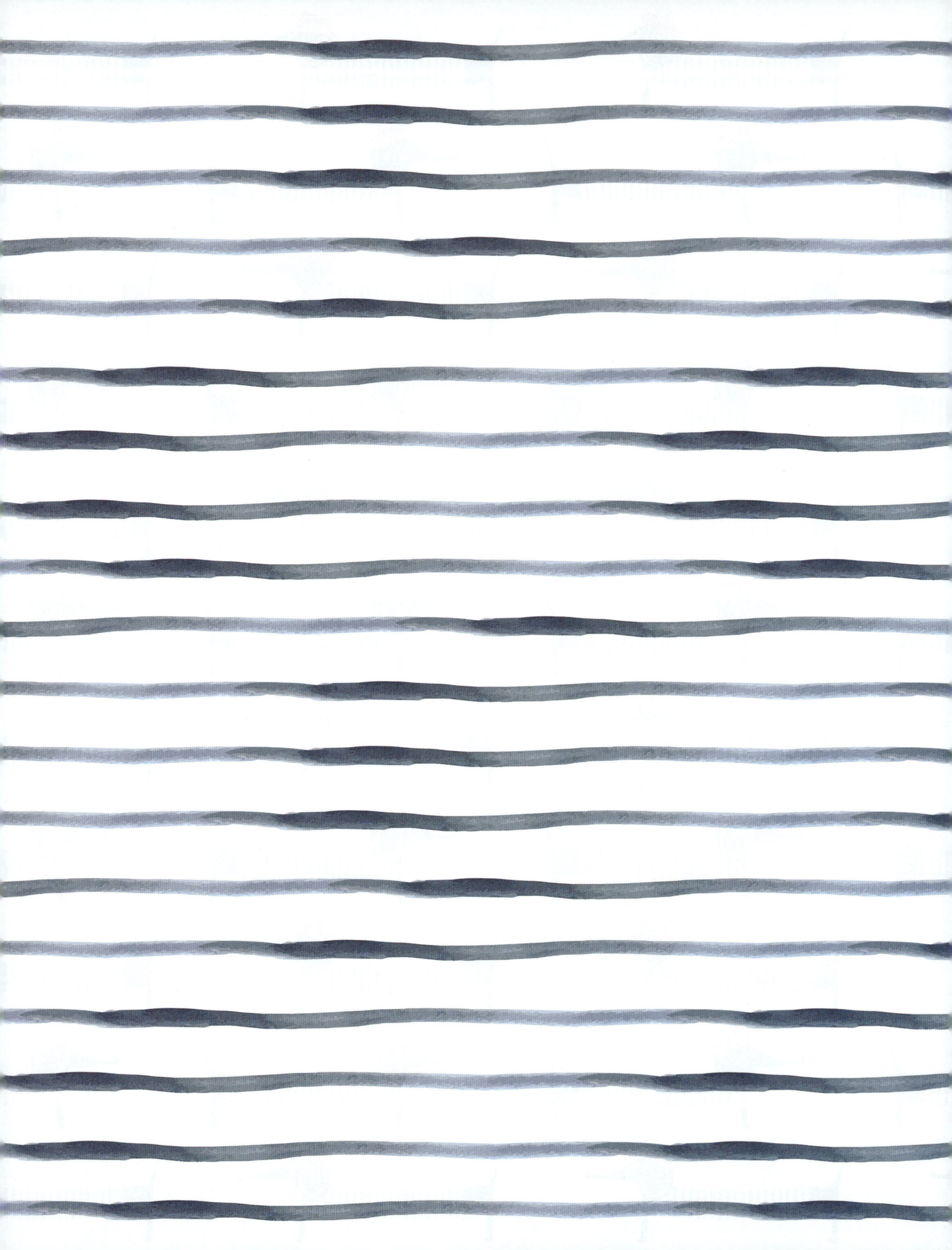

Alles zu seiner Zeit

ie oft sind wir mit etwas beschäftigt und wandern im Geist schon zur nächsten Tätigkeit. Wir sitzen mit der Familie beim Frühstück, befinden uns in Gedanken aber schon halb im morgendlichen Meeting. Glücklich im Büro angelangt, sitzen wir dann nicht konzentriert in der Besprechung, sondern bearbeiten währenddessen am Smartphone unter dem Tisch heimlich E-Mails, zu deren Beantwortung wir ansonsten ja nicht kommen. In der Kantine beim Mittagessen fürchten wir uns vor der nun drohenden Nachmittagsmüdigkeit und zurück im Büro träumen wir uns nach Hause. Ist der Tag schließlich geschafft, sitzen wir erschlagen vorm Fernseher und lassen mithilfe bunter Bilder oder nicht allzu fordernder Quizfragen alle Viere baumeln. Allerdings nicht ohne eine gewisse Unruhe und den Gedanken, was man gleich noch tun könnte: z. B. den Frühstückstisch schon decken, damit man am Morgen entspannt mit der Familie frühstücken kann.

Wie wäre es, aus diesem Kreis auszubrechen? Mit der Familie zusammen sein, ohne an die Arbeit zu denken. In der Konferenz sitzen und sich voll und ganz den dort besprochenen Themen widmen. Zum Mittagessen eine Pause einlegen, sich die Zeit nehmen, eine Weile aus dem Fenster zu schauen. Sich dann mit aller Kraft der Arbeit zuwenden und danach mit allen Sinnen ausruhen und neue Energie tanken. Tun, was getan werden muss – alles zu seiner Zeit.

ACHTSAM und KREATIV träumen

Träume und Traumwelten entführen uns eine Zeit lang aus der Wirklichkeit, geben uns Inspiration und Ideen und die Möglichkeit, Erlebnisse des Tages zu verarbeiten.

In diesem Kapitel dreht sich alles um Inspiration, neue Ideen und die Darstellung der Welt, wie sie uns umgibt.

Wir können sie fotografieren, malen, darüber schreiben, darüber tagträumen. Mit Achtsamkeit und Kreativität können wir lernen, scheinbar Bekanntes aus neuer Perspektive zu sehen, wieder spielerischer und staunender mit Alltäglichem umzugehen, kleine, zauberhafte Dinge zu bemerken, die früher einfach an uns vorbeigezogen sind. Ein frischer Blick bringt häufig auch neues Selbstbewusstsein und größeres Verständnis für andere, aber auch für sich selbst. Träumen Sie sich die Welt, wie sie Ihnen gefällt – aber denken Sie daran, so viel wie möglich davon auch in Ihrem Leben umzusetzen.

Werden Sie Ihres Glückes kreativer und achtsamer Schmied.

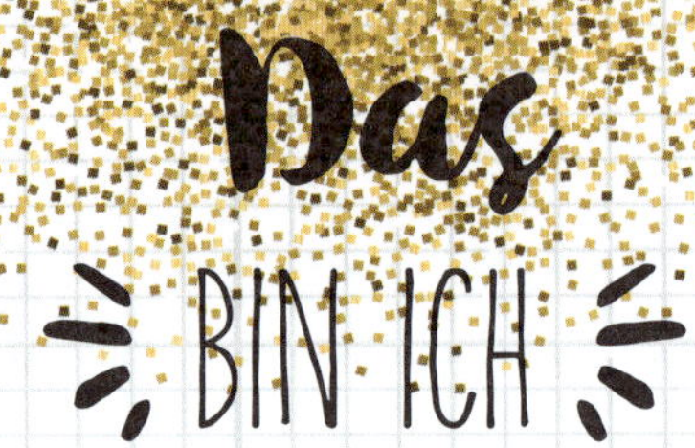

Wie oft haben Sie schon vorm Spiegel gestanden und Ihr Äußeres betrachtet? Wahrscheinlich jeden Tag mehrere Male. Der prüfende Blick ins Gesicht im Badezimmerspiegel am Morgen. Der womöglich noch strengere Blick auf die Garderobe bevor man das Haus verlässt.

Auch unterwegs bieten sich viele Möglichkeiten, sich von außen zu betrachten: Der Innenspiegel im Auto, in den man kurz linst, bevor man ausparkt. Der Spiegel an der Innenseite des Aufzugs, in der Bar gegenüber der Theke, in Läden. Selten gelingt es, den Blick von sich zu lassen und daran vorbeizugehen ohne hineinzuschauen.

Ebenso wichtig, wie sich seiner äußeren Erscheinung zu versichern, sollte uns sein, nachzuschauen, wie wir von innen aussehen. Machen Sie Ihren Körper zum Ankerplatz für Ihre Seele. Was könnte besser geeignet sein, als ein paar meditative Minuten, in denen wir uns auf die Atmung konzentrieren, die Augen schließen und zu uns sagen: Das bin ich.

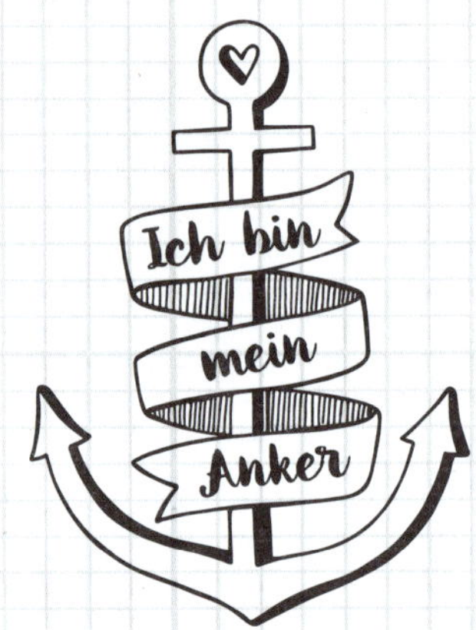

WER SUCHT, DER FINDET

Kreativität ist auch immer die Verarbeitung von Eindrücken. Aus dem Nichts kommen uns keine Einfälle. Sorgen Sie darum dafür, Ihre Sinne für Eindrücke von außen zu schärfen. Wenn Sie auf der Suche nach Inspirationen sind, verordnen Sie sich ruhig mal den suchenden Blick.

Machen Sie sich auf die Suche nach besonderen Dingen, die es wert sind, aufgezeichnet zu werden. Wenn Sie sich beispielsweise vornehmen, an jedem Tag eine Entdeckung zu machen, die Sie in Form einer Notiz oder einer Skizze im Ideenbuch festhalten, werden Sie auch jeden Tag fündig. Suchen Sie mal nach besonderen Materialien, mal nach Farben. Es können auch Geschichten von Menschen sein, die Ihnen zu deren Gesichtern einfallen. Vielleicht sind es die unterschiedlichen Gestalten einer Wolke, die vom Wind verformt wird. Oder Sie belauschen den Dialog zwischen einer Katze und einem Käfer.

Das Leben ist so reich an kleinen und großen Geschichten, dass immer eine an Ihrer Angel anbeißt. Den Köder auswerfen müssen allerdings Sie. Also: Nichts wie raus!

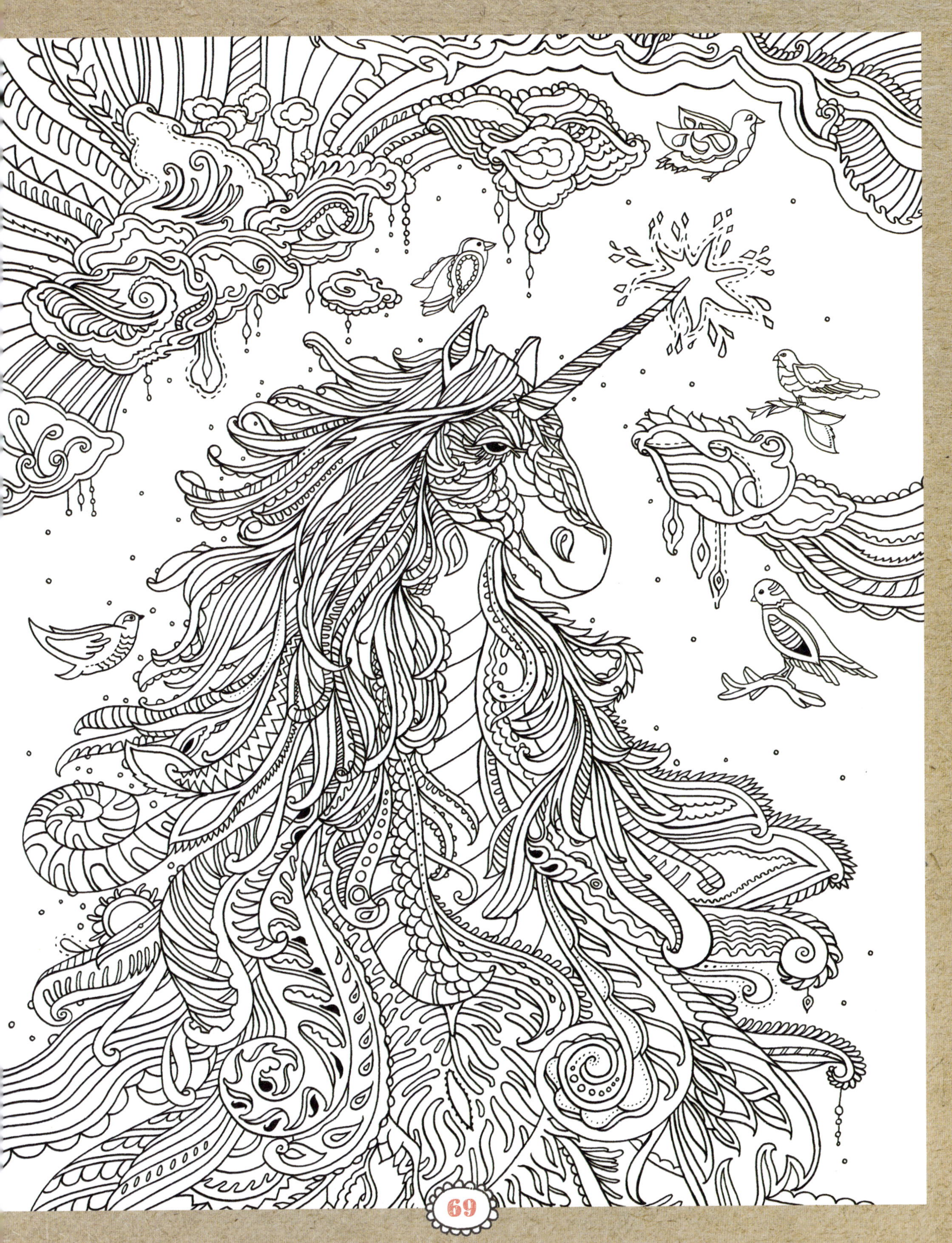

DER VERSTAND WARTET draussen

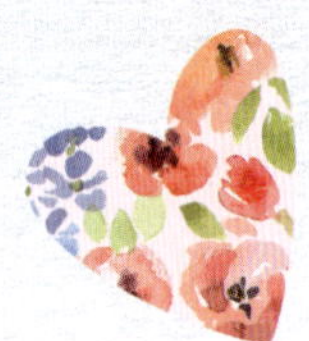

Um sich selbst wirklich begegnen zu können und etwas von seinem Innersten zu spüren, darf der Verstand eine Weile aussetzen. Das klingt absurd, gewagt, für manche sogar lustig, vielleicht unmöglich. Es ist aber genauso gemeint. Er bleibt draußen, mit allen seinen Vorstellungen: Was Sie sind, was Sie ausmacht, was man von Ihnen erwartet, was geplant ist, was getan werden muss, worüber noch dringend nachgedacht werden muss. Alle Gedanken und alle Selbstbewertungen halten sich für einen kurzen Moment mal ganz raus.

Probieren Sie es: Wie fühlt es sich an, „Ich" sein? Ich, hier, jetzt. An keinem anderen Ort, in keiner anderen Zeit. Alle Sinne sind ganz wach. Denn manchmal kommen sie gar nicht recht zum Zuge, wenn sie vom Verstand gesteuert werden. Er macht ihnen oft ziemlich viele Vorschriften und liefert vorgefertigte Bilder mit seiner genauen Vorstellung, wie etwas zu sein hat.

Es geht nicht darum, sich in solchen Momenten etwas Besonderes vorzustellen. Erfinden Sie nicht eine Geschichte, was Sie sind. Suchen Sie in einem solchen Moment nicht nach Ideen und Wünschen. Nehmen Sie sich einfach nur wahr. Das kostet keine Anstrengung und keine Überwindung. Sie müssen nicht besonders gut sein oder nach etwas Ausschau halten. Sie sind da.

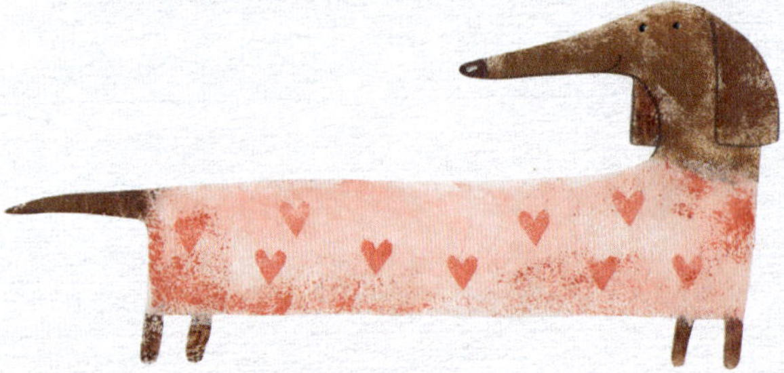

INNEN UND AUSSEN

Kreativität bedeutet auch, sich von dem Bild zu lösen, von dem wir glauben, dass andere es von uns haben. Dann hören wir auf, uns aus Außensicht zu betrachten, und lenken die Perspektive stattdessen auf das, was wir selbst tatsächlich sehen und wahrnehmen. Wir konzentrieren uns auf das, was wir in unseren Augen sind und streben danach, diesem Erleben einen Raum zu geben. In einem gewissen Sinne ändern wir die Richtung. Wir stellen nicht mehr dar, sondern schauen auf uns selbst. Würden wir weiterhin darauf achten, was andere denken, erwarten und vorgefertigten Bildern von uns folgen, würden wir uns nicht spüren.

Gleichzeitig geben wir auch wieder etwas nach draußen, denn bei kreativer Tätigkeit geschieht ja nichts anderes, als dass wir durch unser Werk zeigen, was in uns vor sich geht. Indem wir ohne Angst vor Bewertung durch andere etwas über uns zum Ausdruck bringen, ja sogar unser Inneres zeigen, verwirklichen wir uns selbst. Vielleicht misslingt es, viel eher stehen wir aber später freudig überrascht und stolz vor unserem Werk.

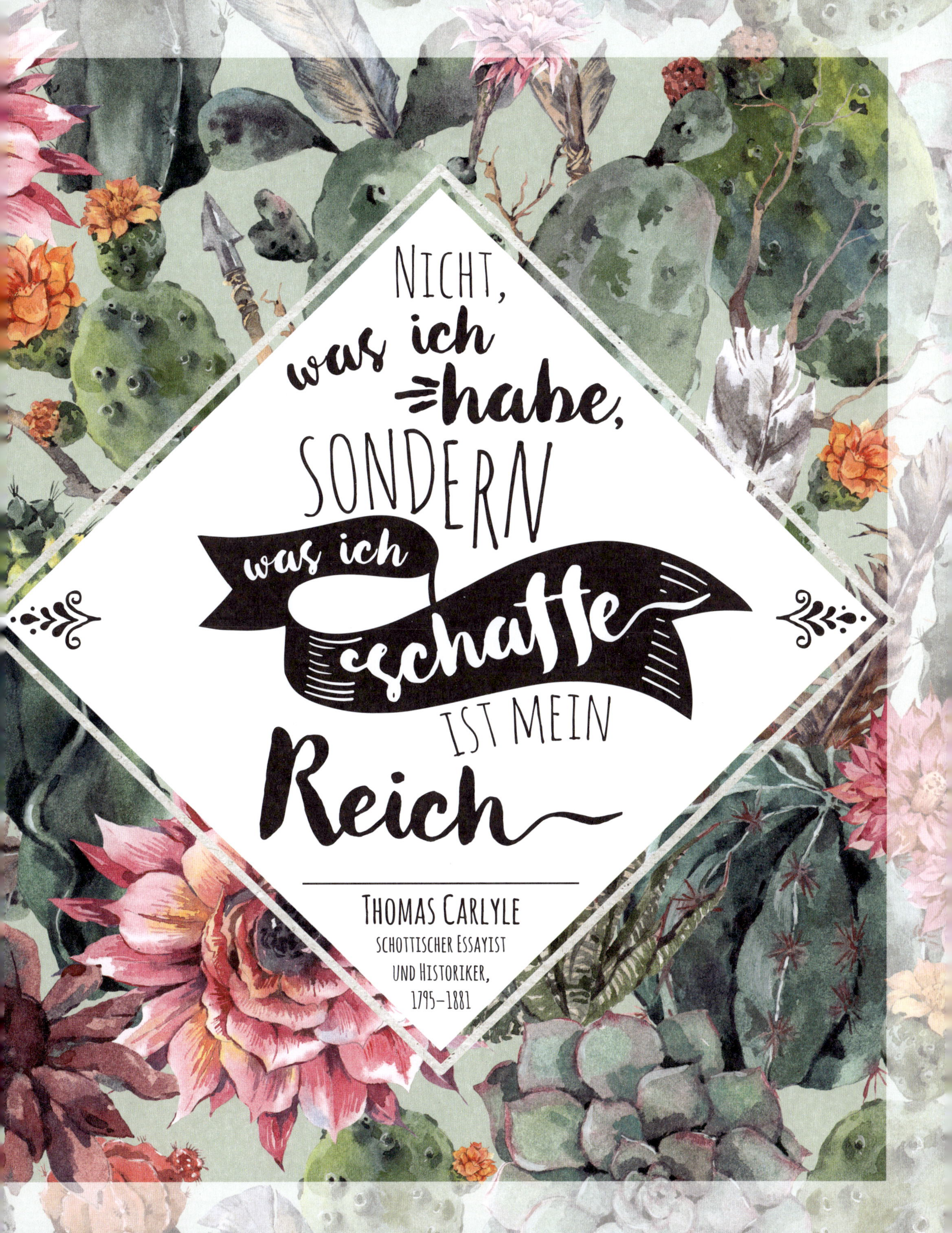

Nicht, was ich habe, SONDERN was ich schaffe ist mein Reich
Thomas Carlyle
schottischer Essayist und Historiker, 1795–1881

In KLAUSUR gehen

Der Begriff Klausur kommt aus dem Lateinischen und bedeutet so viel wie Verschluss. Wir verstehen darunter die Abgeschiedenheit, die zum Beispiel Ordensangehörige suchen, wenn sie sich zum Gebet zurückziehen. Die Klausur ist ein geschützter Raum, in dem sie so leben können, wie sie es für richtig halten, ohne von Einflüssen von außen gestört zu werden.

Einen ganzen Tag ungestört mit sich selbst verbringen, kann aus ganz unterschiedlichen Gründen sehr interessant sein. Zum einen kann man sich dabei beobachten, wie man reagiert, wenn alle Ablenkung von außen fehlt – manchmal ist das gar nicht so leicht. Zum anderen hat ein solcher Tag eine heilsame Wirkung, gerade wenn man unter Stress steht und das Gefühl hat, ständig zu vielen Reizen ausgesetzt zu sein.

Probieren Sie es einmal aus. Wenn Familie und Beruf Sie davon abhalten, dann ziehen Sie doch mal in Erwägung einen Tag Urlaub von allem zu nehmen. Gönnen Sie sich einen Tag, an dem Sie nichts müssen und an dem Sie alle Energie dem Nichtstun widmen.

Vielleicht gewinnen Sie dadurch ungeahnte Kreativitätsschübe, vielleicht schlafen Sie sich einfach nur gründlich aus. Vielleicht fällt Ihnen die Decke auf den Kopf und Sie freuen sich so richtig auf Ihr stressiges Leben. Alles ist erlaubt und alles ist gut.

Mandala SELBER zeichnen

Mandalas auszumalen ist eine klassische Entspannungsmethode mit bunten Stiften für Groß und Klein. Haben Sie schon mal versucht, selbst ein Mandala zu zeichnen? Es ist gar nicht so schwer.

Der Kreativität sind hier fast keine Grenzen gesetzt und Sie kommen wunderbar in den Flow. Hier zeigen wir Ihnen, wie Sie eine Grundform mit Sternmuster zeichnen können. Sie benötigen einen spitzen Bleistift, ein Geodreieck und zwei unterschiedlich große, runde Gläser oder einen Zirkel.

1. Zeichnen Sie zunächst einen Ausgangskreis. Hier ist ein Zirkel oder ein Glas mit dem Durchmesser Ihrer Wahl ein gutes Hilfsmittel. Als nächstes wird Ihr Ausgangskreis halbiert, dann geviertelt, geachtelt und dann gesechzehntelt. Benutzen Sie für diese Schritte ein Geodreieck und nehmen Sie den Mittelpunkt des Kreises als Ausgangspunkt.

2. Danach wird ein weiterer Kreis mit kleinerem Radius, aber mit demselben Mittelpunkt gezogen. Setzen Sie von hier aus

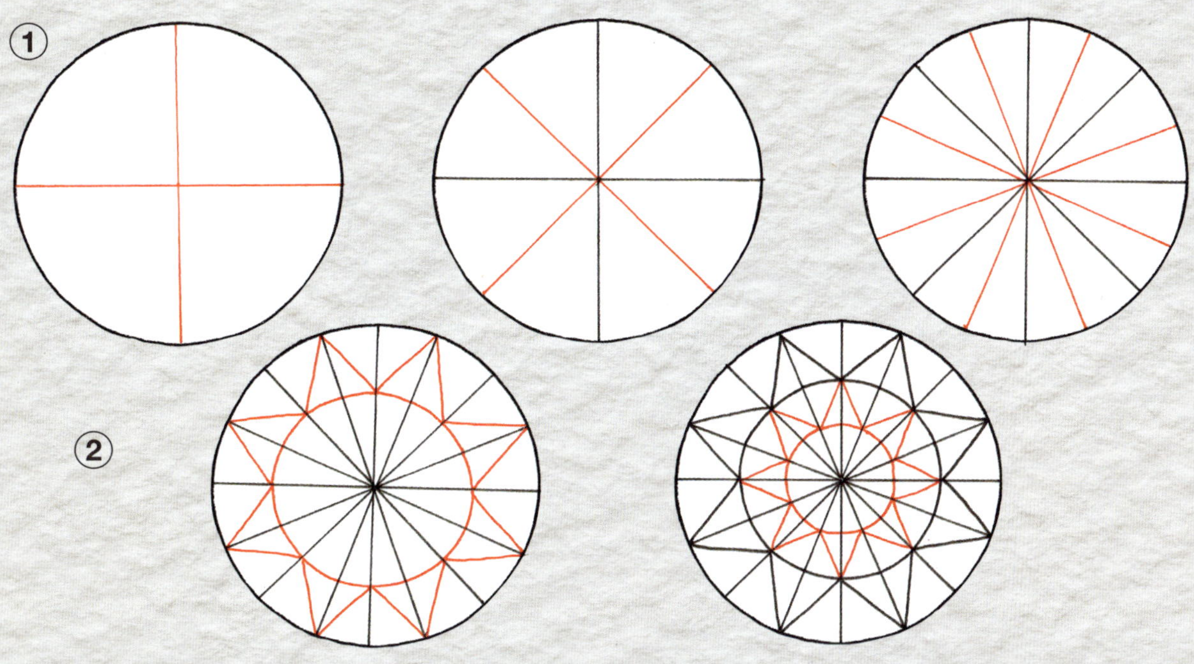

Zacken, die zum Außenrand reichen. Das Gleiche wiederholen Sie noch einmal zur Mitte hin. Benutzen Sie die zuvor gezogenen Linien als Hilfslinien. Das Sternmuster ist fertig.

3. Nun können Sie die Grundform nach Belieben weiter unterteilen oder mit anderen, frei Hand gezeichneten Formen ausfüllen. Anschließend können Sie das Mandala nach Wunsch kolorieren.

SYSTEMATISCHER *Blick* NACH INNEN:
DER BODY-SCAN

Als eine ganz ausführliche Betrachtung des Körperinneren kann man den „Body-Scan"
bezeichnen. Es handelt sich dabei um eine Übung, bei der man sich ganz auf die
Wahrnehmung der Körperteile in systematischer Reihenfolge konzentriert:

Legen Sie sich dafür lang ausgestreckt auf eine Yoga-Matte oder eine Matratze.

Mit geschlossenen Augen konzentrieren Sie sich eine Weile nur auf Ihre Atmung.
Anschließend richten Sie Ihre Aufmerksamkeit auf die Tatsache, dass Sie liegen und
spüren nach, an welchen Stellen Ihr Körper die Unterlage berührt.
Das sind Gesäß, Kopf, Schultern, Fersen, Waden und Hände.

Nun gehen Sie der Reihe nach Ihre Körperteile durch und spüren in jedes einzelne
hinein, lassen auch den Atem bis in dieses Körperteil fließen. Beginnen Sie mit den
Füßen und Beinen. Lassen Sie Hände und Arme folgen. Wenden Sie sich dann dem
Rumpf zu, den Schultern und schließlich Nacken und Kopf.

Der Effekt des Body-Scans ist, dass man mit sich besser in Kontakt
kommt und somit auch zu den eigenen Kräften. Wer seinen Körper spürt,
spürt auch die Energie, die in ihm steckt.

Für den Body-Scan sollte man sich im Idealfall mindestens 20 Minuten Zeit lassen.
Um nicht abgelenkt zu werden, stellen Sie Ihr Handy aus, schließen Sie das Fenster
und die Tür. Wenn möglich und nötig, bitten Sie Ihre Familie, Ihren Partner oder
Mitbewohner, von Ihnen während der Übungszeit jegliche Störungen fernzuhalten.
Idealerweise führen Sie den Body-Scan jeden Tag zur gleichen Zeit aus, sodass Sie
und gegebenenfalls Ihre Mitmenschen sich darauf einstellen können. Auch wenn der
Body-Scan, wie andere Übungen auch, Ihnen zunächst eventuell nicht ganz leicht fällt,
werden Sie sich schon bald auf diese ruhigen Minuten mit sich freuen.

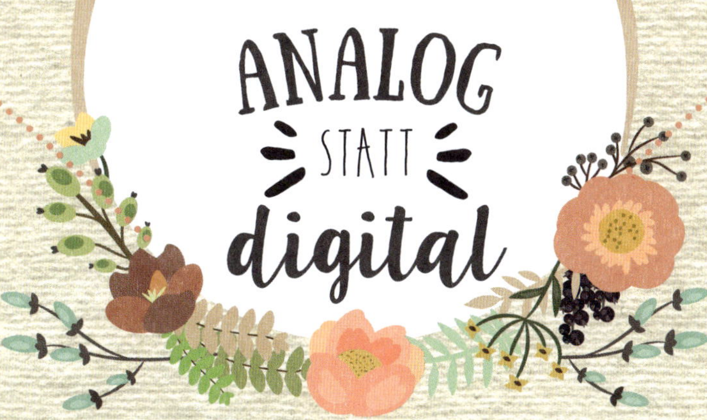

nser Leben wird immer komplexer, zumindest bekommen wir das oft zu hören. Wir sind sehr viel mehr Informationen ausgesetzt, weil wir durch Computer und Smartphone jederzeit mit Neuigkeiten versorgt werden. Nachrichten aus Politik, Kultur und Sport erreichen uns unmittelbar. Wir erfahren viel mehr und viel schneller von allem, was sich in der Welt ändert – Statusmeldungen unserer Freunde im sozialen Netzwerk inklusive.

Gleichzeitig verlernen wie aber viele Fähigkeiten, weil vieles nur noch elektronisch geschieht. Wir lassen uns von Navigationssystemen an den gewünschten Ort bringen. Wir können mit dem Handy Verabredungen jederzeit verschieben, sodass wir weder Pünktlichkeit noch das Warten aufeinander üben. Viele Menschen schreiben nur noch wenig mit der Hand, machen nur noch wenig selbst, das Leben kommt zu uns durch den Bildschirm des Laptops oder Handys.

Fehlende körperliche Betätigung und Bewegung machen sich auch in Bezug auf unsere Kreativität bemerkbar. Wer zu viel auf den Bildschirm schaut, der verlernt, sich auf die Kraft seiner Hände zu verlassen. Darum ist jede Art von kreativer Betätigung auch ein Gegengewicht zu der Masse an Informationen, der wir ausgesetzt sind. Wir besinnen uns dabei auf uns selbst und setzen den unendlichen Strom der nützlichen und unnützen Informationen aus.

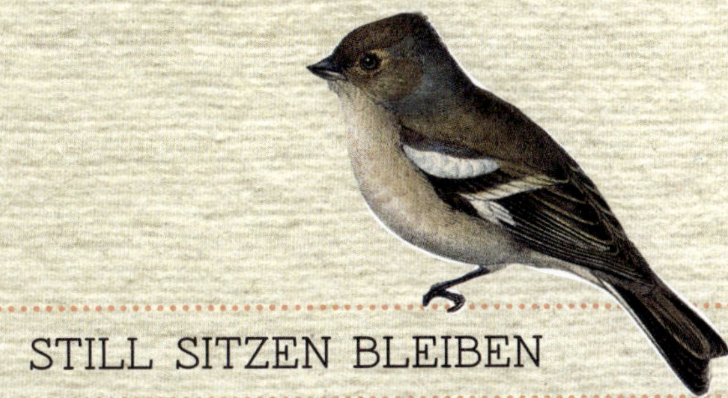

STILL SITZEN BLEIBEN

Im Roman „Mister Aufziehvogel" von Haruki Murakami verbringt die Hauptperson Okada in einer krisenhaften Lebenssituation täglich viele Stunden auf einer Parkbank in die Betrachtung der Umgebung versunken. Sehr vereinfacht zusammengefasst, tut er das so lange, bis ihm einfällt, was er weiter tun möchte.

Probieren Sie mal, was mit Ihnen geschieht, wenn Sie eine ganze lange Weile sitzen bleiben ohne zu wissen, was Sie als nächstes Tun. Denn, wenn wir es genau betrachten, haben wir bei einer Tätigkeit meist schon die nächste im Sinne. Und wenn wir uns niederlassen, dann meistens mit einem Buch, einer Zeitschrift, dem Handy oder einer Person, mit der wir uns unterhalten. Probieren Sie mal, wie sich das anfühlt: „Das bin ich. Ich sitze hier." Die nächsten Schritte ergeben sich dann von selbst.

5 MINUTEN YOGA

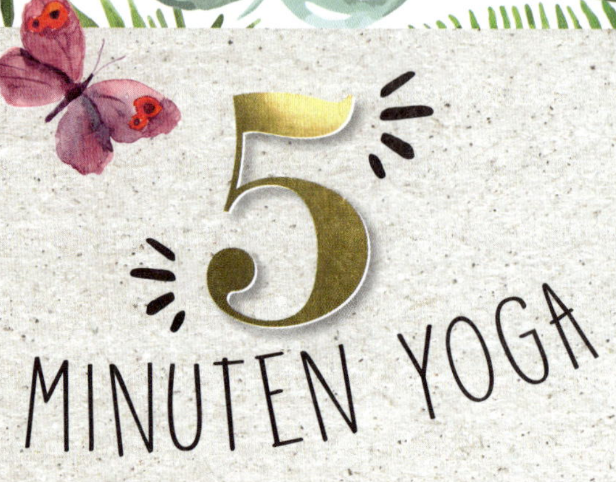

WECHSELATMUNG

Das Atmen ist ein wesentlicher Teil des Yoga. Zudem haben wir das tiefe, entspannte Atmen in unserem oft hektischen Alltag weitgehend verlernt. Darum sollten Sie sich im Zusammenhang mit Achtsamkeit und Yoga auch der Atmung mit großer Aufmerksamkeit widmen.

Die Wechselatmung spendet Lebensenergie und beruhigt den Geist. Grund genug, sie einmal auszuprobieren – und dann immer wieder mal in Ihren Alltag einzubauen.

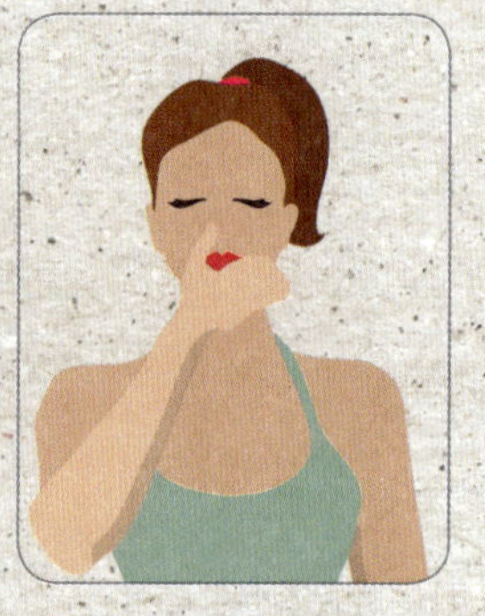 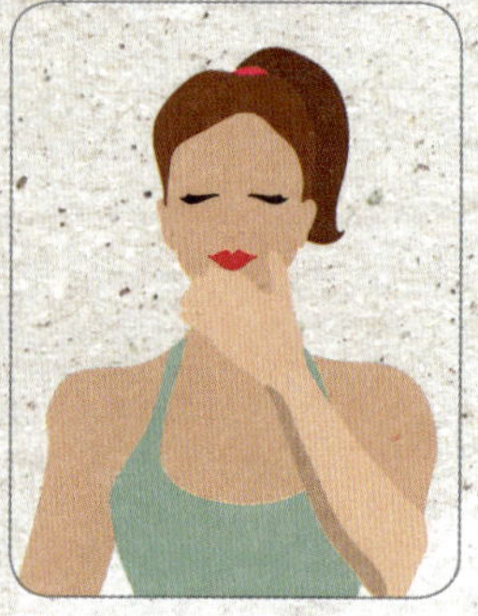

❀ Mit dem Daumen der rechten Hand verschließen Sie das rechte Nasenloch. Atmen Sie tief und langsam durch das linke Nasenloch aus.

❀ Durch das gleiche Nasenloch atmen Sie nun tief ein. Schließen Sie am Ende des Einatmens das linke Nasenloch mit dem Ringfinger der rechten Hand.

❀ Beide Nasenlöcher sind verschlossen. Sie halten kurz den Atem an.

❀ Sie lösen den Daumen vom rechten Nasenloch und atmen vollständig aus.

❀ Nun atmen Sie wieder durch das rechte Nasenloch ein. Abschließend verschließen Sie mit dem Daumen das rechte Nasenloch und halten den Atem wieder kurz an.

❀ Dann lösen Sie den Ringfinger vom linken Nasenloch und atmen wieder aus.

❀ Jetzt atmen Sie wieder links ein und beginnen den Zyklus von vorn. Üben Sie die Wechselatmung für ca. 7 Minuten, stellen Sie sich dafür am besten einen Wecker.

WORAUF MUSS ICH ACHTEN?

Zählen Sie im Rhythmus der Atmung. Einatmung, Ausatmung und Atempause sollten in etwa gleich lang sein. Mit der Zeit steigern Sie die Zeit der Ausatmung. Wenn Ihnen schwindlig wird, was passieren kann, wenn man in der Wechselatmung nicht geübt ist, setzen Sie einfach kurz aus. Wenn Sie verschnupft sind oder eine Allergie die Atemwege einschränkt, ist die Übung nicht geeignet.

Entspannung für die HAUT

Eine Hefemaske ist ein klassisches Beauty-Hausmittel für feinere Poren, bessere Durchblutung und reinere Haut. Die Hefe nimmt überschüssiges Fett auf, versorgt die Haut mit wichtigen Vitaminen und hilft gegen Rötungen, z. B. auch bei Sonnenbrand. Außerdem ist sie schnell, einfach und günstig gemacht. Perfekt also für kleine Auszeiten zwischendurch. Während die Maske einwirkt, liegen Sie einfach nur ruhig da und spüren dem Gefühl der Maske auf Ihrer Haut nach, während Sie tief und entspannt ein- und ausatmen.

Erwärmen Sie für die Maske ein paar Esslöffel Milch, die Sie mit einer Packung frischer Hefe mischen, sodass ein breiartige Konsistenz entsteht. Wahlweise können Sie noch weitere Zutaten hinzugeben, z. B. einen Teelöffel Limettensaft für einen Frischekick oder einen Teelöffel Kamillentee oder Honig für eine zusätzliche hautberuhigende, antibakterielle Wirkung. Die Maske am besten mit einem Kosmetikpinsel auf das gereinigte Gesicht auftragen und 15 bis 20 Minuten einwirken lassen, dann mit lauwarmem Wasser abwaschen.

Wirkung

Für den Haut

Bessere Durchblutung und reinere Haut. Hefe versorgt die Haut mit wichtigen Vitaminen und hilft gegen Rötungen

Für die Seele

Entspannung während der Einwirkzeit

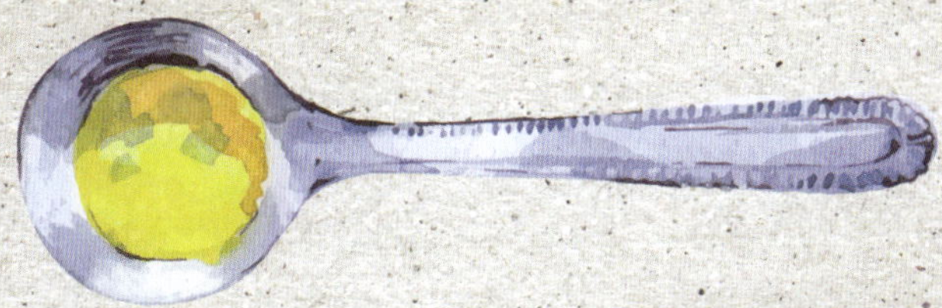

MOMENTE SAMMELN

Kennen Sie die Maus Frederick aus dem berühmten Kinderbuch von Leo Lionni? Frederick stellte die Geduld seiner Mäusefreunde ganz schön auf die Probe, weil er einfach nie mithalf, wenn es darum ging, Vorräte für den Winter zu sammeln. Stattdessen saß er in er Sonne und ließ es sich gutgehen. Wenn die Freunde ihn fragten, was er tue, sagte er, er sei z. B. damit beschäftigt, Sonnenstrahlen zu sammeln. Darüber waren die Freunde zunächst gar nicht erfreut. Im Winter aber, als es dunkel und kalt wurde, kam Frederick groß raus. Er erfreute seine Freunde mit der Erinnerung an die warme Sonne und blühende Natur. Und er erzählte ihnen Geschichten, die den Mäusebrüdern das Herz erwärmten.

Machen Sie es wie Frederick: Sammeln Sie die besonders schönen Momente des Lebens für schlechte Zeiten. Selbst wenn das nach außen hin so aussieht, als wären Sie faul. Wenn kalte und unfreundliche Tage kommen, werden Ihnen gute Erinnerungen an schöne Momente das Herz mehr erwärmen als eine bis zum letzten Punkt abgearbeitete Erledigungsliste.

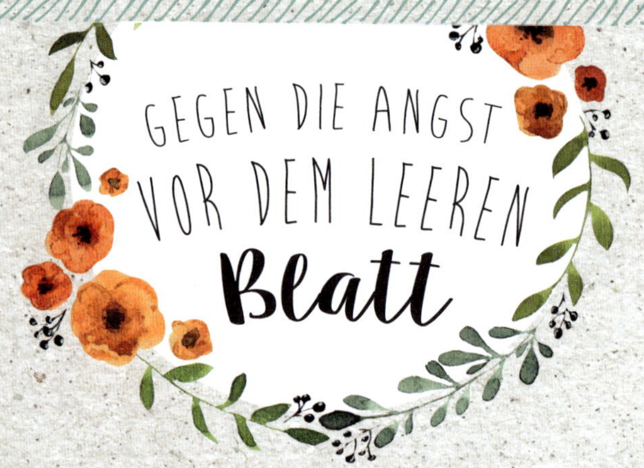

Wenn Sie gerne schreiben möchten, ist Ihnen wahrscheinlich das Gefühl bekannt, dass Sie vor einem Blatt sitzen und das erste Wort oder der erste Satz Ihnen einfach nicht einfallen will. Manche kennen das Problem vom Schreiben von Ansichts- oder Glückwunschkarten (hier findet man meist doch einen Einstieg und zum Schluss reicht dann der Platz nicht aus …).

Egal, ob man nur schriftlich seine Gedanken ordnen möchte, einen Brief schreiben oder einen Roman verfassen, wer mehr will, als nur Sätze aneinanderreihen – also das hat, was mancher vielleicht als „schriftstellerische Ambitionen" bezeichnen mag –, für den können eine unbeschriebene Seite oder der blinkende Cursor zu einem schwerwiegenden Problem werden. Dabei ist es völlig egal, ob man zum ersten Mal schreibt oder aus Erfahrung weiß, dass man eigentlich Talent hat.

Hier ein paar Tipps
GEGEN DIE ANGST VOR DEM LEEREN BLATT:

❀ Sorgen Sie für Tapetenwechsel: Ziehen Sie vom Büro ins Schlafzimmer um. Arbeiten Sie mal auf dem Balkon und mal in der Küche. Sorgen Sie auch auf dem Schreibtisch immer mal wieder für Abwechslung. Gehen Sie zum Schreiben ins Café. Wenn gar nichts hilft, müssen Sie raus ins Freie: in den Park, in den Zoo, in die Bahnhofshalle. Inspirationen warten überall.

❀ Lassen Sie sich von anderen Werken inspirieren: Nehmen Sie entweder ein Buch nach dem anderen aus Ihrem eigenen Regal oder gehen Sie in die Bibliothek. Wenn Ihnen ein erster Satz fehlt, warum leihen Sie ihn sich nicht einfach aus? Wichtig ist: Nach dem ersten Satz klappen Sie das Buch wieder zu und beginnen damit Ihre eigene Geschichte.

❀ Ergeben Sie sich Ihrer Unruhe: Kochen Sie zum dritten Mal Tee, sagen Sie einen ganzen Tag lang „Oh, Gott", laufen Sie aufgeregt hin und her. Das

Schreiben ist wie jeder kreative Prozess teilweise ein wenig schmerzhaft, weil Ihr Geist etwas formt und hervorbringt, was es bislang noch nicht gegeben hat.

❀ Verabschieden Sie sich vom Perfektionismus: Wer versucht, alles direkt richtig zu machen, der lässt seiner Fantasie selten freien Lauf. Wer Kritik – sei es die eigene oder die von außen – fürchtet, kann sich ebenfalls nicht frei ausdrücken. Stellen Sie sich freundlich aufs Scheitern ein, aber beginnen Sie in vollem Selbstvertrauen. Umschreiben können Sie später immer noch, Hauptsache, es steht erst Mal was auf dem Papier.

❀ Sie sind nicht die Einzige: Wenn man von äußerst disziplinierten Ausnahmen wie Thomas Mann absieht, haben viele schriftstellerische Größen mit Schreibblockaden zu kämpfen gehabt. Wägen Sie sich also in guter Gesellschaft.

Richtig smooth RELAXEN

Für einen leckeren und vitaminreichen Energieschub jeden Tag sorgen gesunde Smoothies wie dieser Petersilie-Aprikosen-Smoothie mit Romana-Salat. Die grünen und die fruchtigen Zutaten können Sie in Ruhe vorbereiten und in Frischhaltedosen verpackt später oder am nächsten Tag ohne viel Aufwand zu einem Smoothie verarbeiten. Auch das fertige Getränk bleibt in einer sauberen Flasche mit Deckel gut gekühlt noch ein paar Stunden frisch und lecker. Machen Sie eine kleine Smoothie-Pause und genießen Sie jeden Schluck, am besten ohne an etwas anderes zu denken.

Zubereitungszeit: ca. 10 Minuten

Für 1 Glas à ca. 350 ml

75 g Romana-Salat
2 Stängel Petersilie
25 g Babyspinat
1 El Chia-Samen
4 Aprikosen
½ Orange
einige Eiswürfel

1. Den Romana-Salat waschen und putzen. Die Petersilie und den Babyspinat waschen. Alles zerkleinern und mit den Chia-Samen in den Mixer geben.

2. Die Aprikosen waschen, halbieren und die Kerne entfernen. Die Orange schälen und die Frucht zerteilen. Das Fruchtfleisch von Orange und Aprikosen ebenfalls in den Mixer geben. 100 ml Wasser hinzugießen und alles pürieren.

3. Die Eiswürfel hinzugeben und alles so lange mixen, bis die Konsistenz schön sämig ist. Nach Belieben mit weiterem Wasser verdünnen.

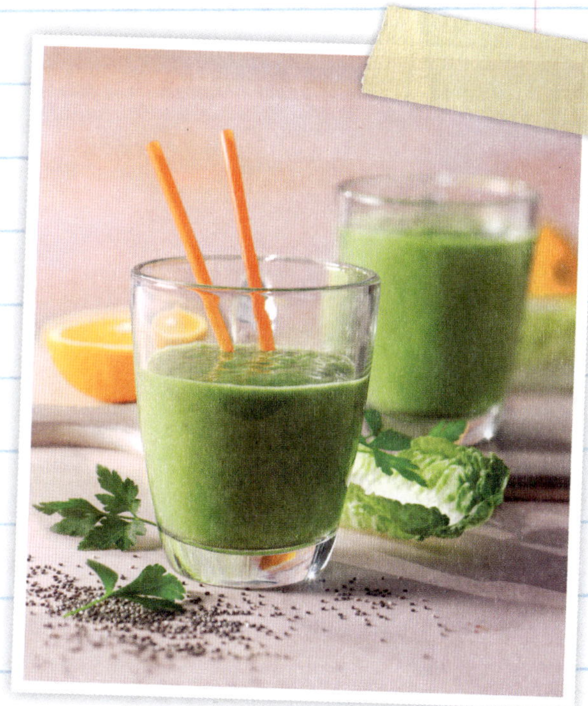

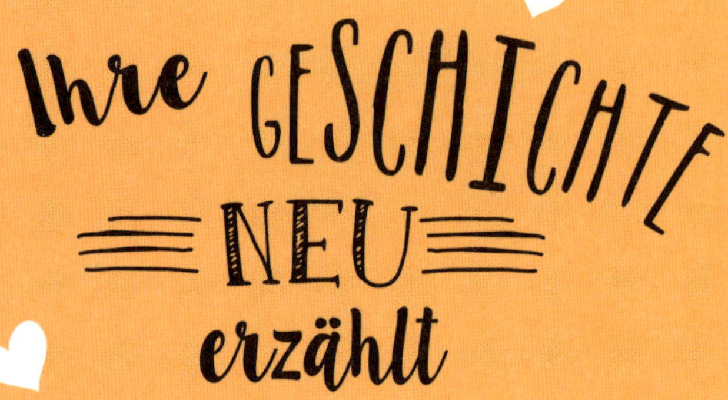

Oft schränken uns negative Erinnerungen an Begebenheiten in unserem Leben ein. Wir erinnern uns, wie wir in der Schule an etwas gescheitert sind, an unschöne Streits mit Freundinnen, an Auseinandersetzungen mit den Eltern, bei denen wir uns nicht gehört und ohnmächtig fühlten.

Ohne dass wir es uns richtig bewusst machen, schwingen diese Erinnerungen in der Gegenwart mit – bei unseren alltäglichen Verrichtungen und mehr noch, wenn wir uns auf den Weg machen, unser Innerstes schöpferisch auszudrücken. Das ist schade, denn das wiederholte Auftauchen dieser Erinnerungen kann den kreativen Fluss hemmen und verdirbt mitunter die Stimmung.

Für viele Menschen ist es darum hilfreich, sich die eigene Geschichte selbst in der positiven Version zu erzählen. Das bedeutet nicht, zu verleugnen, was war. Es erlaubt viel mehr, sich eine alternative Variante auszudenken, wie es auch hätte sein können. Eine solch fiktive Geschichte tröstet, regt die Fantasie an und hilft Ihnen, zu dem Menschen zu werden, der Sie gerne sein möchten. Vielleicht finden Sie durch solch eine Geschichte einen Weg, um in einer ähnlichen, zukünftigen Situation mehr zu Ihrer eigenen Zufriedenheit zu handeln. Oder Sie stellen überrascht fest, dass Sie für ein positiveres Ergebnis gar nicht so viel verändern müssen, es also gar nicht so viel Negatives gab, wie Sie dachten.

Ihre Version können Sie schreiben, malen, formen, als Kopfkino laufen lassen, auf Band sprechen, … Gehen Sie aber nicht nur ins Fiktive, sondern heben Sie die Dinge hervor, die tatsächlich positiv gelaufen sind. Werden Sie zum Held Ihrer eigenen Geschichte! Sie werden feststellen, dass es viel leichter ist, in kreativen Fluss zu kommen, wenn Sie sich fröhlichen, positiven Gefühlen widmen.

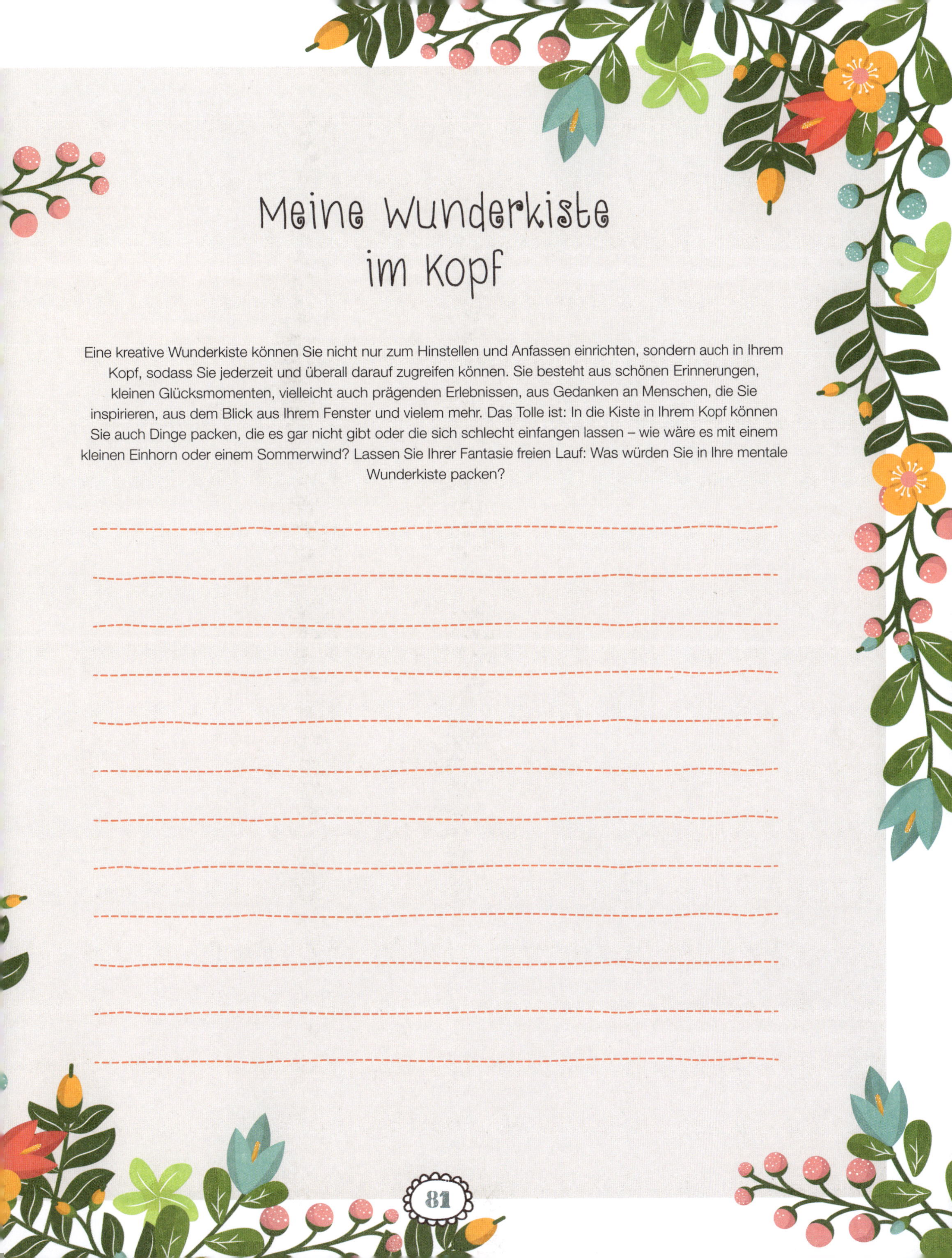

Meine Wunderkiste
im Kopf

Eine kreative Wunderkiste können Sie nicht nur zum Hinstellen und Anfassen einrichten, sondern auch in Ihrem Kopf, sodass Sie jederzeit und überall darauf zugreifen können. Sie besteht aus schönen Erinnerungen, kleinen Glücksmomenten, vielleicht auch prägenden Erlebnissen, aus Gedanken an Menschen, die Sie inspirieren, aus dem Blick aus Ihrem Fenster und vielem mehr. Das Tolle ist: In die Kiste in Ihrem Kopf können Sie auch Dinge packen, die es gar nicht gibt oder die sich schlecht einfangen lassen – wie wäre es mit einem kleinen Einhorn oder einem Sommerwind? Lassen Sie Ihrer Fantasie freien Lauf: Was würden Sie in Ihre mentale Wunderkiste packen?

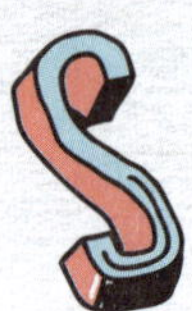
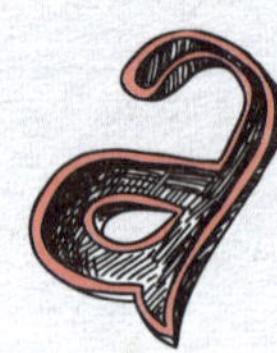

BUCHSTABEN-SPIELE

Die folgenden Spiele regen nicht nur Ihre Geistestätigkeit und Kreativität an, sondern machen einfach Spaß. Am meisten, wenn man sie mit anderen kreativen Menschen zusammen spielt. Alle drehen sich um Sprache und Buchstaben:

❋ Bilden Sie Sätze aus Wörtern, deren Anfangsbuchstaben hintereinander ein eigenes Wort ergeben, so zum Beispiel: Sieben Tiger ruhen auf Norberts Diwan (Strand)

❋ Bilden Sie Sätze, aus Wörtern nach dem Alphabet: Am besten Champagner!, denkt eine Frau ganz hoffnungsvoll … (ABCDEFGH etc.)

❋ Bilden Sie Wörter aus den Buchstaben von Autokennzeichen. Es dürfen beliebig viele Buchstaben eingeschoben werden, aber die Reihenfolge darf sich nicht ändern, z. B. BN-SC: Bananenschale K-TZ: Katze etc. Sorgt im Stau für Abwechslung!

❋ Sprechen Sie Wörter rückwärts und geben Sie so Ihren Gesprächspartnern Rätsel auf.

❋ Schüttelreime: ein lustiger Reim, bei dem man die Anfangsbuchstaben der Wörter (es reicht, wenn sie gleich klingen) vertauscht, wie z. B.: Frauengroll? Grauenvoll!

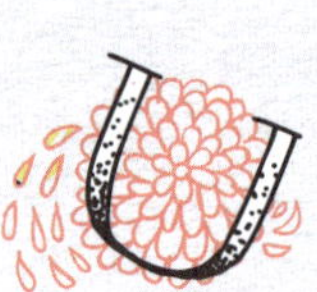

Fällt Ihnen noch mehr ein?

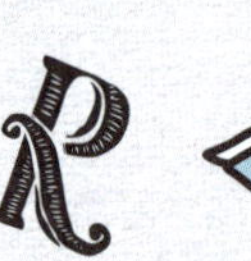
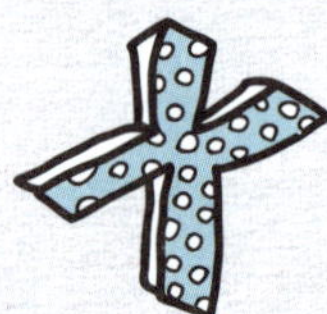
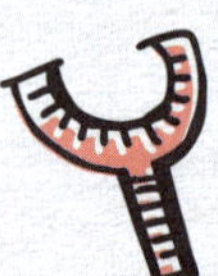
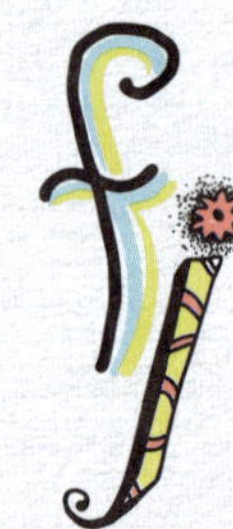

DIE HELDEN VON FRÜHER

Viele Menschen fühlen sich immer noch den Helden ihrer Kinderbücher verbunden: Die fröhliche und erfinderische Pippi Langstrumpf, die die braven Nachbarskinder lehrt, mutig zu werden und das Leben in vollen Zügen zu genießen, ohne Angst, was die Erwachsenen davon halten. Karlsson vom Dach, der so frech ist, dass man gar nicht weiß, ob man ihn lieben oder hassen soll. Die Kleine Hexe, die sich einfach nicht von Ihren Hexenkolleginnen vereinnahmen lässt und nach eigenen Regeln zaubert. Jim Knopf, Tom Sawyer, das Urmel, Puh der Bär, Momo, Alice im Wunderland: All diese Figuren können Kindern gleichzeitig treue Begleiter und beste Unterhaltung sein und ganz nebenbei auf das Erwachsenenleben vorbereiten.

Kramen Sie auf der Suche nach Inspiration doch einfach mal Ihre alten Lieblingsbücher oder DVDs hervor und erinnern sich an die Helden von früher. Man ist auch als Erwachsener niemals zu alt, sich in ihre Abenteuer zu vertiefen, und die Weisheit, die darin steckt, aufzufrischen.

Achtsamkeit im Alltag: die Seele polieren

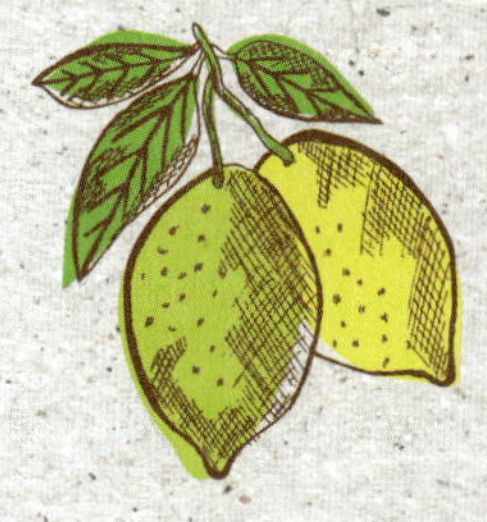

Oberflächen zu entstauben und blank zu putzen ist an sich schon ein befriedigendes Gefühl. Beim nächsten Wohnungsputz können Sie erproben, wie Sie gleichzeitig mit Regalflächen, Boden und Arbeitsplatten Ihre Seele polieren. Dafür ist nichts weiter zu tun, als bei der Putzarbeit zu putzen – und sonst nichts zu tun. Nicht die nächsten Arbeitsschritte planen, nicht auf die Uhr schauen und sich zur Eile antreiben, nicht über die Vergänglichkeit von Sauberkeit grübeln, sondern einfach nur ganz in der Tätigkeit aufgehen.

Wenn die Gedanken doch abschweifen, nehmen Sie sie freundlich bei der Hand und führen Sie sie zurück ins Hier und Jetzt. Erklären Sie Ihrem Geist, dass die einzige aktuell erforderliche Tätigkeit das Entstauben, Säubern, Saugen und Polieren ist.

NACHHALTIG PUTZEN

Apropos polieren: Wussten Sie, dass Sie viele Putzmittel ganz einfach selbst herstellen können? So wissen Sie, was drin ist, und tun etwas für die Umwelt und Nachhaltigkeit. Außerdem macht „selbst gemacht" ja doch immer mehr Spaß als „selbst gekauft" – sogar beim Putzen. Glasklare Durchsicht und blitzblanke Spiegel und Oberflächen bekommen Sie zum Beispiel mithilfe der nachfolgenden Kombination aus Wasser, Spiritus und Zitrone. Das Ergebnis bringt selbst Putzmuffel zum Strahlen!

Zutaten

2–4 Zitronenscheiben (je nach Größe)
450 ml Wasser
45 ml Spiritus
1 EL Zitronensaft
500-ml-Zerstäuberflasche
   mit Etikett zum Beschriften

Herstellung

1. Die Zitronenscheiben klein schneiden und in die Zerstäuberflasche geben.

2. Mit Wasser, Spiritus und Zitronensaft auffüllen.

Anwendung

Vor Gebrauch schütteln. Zunächst groben Schmutz wie Blütenpollen auf Fenstern, Seifenreste auf Badspiegeln oder Essensreste auf Glastischen entfernen. Dann den Reiniger aufsprühen und die zu reinigende Oberfläche benässen. Den Reiniger mit einem Tuch oder weichen Schwamm einarbeiten. Fenster und Wandspiegel mit einer Gummilippe von oben nach unten abziehen. Glastische ebenso putzen. Zuletzt mit einem Fensterleder oder Mikrofasertuch die letzte Feuchtigkeit aufnehmen.

Achtung:

Putzmittel mit Spiritus sind nicht für Holz und Kunststoff geeignet. Holz kann durch die Säure angegriffen werden, Kunststoffflächen können ausbleichen.

MEDITATIVES Mobile

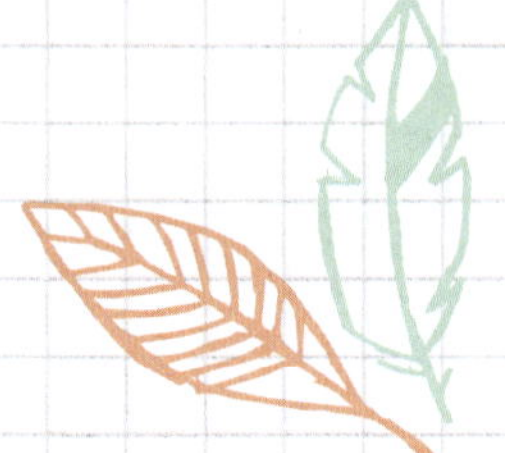

Größe (gesamtes Mobile): ca. 50 cm hoch, von der Spitze bis zur untersten Feder

Dieses federleichte Mobile aus den Papieren hier im Buch ist hübsch anzuschauen und kann Ihnen außerdem beim Meditieren helfen. Schauen Sie einfach auf das Mobile, konzentrieren Sie sich nur auf die Federn, wie sie sich eventuell in einer sanften Brise drehen, und leeren Sie Ihren Geist so von allen anderen wandernden, kreisenden Gedanken. Sollten Sie später einmal in Stress und Hektik geraten, denken Sie an Ihr Mobile zurück, atmen Sie tief durch und kommen Sie wieder zur Ruhe. Das Mobile ist leicht gemacht, braucht aber etwas Zeit.

Material

mind. 2 Bogen gemustertes Designpapier, beidseitig bedruckt, DIN A4
Metallring in Weiß, ø 25 cm
Transparentpapier, DIN A4
Klebefilm
Schere
Klebstoff
doppelseitiges Klebeband
Garn in Weiß

Vorlage: In Originalgröße hier zum Download (siehe auch Seite 2):

http://more4u.online/Xge

Anleitung

1. Das Designpapier einmal quer in der Mitte falten und zusammenkleben, das gewünschte Muster ist dabei außen. Dann alle Vorlagen auf das Transparentpapier durchpausen und grob ausschneiden.

2. Die Transparentpapierstücke mit Klebefilm auf dem gewünschten Designpapier befestigen und am Umriss entlang die drei Federn ausschneiden. Die Transparentpapierfedern als Schablonen für weitere sieben Federn verwenden.

3. An den Federkielen doppelseitiges Klebeband anbringen, mit Garn umwickeln und den Faden in gewünschter Länge abschneiden.

4. Am Metallring an acht gleichmäßig verteilten Stellen doppelseitiges Klebeband befestigen und die acht freien Fadenenden daran fixieren, sodass die Fäden mit den Federn daran in unterschiedlicher Länge herunterhängen.

5. Zwei ca. 35 cm lange Stücke Garn abschneiden und an jeweils zwei gegenüberliegenden Punkten am Ring mit Klebeband befestigen.

6. Dort, wo sich die beiden Fäden kreuzen, die beiden restlichen Federn in verschiedener Höhe anknoten. Zuletzt noch ein weiteres Stück Garn in beliebiger Länge abschneiden, am Kreuzungspunkt festknoten und das Mobile daran aufhängen.

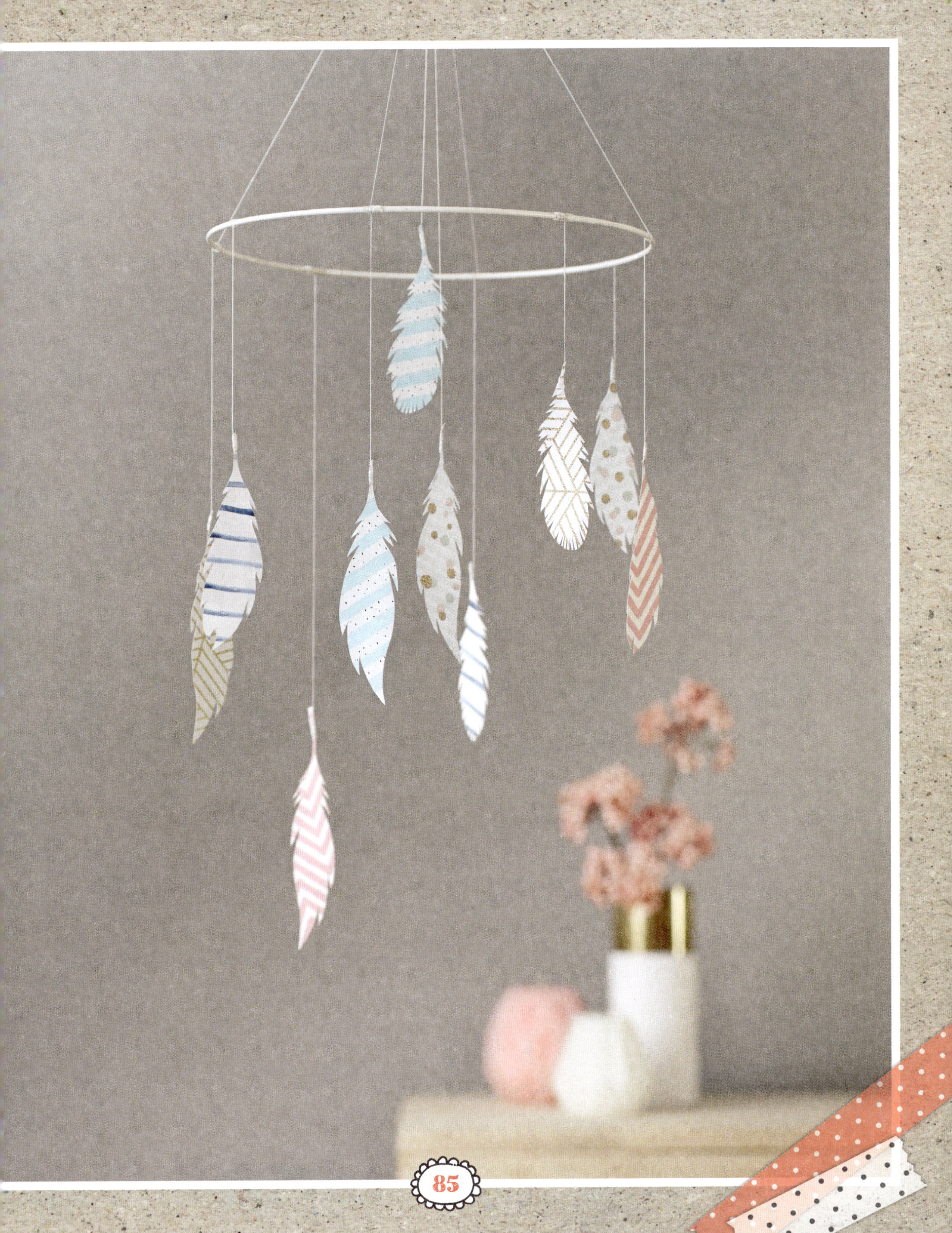

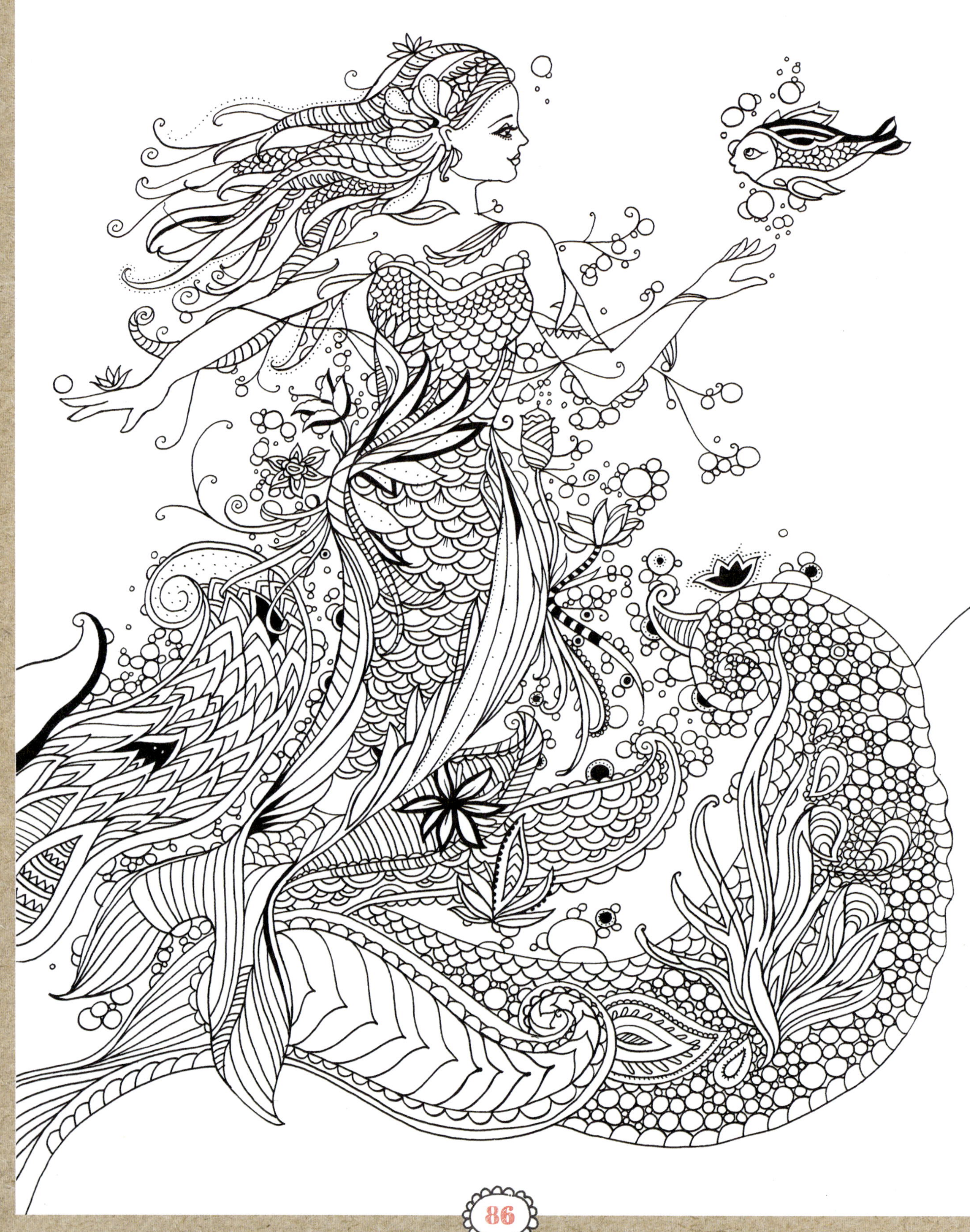

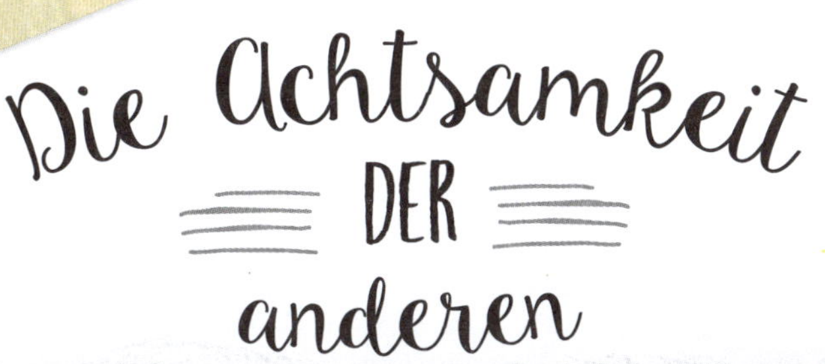

Die Achtsamkeit
DER
anderen

Um wieder einen offeneren, ruhigeren, unvoreingenommeneren Blick auf die Welt zu gewinnen, können Sie sich Vorbilder suchen, die Ihnen genau das zeigen.

Nehmen Sie sich ein Beispiel an Kindern: Alles, was die Aufmerksamkeit fesselt, wird so lange ganz genau angeschaut, befühlt, gedreht und gewendet, bis es vollständig erfasst ist. Alle Sinne sind damit beschäftigt, jede Eigenheit dieses Gegenstandes wahrzunehmen. Alles, was Spaß macht, wird so lange betrieben, bis man es lange genug gemacht hat. Was uninteressant wird, lässt man hinter sich, ohne sich zu fragen, ob es irgendwann noch zu etwas nütze sein könnte.

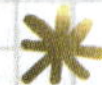

Auch alte Menschen sind gute Vorbilder: Sie zeigen Ihnen, wie man sich dem Leben mit Geduld und Ausdauer widmet. Sie tun alles, was zu tun ist, mit der notwendigen und ihnen dafür zustehenden Zeit. Wege dauern lang, wenn man langsam gehen muss. Ruhezeiten sind notwendig, weil sonst die Kräfte schwinden. Tätigkeiten werden nicht mehr gleichzeitig verrichtet.

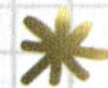

Schließlich lohnt es sich auch, Tiere zu beobachten: Die aufmerksame, entspannte Katze zum Beispiel, der nichts wichtiger zu sein scheint, als sich einmal ordentlich auszuruhen. Nur um dann im richtigen Moment völlig aufmerksam und effizient zuzuschlagen. Der freundliche und sensible Hund, der unsere Stimmungen zu erraten scheint und auf jede Regung seines Gegenübers achtet.

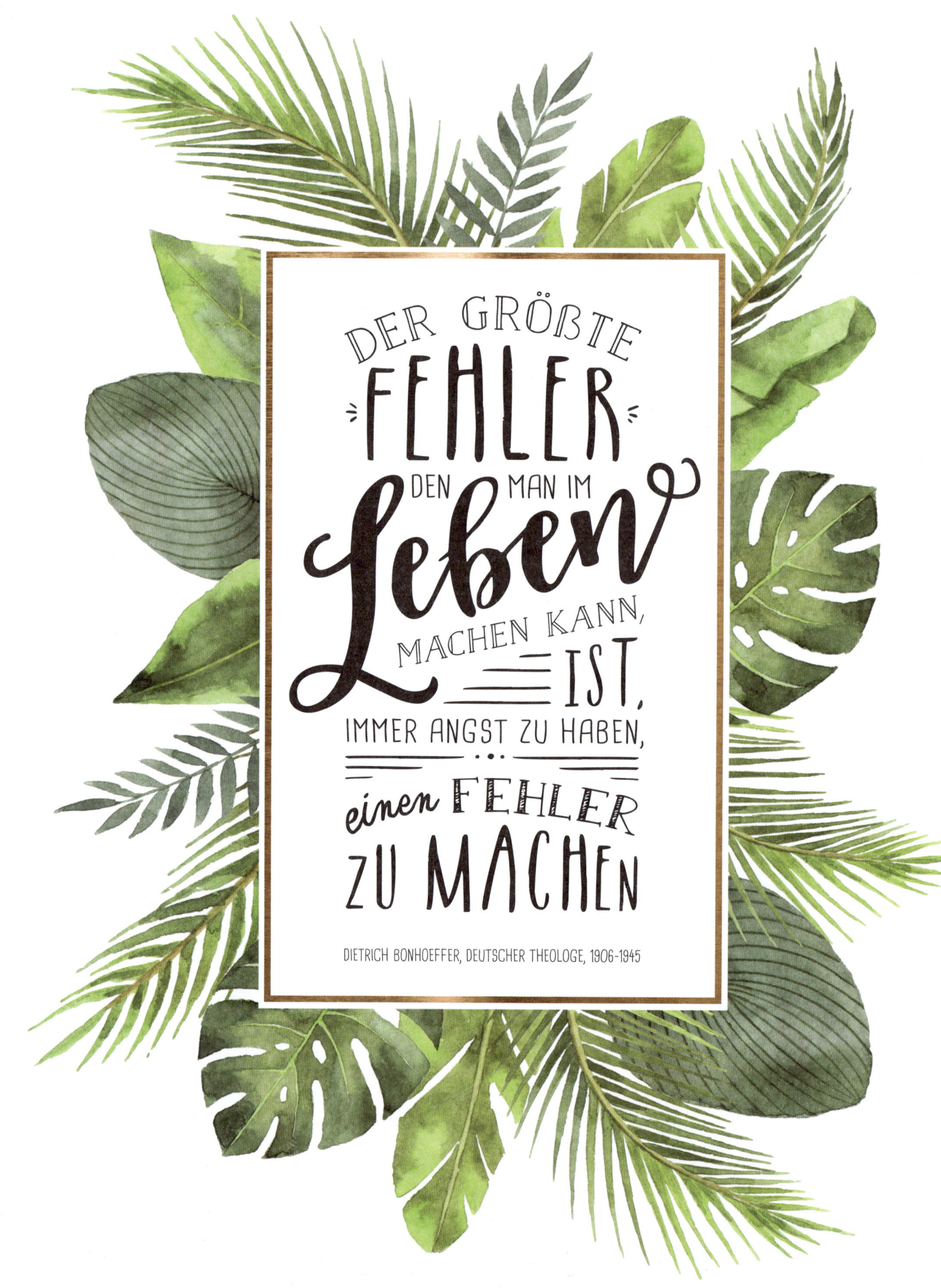

DER GRÖSSTE
FEHLER
DEN MAN IM
Leben
MACHEN KANN,
IST,
IMMER ANGST ZU HABEN,
einen FEHLER
ZU MACHEN
DIETRICH BONHOEFFER, DEUTSCHER THEOLOGE, 1906-1945

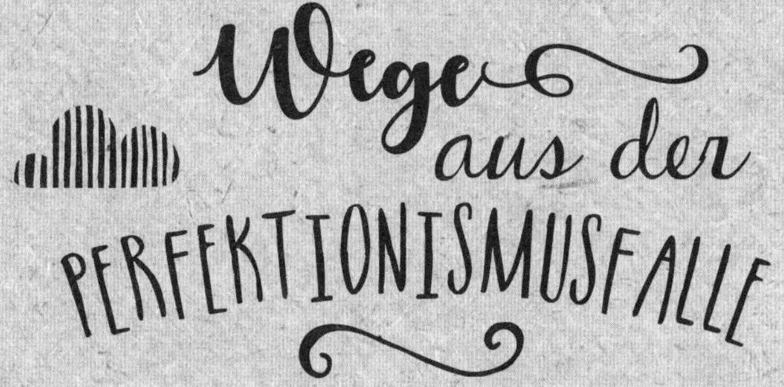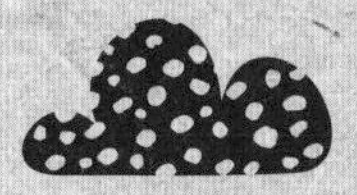

Wege aus der PERFEKTIONISMUSFALLE

Oftmals steht uns unser Perfektionismus im Weg, wenn wir einfach mal drauflos schreiben, malen, denken wollen. Lieber gar nicht erst anfangen, bevor ich einen Fehler mache, sagen wir uns und unterdrücken diesen Impuls. Manchmal wollen wir es so gut machen, dass wir kein Ende finden. In jedem Fall steht uns im Weg, dass wir uns davor fürchten, dass das Ergebnis von unserer Erwartung abweichen könnte. Und unsere Erwartungen sind immer dann besonders hoch, wenn es um uns selbst geht.

Dabei gibt es Möglichkeiten, der Perfektionismusfalle zu entgehen, oder – wenn man schon einmal hineingetappt ist – wieder herauszukommen:

Geben Sie Kontrolle ab. Das Bedürfnis, perfekt zu sein, gründet oft in dem Wunsch, alles und alle zu kontrollieren. Fälschlicherweise glauben wir, dass nur durch unser Zutun alles glatt läuft. Dementsprechend hoch sind auch die Erwartungen an unser eigenes Tun. Versuchen Sie es doch einmal mit der Vorstellung, dass die Welt sich auch ohne Sie weiterdreht. Dann wird es auch immer leichter, mal selbst einen Fehler zu machen und sich auf einen Ratschlag oder die Hilfe anderer zu verlassen.

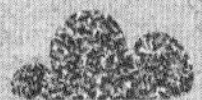

Probieren Sie die Wirkung des Wörtchens „egal", insbesondere dann, wenn mal etwas nicht so gelingt, wie Sie es sich vorgenommen haben. Das gilt für Situationen, in denen man zu spät kommt oder etwas anbrennt wie auch für den Moment, wenn Sie von der Staffelei zurücktreten und feststellen, dass weder Perspektive noch Farbgebung bei Ihrem Bild so geworden sind, wie Sie sich das wünschen.

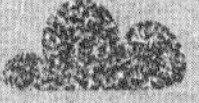

Lassen Sie die Dinge eine Weile ruhen, wenn es nicht richtig vorwärts gehen will. Manchmal bringt es mehr, ein Werk im Unterbewusstsein reifen zu lassen und sich nach ein paar Tagen wieder daran zu begeben, als immer weiter daran herumzukritteln und zu versuchen, etwas zu verbessern. Auch bei einer Blockade kann es Wunder wirken, eine Pause zu machen und sich etwas anderem zu widmen.

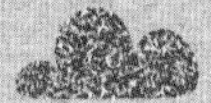

Bitten Sie um Hilfe. Es fallen keine Meister vom Himmel. Fragen Sie Ihre Freunde um Rat und ihre Meinung. Holen Sie sich fachlichen Rat oder besuchen Sie einen Kurs. Oft bringt ein Gespräch mehr als stundenlanges Grübeln oder Nachbessern.

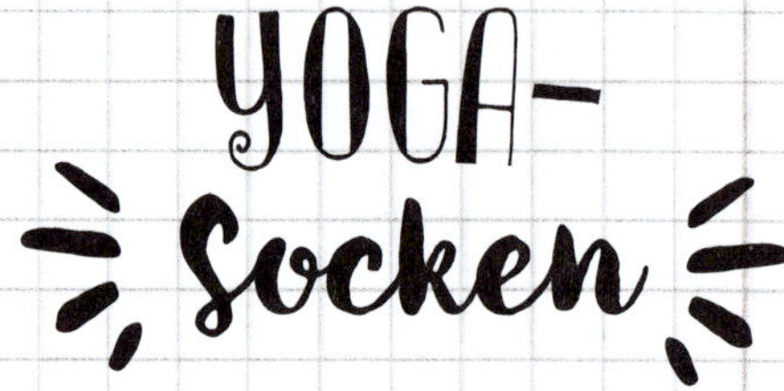

Größe: 38/39

Wer mit Yoga zur inneren Mitte finden will, tut das am besten mit bequemer Kleidung und warmen Füßen. Um trotzdem nicht den Kontakt zum Boden zu verlieren und Matte, Teppich oder Gras noch unter den Zehen zu fühlen, gibt es Yogasocken ohne Ferse und Spitze. Und da viele StrickerInnen der Meinung sind, „Stricken ist mein Yoga" und man beim Klappern der Nadeln tatsächlich wunderbar abschalten kann, können Sie heute selbst Yogasocken stricken und, wenn Sie möchten, diese danach auch gleich ausprobieren.

Material

100 g Sockenwolle in Petrol, 4-fädig
(50 % Baumwolle, 50 % Schurwolle,
LL 115 m/50 g)

Nadelspiel Nr. 3

Wollnadel

Maschenprobe

22 M x 28 R = 10 x 10 cm

Kraus rechts:

1. Rd re M, 2. Rd li M

Strukturmuster (in Rd)

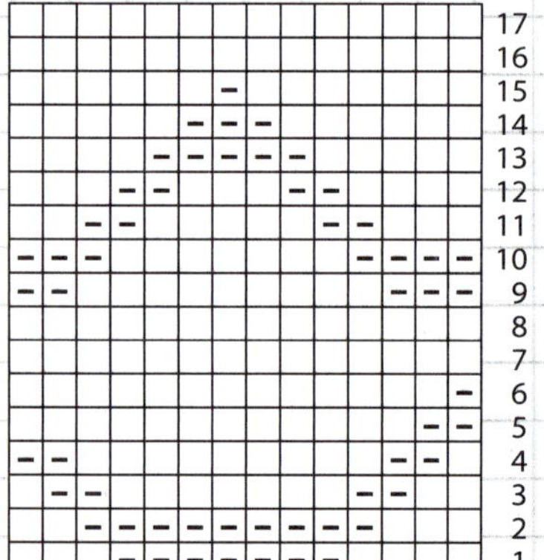

14 M

Anleitung

48 M anschl, auf dem Nd-Spiel verteilen und 3 Rd kraus re stricken.

Für den Schaft zum Strukturmuster wechseln und 77 Rd stricken.

In der 78. Rd die offene Ferse arb. Dazu die M der 1., 2. und 3. Nd re stricken und 12 M der 4. Nd abketten.

In der nächsten Rd die 12 M wieder anschl.

Für den Fuß mustergemäß weiterstricken, bis die Fußlänge (ca. 113. Rd) erreicht ist.

Fertigstellen

Alle M locker abketten und die Fäden vernähen.

Die zweite Socke genauso arb.

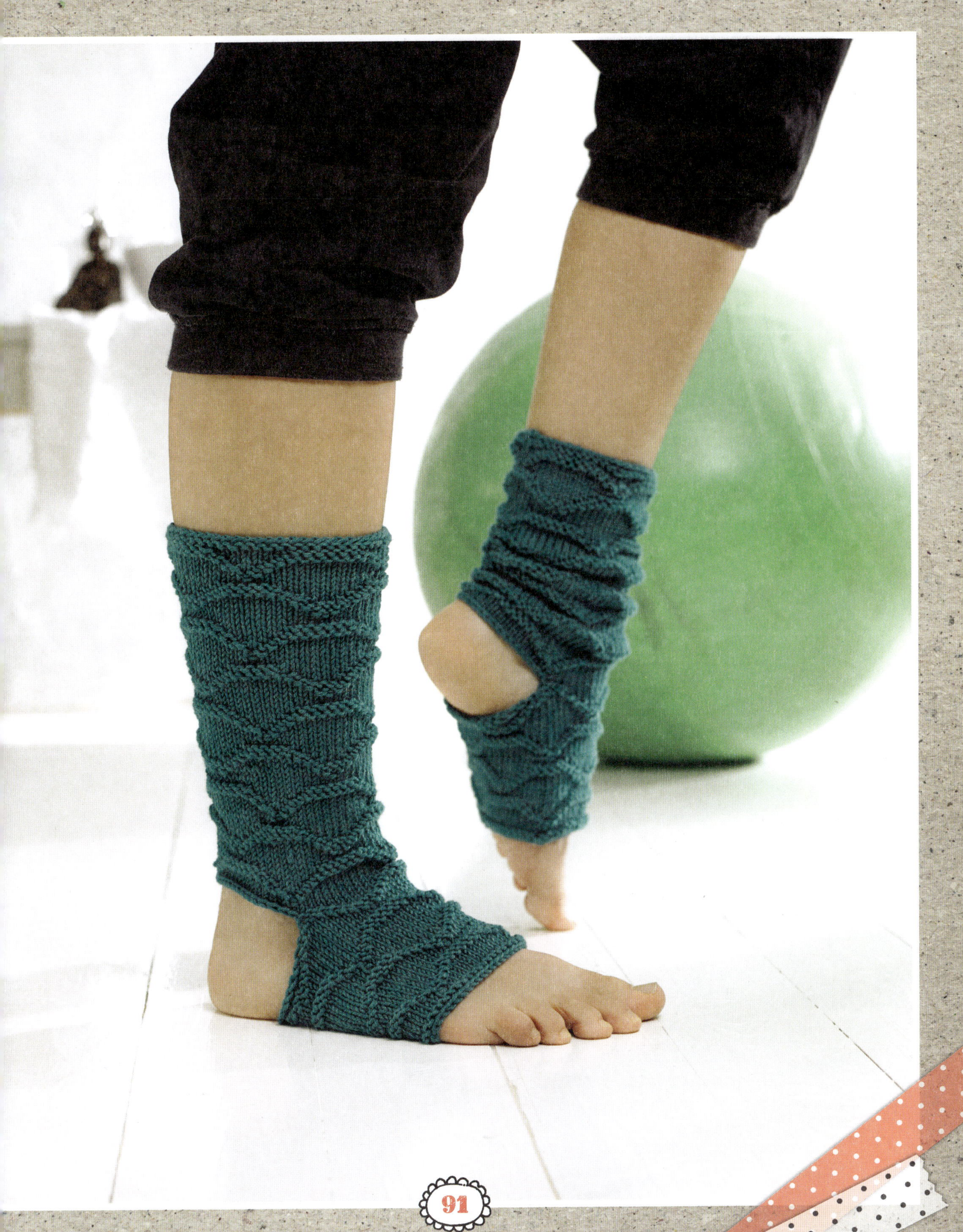

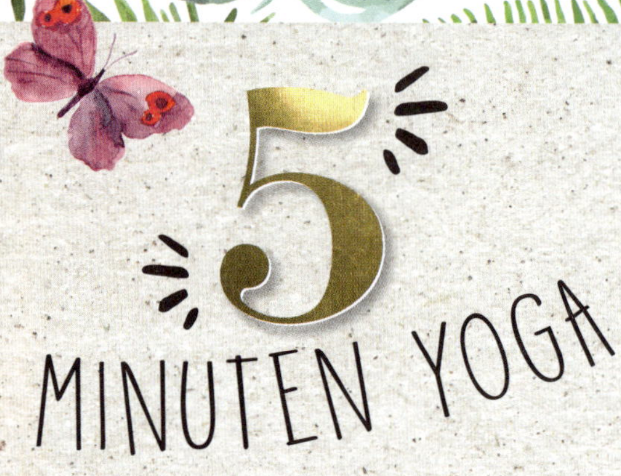

5 MINUTEN YOGA

Diese kleine Übungsfolge hilft Ihnen dabei, sich zu entspannen und neuen Mut zu fassen. Die Figur des „Kriegers" vermittelt auf elegante Weise Kraft und Standhaftigkeit. Wichtiger noch als die saubere Ausführung der Übung ist daher das Gefühl von Selbstbewusstsein und aufrechtem Stand. In der anschließenden Atemübung können Sie alle noch störenden Gedanken wegatmen, und Ihre Schultern dehnen und entspannen.

KRIEGER

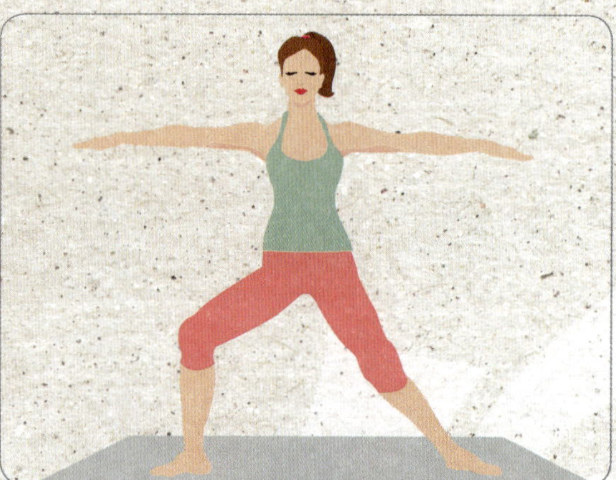

❄ Stehen Sie aufrecht und breitbeinig (Beine breiter als die Schulterposition).

❄ Strecken Sie die Arme in Schulterhöhe zur Seite aus und drehen Sie die Handflächen nach unten.

❄ Drehen Sie nun den rechten Fuß nach außen.

❄ Atmen Sie aus und verlagern Sie das Körpergewicht auf das rechte Bein, indem Sie es beugen. Spüren Sie, wie dabei die linke Oberschenkel-Innenseite gedehnt wird.

❄ Halten Sie die Position 20–30 Sekunden und strecken Sie dann Ihr rechtes Bein wieder, bis Sie die Ausgangsposition erreicht haben.

❄ Die Übung zur anderen Seite wiederholen, dann von vorne beginnen (3 bis 5 Wiederholungen reichen aus.)

AUSKLANG

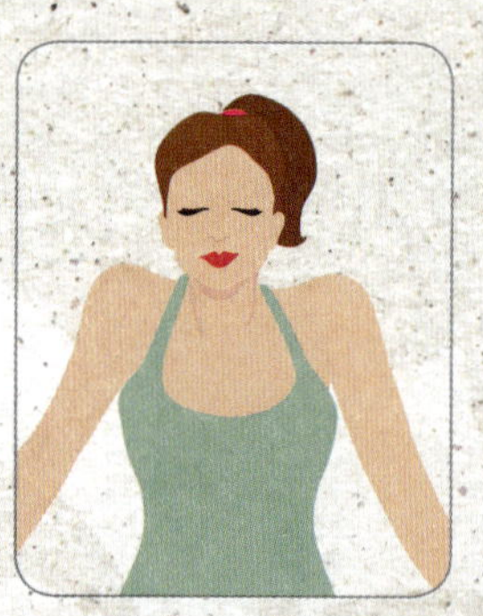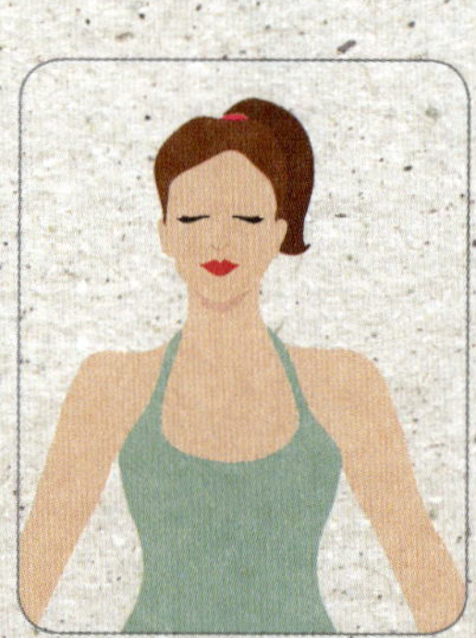

❄ Ziehen Sie im aufrechten Stand langsam beide Schultern nach oben (in Richtung der Ohren) und atmen Sie dabei tief durch die Nase ein.

❄ Ziehen Sie dann die Schulterblätter nach hinten und drücken Sie diese dann wieder nach unten, sodass Sie insgesamt mit den Schultern einen großen Rückwärtskreis ziehen,

❄ Dabei atmen Sie tief durch die Nase aus.

❄ Wiederholen Sie diesen Bewegungsablauf 3- bis 5-mal.

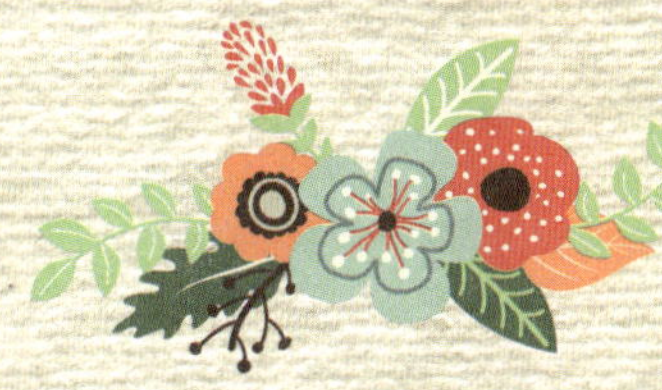
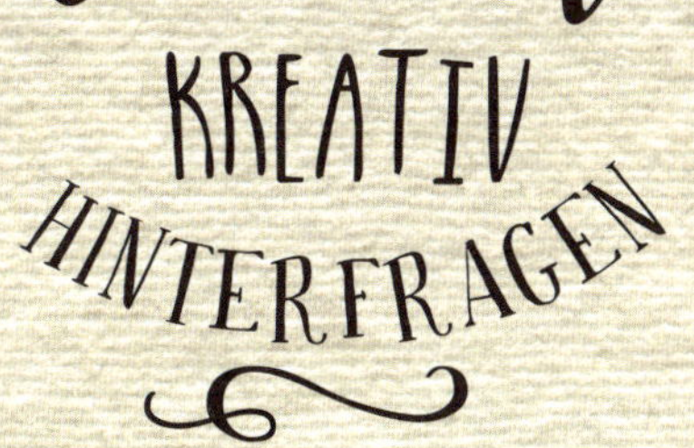
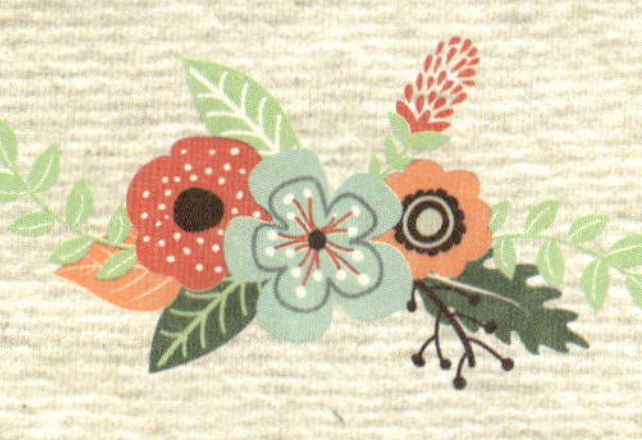

«Wahrheiten» KREATIV HINTERFRAGEN

Gerade wenn man aus einer Familie kommt, in der immer alles einem gewissen Plan folgte, von dem man ungern abwich, wird es im Erwachsenenalter zuweilen schwierig, sich über die erlernten, angeblich so wichtigen Regeln hinwegzusetzen. Etwas wurde so lange als der einzig richtige Weg vorgelebt, dass es schwer wird, andere, neue Wege überhaupt zu sehen, geschweige denn einzuschlagen.

Im Alltag kreativ zu werden, bedeutet, von den Regeln und Zwängen, wie es zu sein hat und wie es immer schon gemacht wurde, abzuweichen. Kreative Menschen verstehen es, spielerisch mit verschiedenen möglichen Lebensformen umzugehen. Das kann beinhalten, dass man sich über die üblichen Uhrzeiten hinwegsetzt, zu denen etwas zu geschehen hat (Mittagessen zum Beispiel) oder über die einzig mögliche Art der Zubereitung von Gerichten oder über angemessene Umgangsformen. Ist man bereit, sich von anderen Menschen und deren Gepflogenheiten inspirieren zu lassen, wird man feststellen, dass es viele verschiedene Wege gibt und nicht nur den eigenen, den man für den allgemein gültigen hält.

Identifizieren Sie solche Zwänge in Ihrem Leben, indem Sie Ihr Tun mit ein wenig Distanz beobachten und sich dabei fragen, ob Sie so handeln möchten oder ob Sie vielmehr glauben, dass man sich so zu verhalten hat. Stellen Sie Regeln in Frage.

Doch mit dem Hinterfragen dieser alltagspraktischen Regeln ist es noch nicht getan. Denn es gibt noch einen weiteren starken Einfluss – und zwar den von Glaubenssätzen, die wir schon früh verinnerlicht haben. Auch im Erwachsenenalter werden wir sie deshalb trotz besseren Wissens nicht richtig los. Häufig betreffen diese „Wahrheiten" vor allem unseren Charakter und unsere Fähigkeiten: „Ich kann nicht singen", „Ich komme halt immer zu spät", „Abnehmen schaffe ich sowieso nicht, ich bin eben pummelig". Sie begleiten uns auf unserem Weg durchs Leben und geben vermeintliche Sicherheit, weil sie uns vertraut sind, wir sie akzeptieren und deshalb nicht über unseren Schatten springen müssen. In Wirklichkeit stehen Sie nur unserer Entwicklung und Entfaltung im Wege.

Probieren Sie, solche Glaubenssätze zu identifizieren und drehen Sie sie einfach um. Behaupten Sie glattweg das Gegenteil und repetieren Sie es innerlich so oft, dass Hirn und Seele gar nicht anders können, als es zu glauben und zu beherzigen. Solche Umkehrungen sind zum Beispiel:

Anstatt „Ich muss es allen recht machen.":
Ich darf eigene Entscheidungen treffen.

Anstatt „Das habe ich nicht verdient.":
Mir stehen Glück und Erfolg genauso zu wie anderen.

„Dafür bin ich nicht mutig genug.":
Ich traue mir vieles zu.

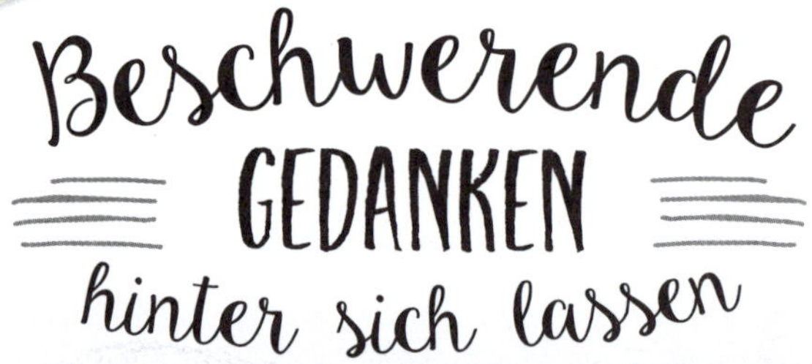

Bewegung hilft dabei, mit sich ins Reine und zu neuen Ideen zu kommen.
Nutzen Sie dabei auch die Kraft Ihrer Vorstellung, um sich von störenden Gedanken zu befreien
und sie hinter sich zu lassen:

Beim Schwimmen können Sie sich vorstellen,
dass ein Problem oder eine Sache, die Sie belastet,
im Wasser zurückbleibt. Das funktioniert an einem See
noch besser als im Schwimmbad.

Beim Ausführen von Yoga-Übungen verinnerlichen
Sie das Bild, dass Sie durch die Dehnung und das Atmen
in die Dehnung Energiebahnen öffnen, durch die
neue Kraft fließt.

Beim Walken oder Joggen stellen Sie sich vor, dass
die Gedanken mit Ihrem Lauftempo nicht mithalten
können und am Weg zurückbleiben. Stellen Sie sich
dabei bildlich vor, wie Ihre Sorgen aufgeben, stehen
bleiben und immer kleiner werden, während Sie
weiterlaufen.

Beim Fahrradfahren bewirken Sie durch das Treten
der Pedale, dass der Fahrtwind Ihre lästigen Gedanken
einfach davonweht.

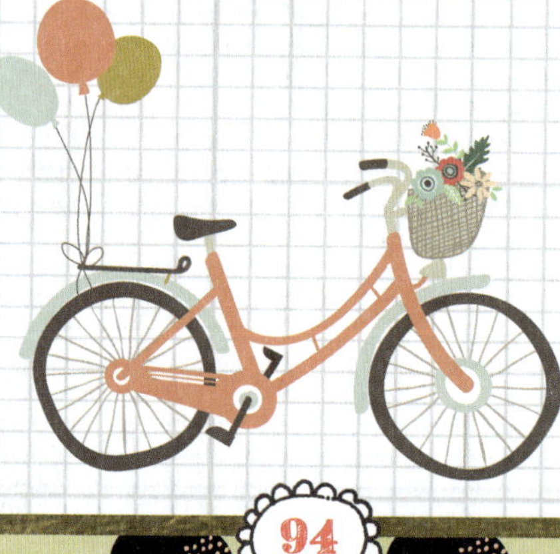

TICKETS FÜR EIN GLÜCKLICHERES LEBEN

Positive Affirmationen können viel bewirken, insbesondere dann, wenn wir dazu neigen, die Welt nicht immer ganz so rosig zu sehen. Sich selbst immer wieder zuzurufen „Du schaffst es!" ist genauso wirkungsvoll wie ein freundlicher Blick in den Spiegel und dazu ein „Gut siehst Du heute wieder aus."

Um sich regelmäßig daran zu erinnern und die Symbolkraft solcher Sätze zu verstärken, können Sie sich auch kleine Begleitkärtchen aus festem Papier basteln. Die können Sie im Geldbeutel zu den Kreditkarten packen, sodass Sie oft an Sie erinnert werden. Auf den Karten könnte zum Beispiel stehen:

Ich kann etwas bewirken.

Ich bin gut, so wie ich bin.

Ich bin ein liebevoller Mensch, der geliebt wird.

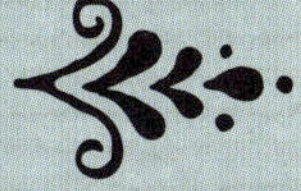

Natürlich können Sie sich auch einen ganzen Satz solcher Kärtchen anfertigen und an verschiedenen Stellen Ihres Lebens platzieren: in der Handtasche, im Handschuhfach des Autos, in der Brusttasche einer Bluse, als Lesezeichen in Ihrem Buch, in der Besteckschublade, im Arzneischrank, …

VERNETZEN
Sie sich

Es gehört zum Menschsein, sich als Teil eines Gefüges zu erleben, sich mitzuteilen und auszutauschen. Wer der eigenen Kreativität auf die Spur kommen möchte, braucht Gespräche, Inspiration und Zuspruch in besonderem Maße. Suchen Sie darum die Gesellschaft von Menschen mit ähnlichen Bedürfnissen und Ansprüchen.

Hier ein paar Ideen, was Ihre Kreativfreundschaften ausmachen könnte:

Verabreden Sie sich mit Gleichgesinnten zu Museums- oder Konzertbesuchen. Ernennen Sie jeweils einen aus der Runde, der eine kurze Einführung gibt in das Werk des Künstlers oder Komponisten.

Treffen Sie sich zum Handarbeiten in größerer Runde. Gemeinsam macht es mehr Spaß über Farben und Schnitte zu beraten, und eine ist immer dabei, die den ultimativen Tipp für eine knifflige Stelle hat.

Gründen Sie einen Literaturzirkel und treffen Sie sich zum gemeinsamen Diskutieren. Sie werden erstaunt sein, wie unterschiedlich verschiedene Leser die gleiche Lektüre aufnehmen und interpretieren.

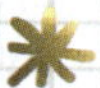

Wenn Sie gerne schreiben möchten, suchen Sie sich einen gleichgesinnten Partner, um Texte auszutauschen. Das kann auch online passieren, wenn sich im Bekanntenkreis niemand findet.

Vielleicht werden Sie feststellen, dass Beziehungen zu Menschen, mit denen man ein Hobby oder eine Leidenschaft teilt, besonders intensiv sind und Freude ins Leben bringen.

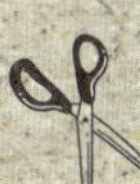

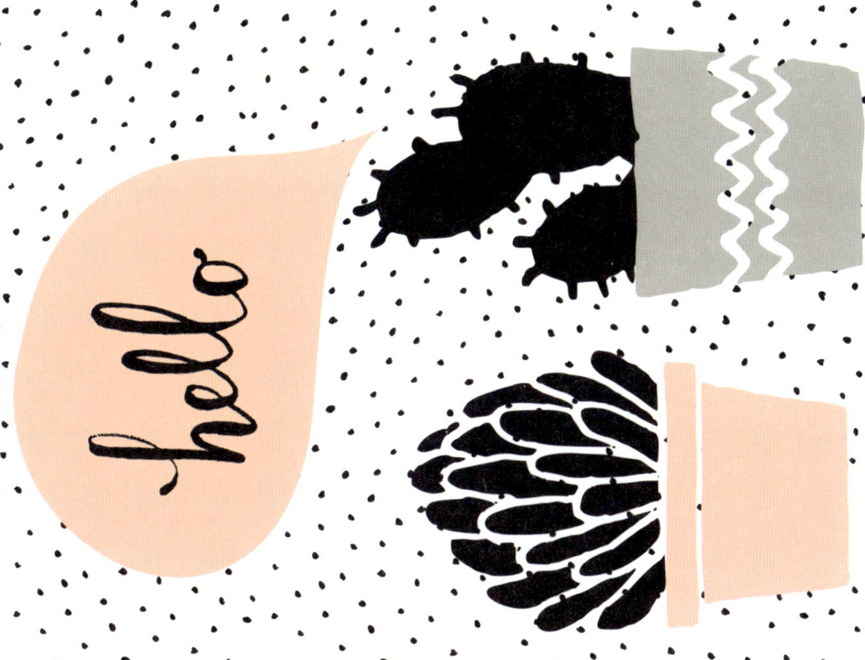
hello

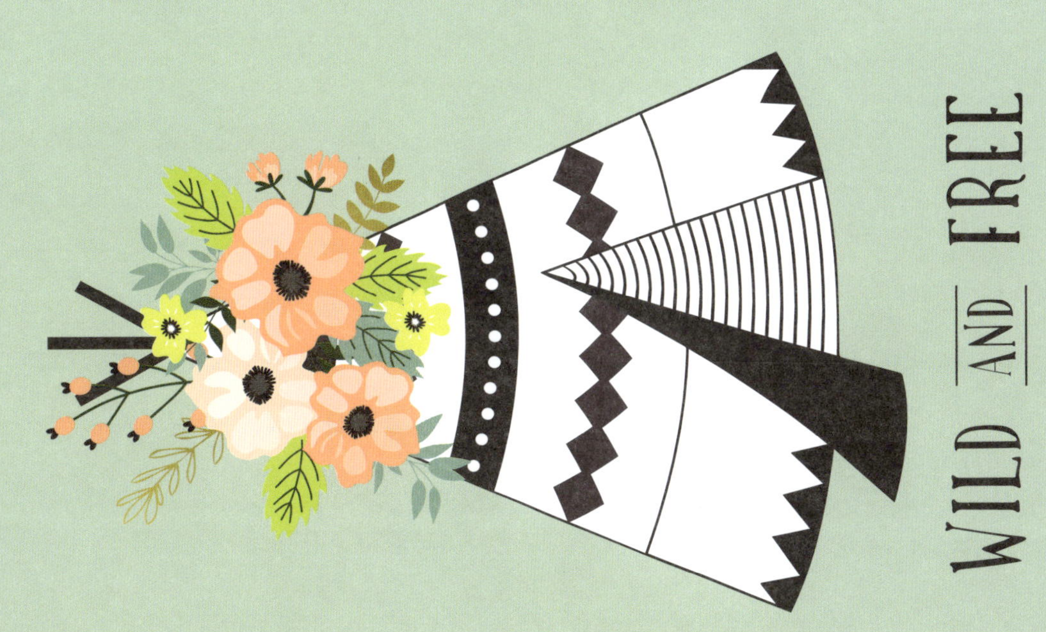
WILD AND FREE

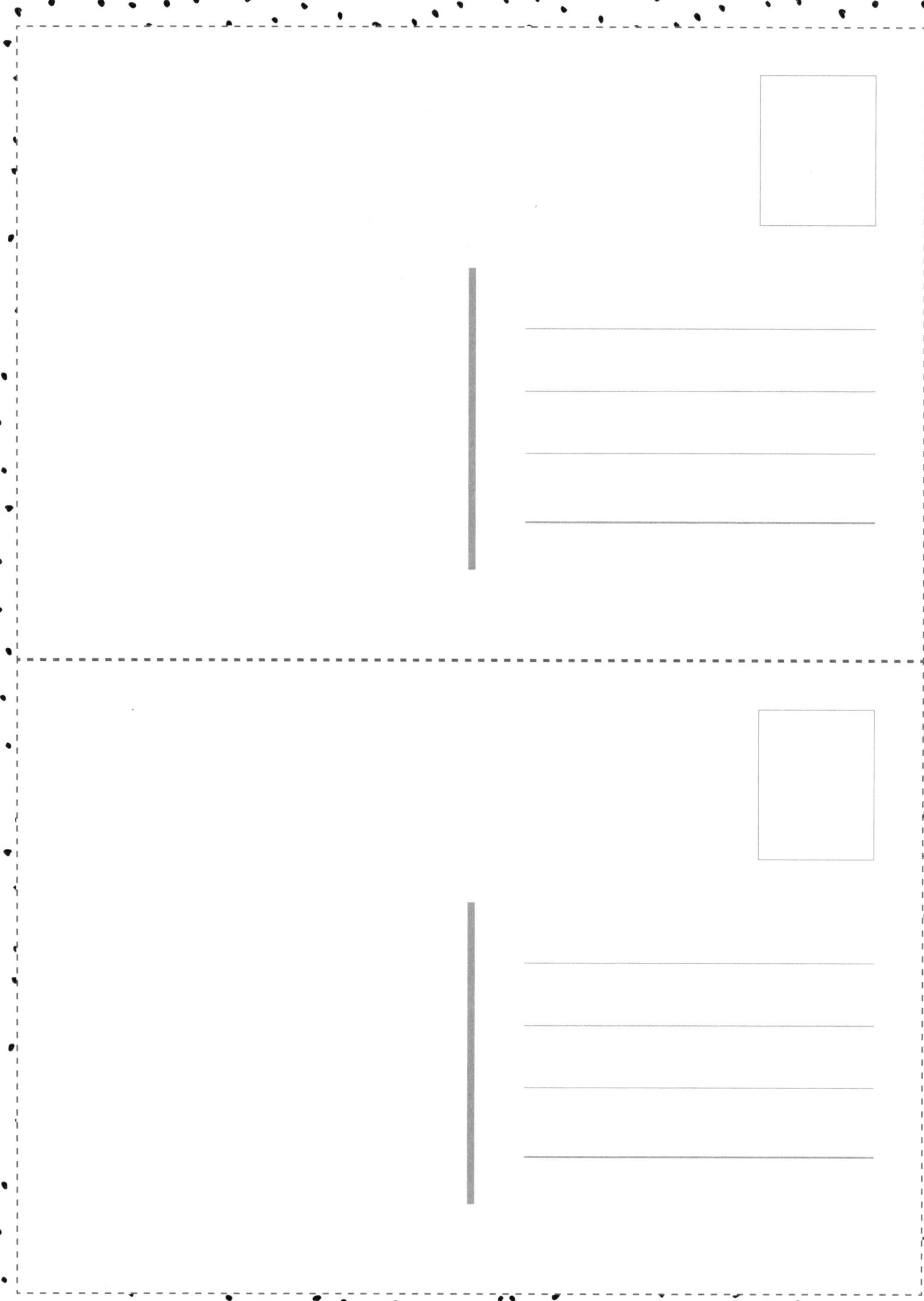

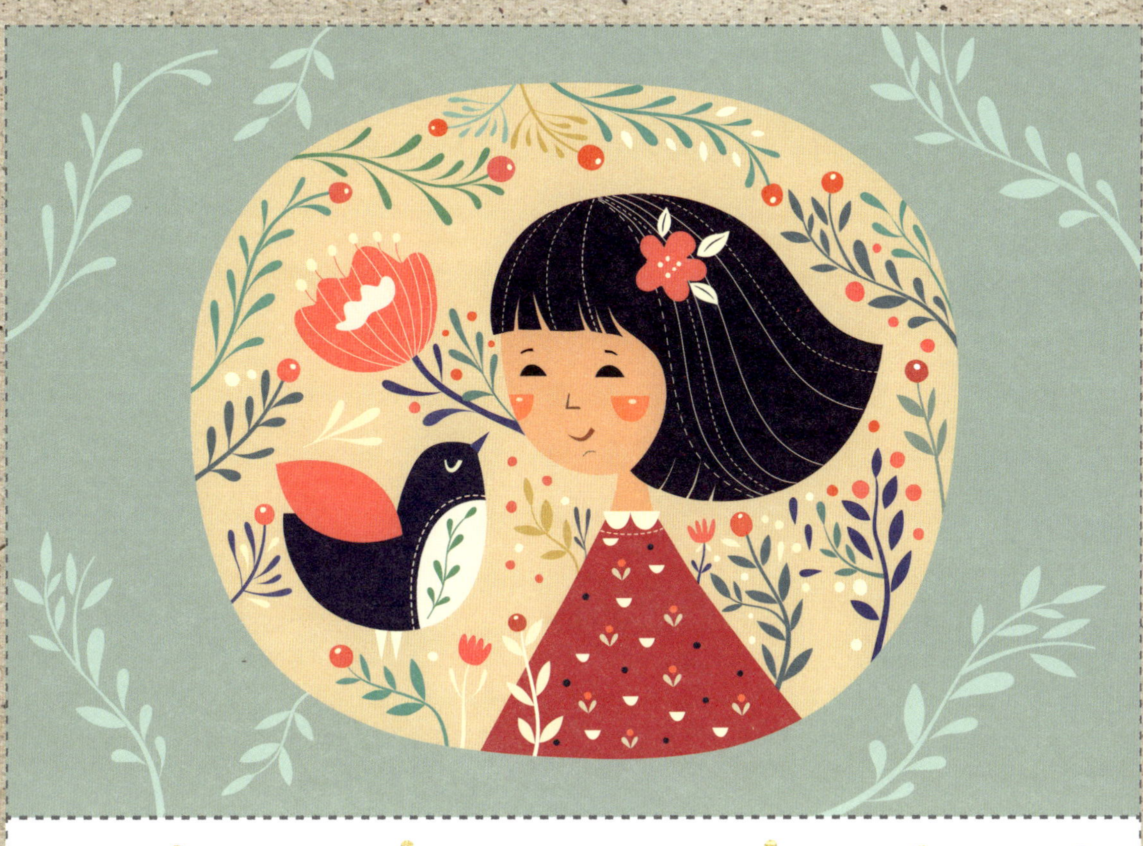

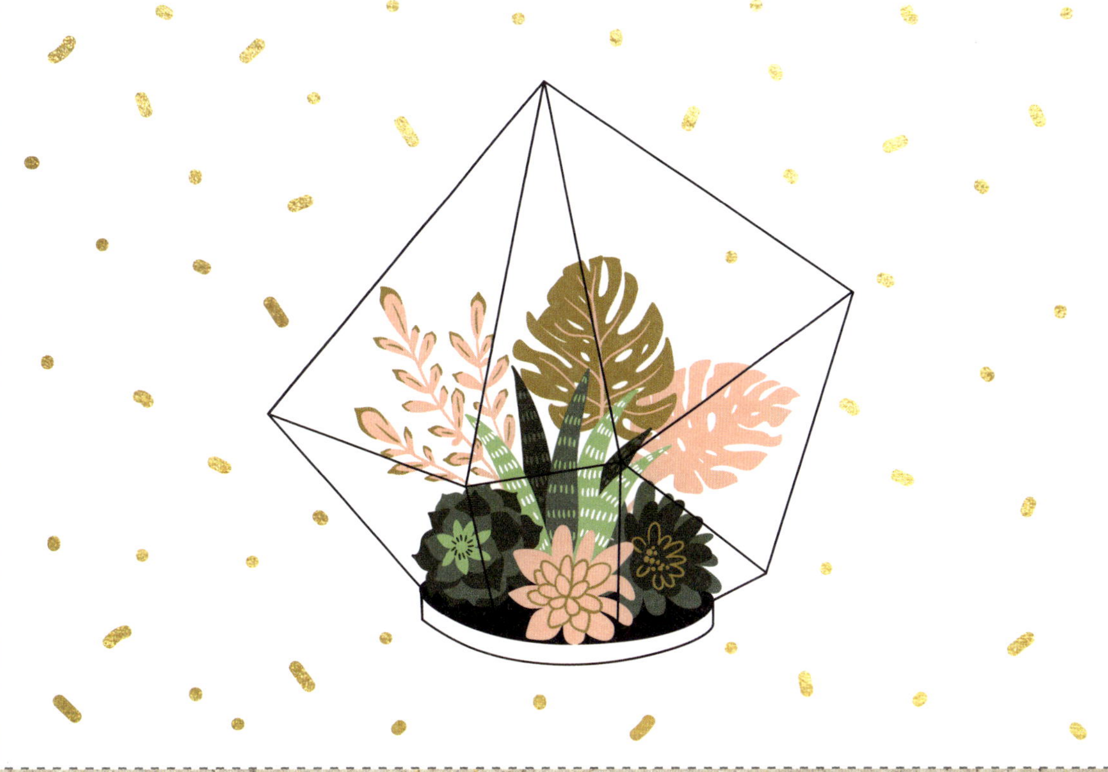

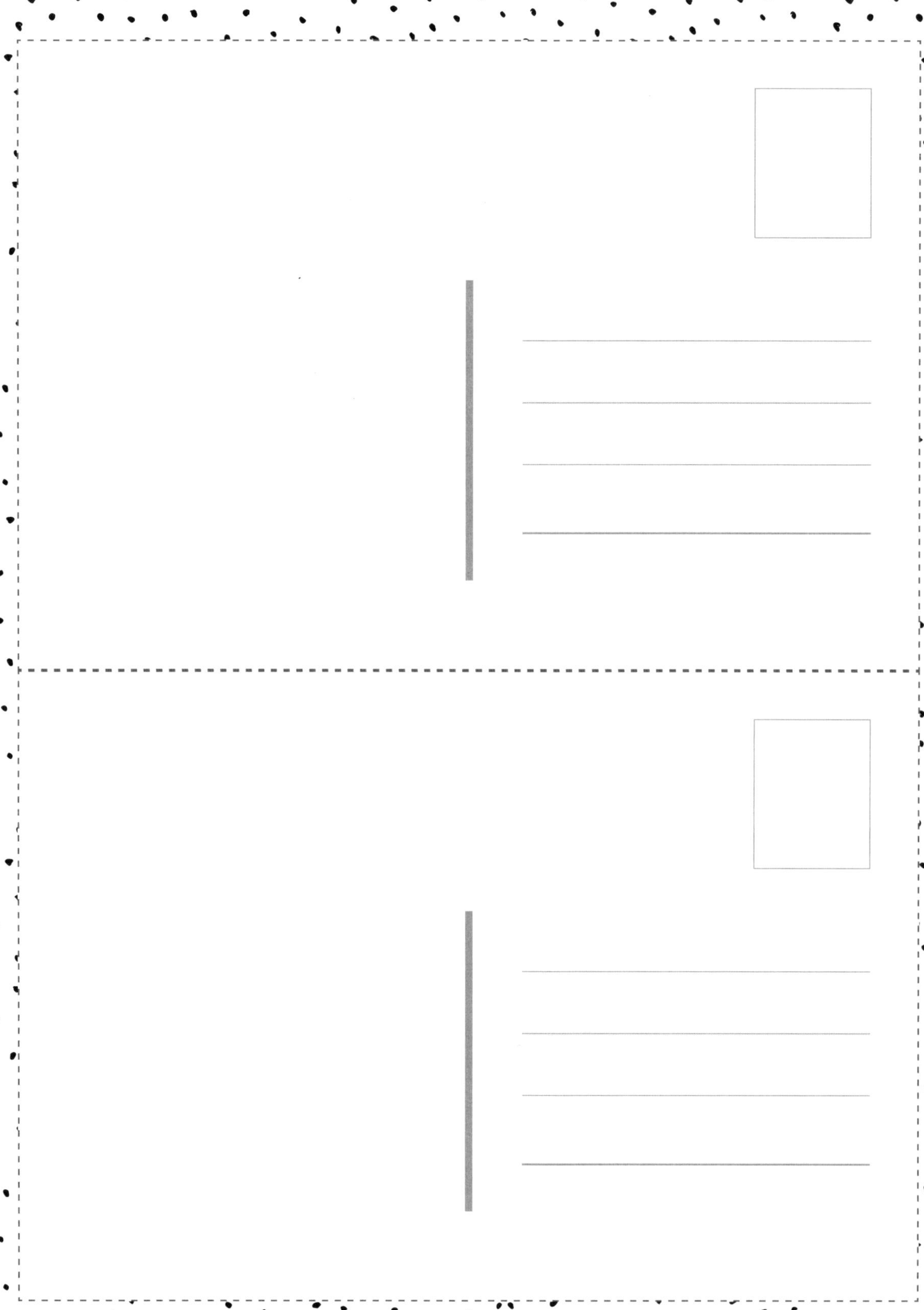

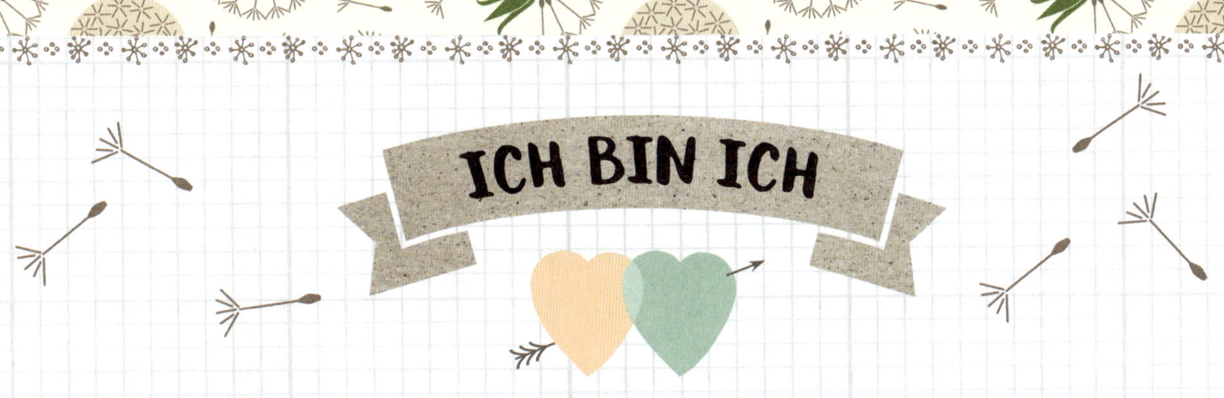

ICH BIN ICH

Leider sind viele Menschen von klein auf daran gewöhnt, ihre Identität von anderen zugewiesen zu bekommen. Zunächst sind es die Eltern, die ihrem Kind erklären, wie es ist und wie es zu sein hat. Teilweise projizieren sie die Wünsche, die sie für sich selbst hatten, auf ihre Kinder und wirken darauf hin, dass sie diese Wünsche wahr machen. Später sind es vielleicht Lehrer oder auch die Lebenspartner, von denen wir Botschaften erhalten, wie wir zu sein haben oder am besten gefallen.

Was dabei unter die Räder kommt, ist das Gefühl dafür, welche Fähigkeiten und Talente man in sich trägt. Denn die hat jeder, es gilt nur, sie herauszufinden. Manche Menschen haben ein Problem damit, ihren Talenten genug Raum zu geben, weil sie womöglich glauben, es stünde ihnen nicht zu oder weil sie befürchten, jemanden damit zu verletzen.

Dabei ist es für ein gutes Selbstwertgefühl unbedingt notwendig herauszufinden, was einem liegt, über welche Kräfte man verfügt und auch dazu zu stehen, was man sich vom Leben wünscht. Arbeiten Sie darum darauf hin, die Ihnen zugewiesenen Verkleidungen und Masken abzulegen. Folgen Sie Ihrer inneren Stimme und hören Sie nicht auf das, was die anderen sagen – oder was Sie glauben, was die anderen sagen würden. Geben Sie der Person Raum, die Sie sind: ein Original!

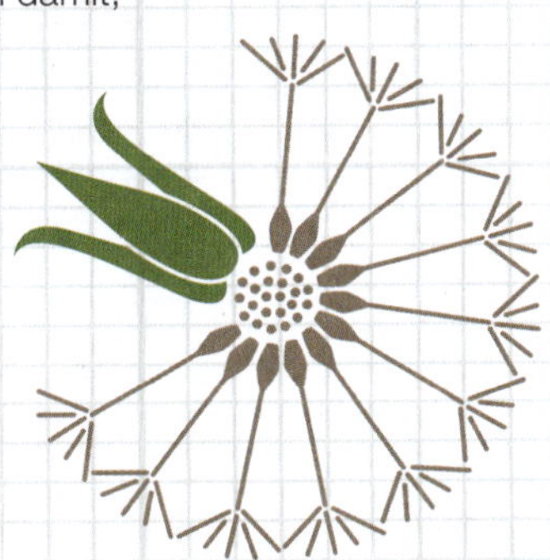

WARTEN ALS ÜBUNG

Nutzen Sie jede Wartesituation, um Ihre Aufmerksamkeit auf die Atmung zu lenken. Die Möglichkeiten, Warten in Achtsamkeit umzuwandeln, sind nahezu unbegrenzt: Seien Sie achtsam beim Schlange stehen, in der Wartehalle des Einwohnermeldeamtes, beim Arzt, im Restaurant, wenn der Koch sich viel Zeit nimmt. Gerade die Situationen, in denen Ihre Geduld strapaziert wird, sind dafür besonders geeignet.

Fragen Sie sich, was in Ihnen vor sich geht, wenn Sie sich als ungeduldig empfinden und eine Situation, in denen man Sie warten lässt, als nicht tragbar. Was sind die Gründe für Ihre Ungehaltenheit: Ist es Zeitnot? Ist es Ärger über eine Person, die Ihre Zeit in Anspruch nimmt? Ist es die Annahme, dass die anderen schlechter organisiert sind als Sie selbst? Machen Sie sich klar, dass all das Ihre Sicht der Dinge ist und das es ganz andere Gründe geben kann.

Stärkung des SELBSTWERTGEFÜHLS

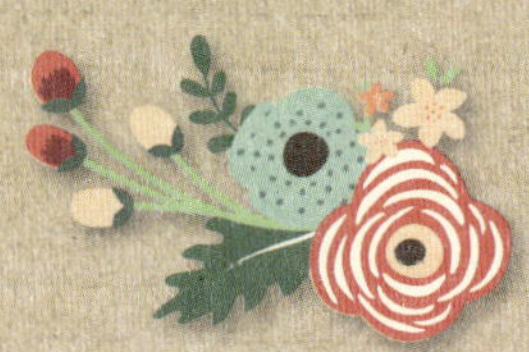

Setzen Sie sich wie in der Sitzmeditation oder praktizieren Sie die folgende Übung einfach beim Gehen in der freien Natur. Konzentrieren Sie sich zu Beginn wie immer einige Minuten auf den fließenden Atem, ohne ihn zu verändern oder zu kontrollieren.

Rezitieren Sie beim Sitzen oder Gehen im Rhythmus des Atems einen der folgenden Sätze. Ist es Ihnen unangenehm, draußen laut zu sprechen, können Sie die Sätze auch tonlos sagen. Wählen Sie den Satz, der Sie am meisten anspricht:

„Ich bin ich."

„Ich bin ok."

„Ich bin vollständig."

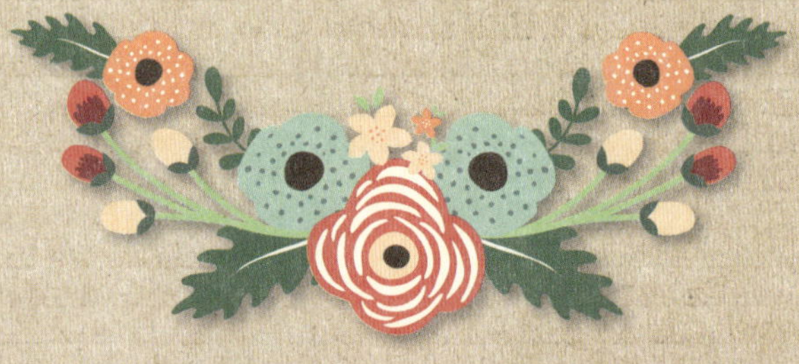

DIE KRAFT DER FINGERSPITZEN

Mit dieser kleinen Übung können Sie leicht Ihrer eigenen Energie nachspüren und sie für Ihre Aktivitäten nutzen:

Reiben Sie bei geschlossenen Augen Ihre Hände kräftig gegeneinander. Spüren Sie schon beim Reiben die Wärme, die dabei entsteht. Danach halten Sie die Hände im Abstand von wenigen Zentimetern einander gegenüber und spüren den Energiefluss zwischen Ihren Händen, ohne dass sie einander berühren.

Sie können die Hände auf diese Weise auch aufladen und anschließend die Fingerspitzen auf die Schläfen setzen. Das hilft nicht nur bei Konzentrationsschwierigkeiten, sondern auch bei Kopfschmerzen.

Meine liebsten Projekte aller Zeiten

Es gibt Kreativprojekte, die möchte man am liebsten ganz schnell vergessen. Oder solche, die zwar gelingen, aber so nervtötend waren, dass man hinterher sagt: nie wieder! Und dann gibt es noch die, an die man immer wieder gerne denkt, weil sie so viel Spaß gemacht haben, so außergewöhnlich und wunderbar waren, einem anderen Menschen so viel Freude bereitet haben oder auf die man einfach ganz besonders stolz ist. Was waren die schönsten Kreativprojekte, die Sie im Laufe Ihres Lebens gebastelt, genäht, gebaut, geklöppelt, … haben? Oder an denen Sie mitwirken durften? Von Miniatur-Origami über Hochzeitstorte bis Theaterstück – schwelgen Sie hier einmal ein bisschen in Erinnerungen und schreiben Sie auch gleich ein paar Stichworte dazu, warum das jeweilige Projekt Ihnen so ans Herz gewachsen ist.

Einen Wunsch ans UNIVERSUM schicken

Setzen Sie sich in Ruhe und gut geerdet hin. Nehmen Sie wie immer einige tiefe, bewusste Atemzüge. Nun stellen Sie sich vor, welches Leben Sie leben würden, wenn Sie ein zweites zur Verfügung hätten.

Vielleicht tauchen dabei Vorstellungen und Pläne aus der Kindheit wieder auf. Vielleicht taucht ein exotischer Wunsch auf. Etwas, was konträr ist zu dem, wie Sie gerade leben. Greifen Sie sich aus dieser Vorstellung einen konkreten Wunsch heraus. Es kann die Reise in ein anderes Land sein, der Wunsch nicht mehr zu rau-chen, schickere Garderobe oder mehr Unabhängigkeit vom Partner. Sie entscheiden sich für den Wunsch, der Ihnen am wichtigsten ist.

Sobald der Wunsch sich manifestiert hat, reiben Sie sich kurz die Augen und strecken sich, um ihn dann schnell schriftlich festzuhalten. Bewahren Sie den Zettel an einem sicheren Ort auf – mehr ist fürs Erste nicht zu tun. Sie werden nämlich merken, dass Sie sich mit der Zeit Ihrem Wunschziel nähern. Denn ist der Wunsch einmal formuliert und festgehalten, dann rückt er auch in greifbare Nähe.

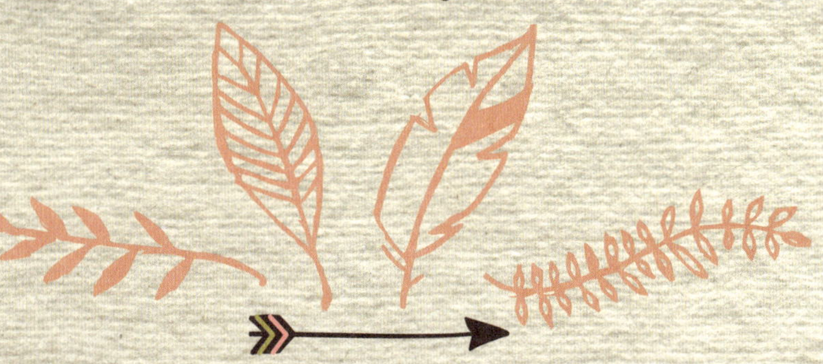

GERADE JETZT!

Ziemlich oft spricht etwas dagegen, ausgerechnet jetzt ein bisschen Abstand zum Alltag zu nehmen und achtsam zu sein. Sich Zeit zu nehmen zum Innehalten mit ein paar ganz bewussten Atemzügen. „Bei diesem ätzenden Stau mag ich mich nicht auf den Atem und meine Körperwahrnehmung konzentrieren, ich will hier einfach nur ärgerlich sitzen und auf die Bremslichter des Vordermanns starren." „Achtsames Zähneputzen geht gerade nicht, ich fühle mich gehetzt und muss überlegen, was noch alles zu tun ist." „Wie soll ich hier irgendetwas loslassen, wenn meine Kinder heute solche Nervensägen sind!"

Gerade jetzt, das ist die Devise! Kein Zeitpunkt ist wirklich geeignet, zum erklärten Moment der Aufmerk-samkeit zu werden, und damit jeder. Zum Beispiel genau … dieser!

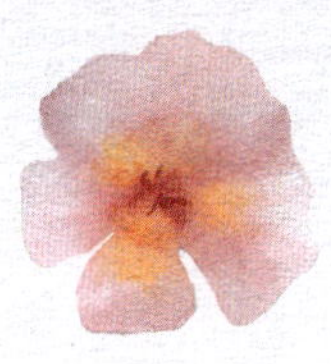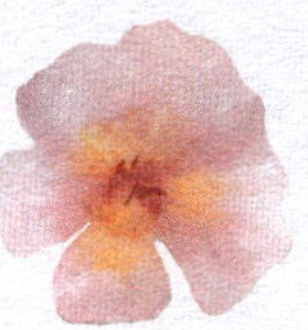

DEN KOPF FREI MACHEN FÜR schöne DINGE

Wer grübelt, verlässt das Hier und Jetzt. In Gedanken wandert man entweder in die Vergangenheit, um über Dinge nachzudenken, die bereits geschehen sind und an denen man nichts ändern kann. Oder man begibt sich in die Zukunft, um sich ebenfalls mit Umständen zu beschäftigen, auf die man keinen Einfluss nehmen kann. Besonders unangenehm am Grübeln ist, dass die Gedanken um immer gleiche Sachverhalte kreisen. Der Grund liegt entweder darin, dass wir nicht aufhören können, uns an vergangene Situationen zu erinnern, in denen wir verletzt wurden. Oder – die noch häufigere Grübel-Ursache – wir machen uns Sorgen um den Ausgang von etwas und wandern in Gedanken permanent in eine ungewisse Zukunft. Beiden Fällen ist gemeinsam, dass die kreisenden Gedanken nichts ändern können an einem unguten Gefühl oder einer Sorge. Sie verstärken sie vielmehr noch.

Eins ist klar: Wer grübelt, ist nicht produktiv. Aus den immer gleichen Gedanken kann nichts Gutes, Neues entstehen. Machen Sie sich frei von den Gedanken, die Sie beschränken und über Gebühr beschäftigen:

Benennen Sie das Thema, das Sie beschäftigt. Geben Sie ihm einen Namen wie: Ärger über die Oma, Sorge um Geld, ständiger Appetit, Einschulung der Zwillinge. Schreiben Sie es auf einen Zettel, den Sie verwahren, um ihn bei Bedarf hervorzuholen. Schreiben Sie Ihr Problem auf – und lassen Sie es los.

Wenn Sie unbeobachtet sind, sprechen Sie kurz ein paar Worte mit sich. Befragen Sie sich nach den Gründen für Ihre Grübeleien. Beantworten Sie die Frage möglichst knapp und geben Sie sich selbst den Rat: „Das wird sich zu gegebener Zeit finden. Ich lasse es los."

Beschäftigen Sie sich mit Ihrer Umgebung. Schauen Sie genau hin, riechen und tasten Sie. Beobachten Sie alles, was um Sie herum geschieht, ganz genau. Das bringt Sie in die Gegenwart zurück und an den Ort, an dem Sie sich gerade befinden.

Die COOKIE-MEDITATION

Eine Cookie-Meditation gibt es natürlich nicht. Wir sind alle vernünftig und wissen, dass Süßes kein Ersatz für Achtsamkeit, Erholung und Gelassenheit ist. Theoretisch … Aber wenn mal gar nichts mehr geht, geht, seien wir ehrlich, immer noch Schokolade. Zumindest mal ausnahmsweise. Am besten verpackt in selbst gemachte Cookies! Beim Backen können Sie zur Ruhe kommen, durchatmen und dabei den leckeren Duft genießen. Und schon vor dem ersten Bissen ist alles gar nicht mehr so schlimm. Nur noch ein Heißgetränk dazu und dann: Pause! Spüren Sie jedem Bissen nach, kauen Sie langsam – so gibt es sie vielleicht doch, die Cookie-Meditation.

Zubereitungszeit: ca. 20 Min
(+ 15 Min Backzeit)

**Zutaten für 30 Schokoladencookies
mit Pekannüssen**

150 g dunkle Schokolade (70 % Kakaoanteil)

50 g Pekannüsse

125 g weiche Butter

50 g brauner Zucker

30 g weißer Zucker

1 P. Vanillezucker

1 Ei

140 g Mehl

1 Tl Backpulver

1 Tl Kakaopulver

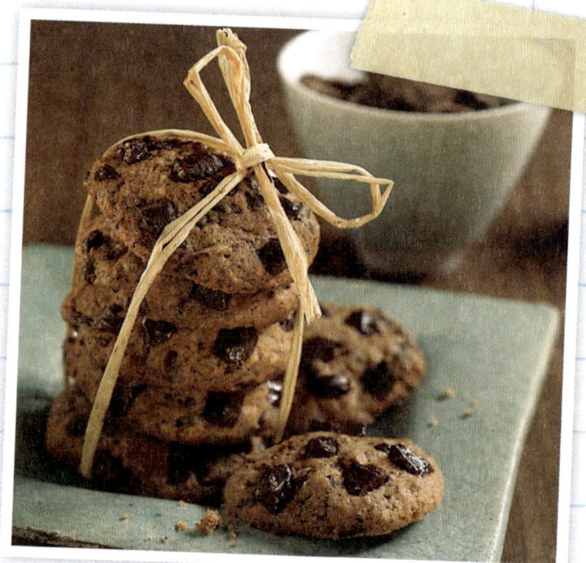

Zubereitung

1. Die Schokolade grob hacken, die Pekannüsse mittelfein mahlen. Den Backofen auf 180 °C vorheizen. Zwei Backbleche mit Backpapier auslegen.

2. Die Butter mit allen Zuckersorten cremig rühren, dann das Ei unterrühren. Mehl, Backpulver und Kakaopulver vermischen, auf die Buttermasse sieben und gut unterrühren. 125 g von der gehackten Schokolade und die Pekannüsse unterrühren.

3. Mit zwei Teelöffeln Teighäufchen nicht zu dicht beieinander auf die Backbleche setzen, mit den restlichen Schokostückchen bestreuen. Die Cookies ca. 12 Minuten backen. Auf einem Kuchengitter auskühlen lassen.

Bewegung
DOKUMENTIEREN

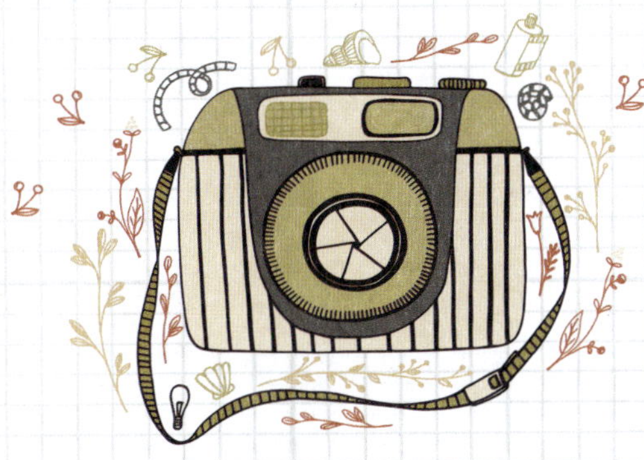

Eine Übung, die Sie lehrt, Ihren Sinn für besondere Momente zu schärfen, ist „Die Bilderserie".
Dafür legen Sie ein Album auf dem Smartphone an, in dem Sie jeden Tag ein Bild ablegen.
Sie können dafür unterschiedliche Themen wählen, zum Beispiel:

* Begleiten Sie einen jungen Baum, eine Pflanze oder ein Beet, das Sie bei Wachstum und Veränderung dokumentieren

* Fotografieren Sie eine Person, die Ihnen nahesteht, in verschiedenen Situationen und zu verschiedenen Tageszeiten. Das kann ein Familienmitglied sein, ein Freund oder natürlich Sie selbst.

* Wählen Sie jeden Tag einen Moment, der diesen Tag auf besondere Weise charakterisiert, der Ihnen in Erinnerung bleiben soll.

Sie werden feststellen, dass diese Übung Ihren Blick für Besonderheiten schärft. Sie werden auch ohne Kamera den Blick auf Wandel und Veränderung trainieren. Außerdem wird Ihnen auf diese Weise deutlich, wie unterschiedlich Dinge und Menschen aus verschiedenen Perspektiven wirken können.

MOTIVE FINDEN

„Kadrage" ist ein filmwissenschaftlicher Begriff, der ursprünglich aus dem Französischen kommt. Er bezeichnet das Rechteck, das von einem Bildformat eingeschlossen ist. Mit einer einfachen Übung, die man als Kadrieren bezeichnen könnte, können Sie üben, beim Fotografieren geeignete Motive aus der besten Perspektive zu erwischen.

Auch ohne Kamera vor der Nase können Sie nämlich Ihren Blick schärfen für Motive und für die Auswahl des passenden Ausschnitts. Dafür bilden Sie jeweils aus Daumen und Zeigefinger ein Rechteck. Mithilfe dieses

Rechtecks, der „Cadrage", können Sie verschiedene Motive ins Visier nehmen und ein Gefühl entwickeln für die optimale Platzierung und Bewegung von Gegenständen und Personen.

Je nachdem, wie nah Sie Ihre kleine „Handkamera" vors Auge halten, ergibt sich ein kleinerer oder größerer Ausschnitt der Welt. Dass Sie sie nicht alle festhalten können, um sie später anzusehen oder anderen zeigen zu können, spielt keine Rolle. Es geht nur darum, den Blick fürs Wesentlich und Ihre Fantasie zu schulen.

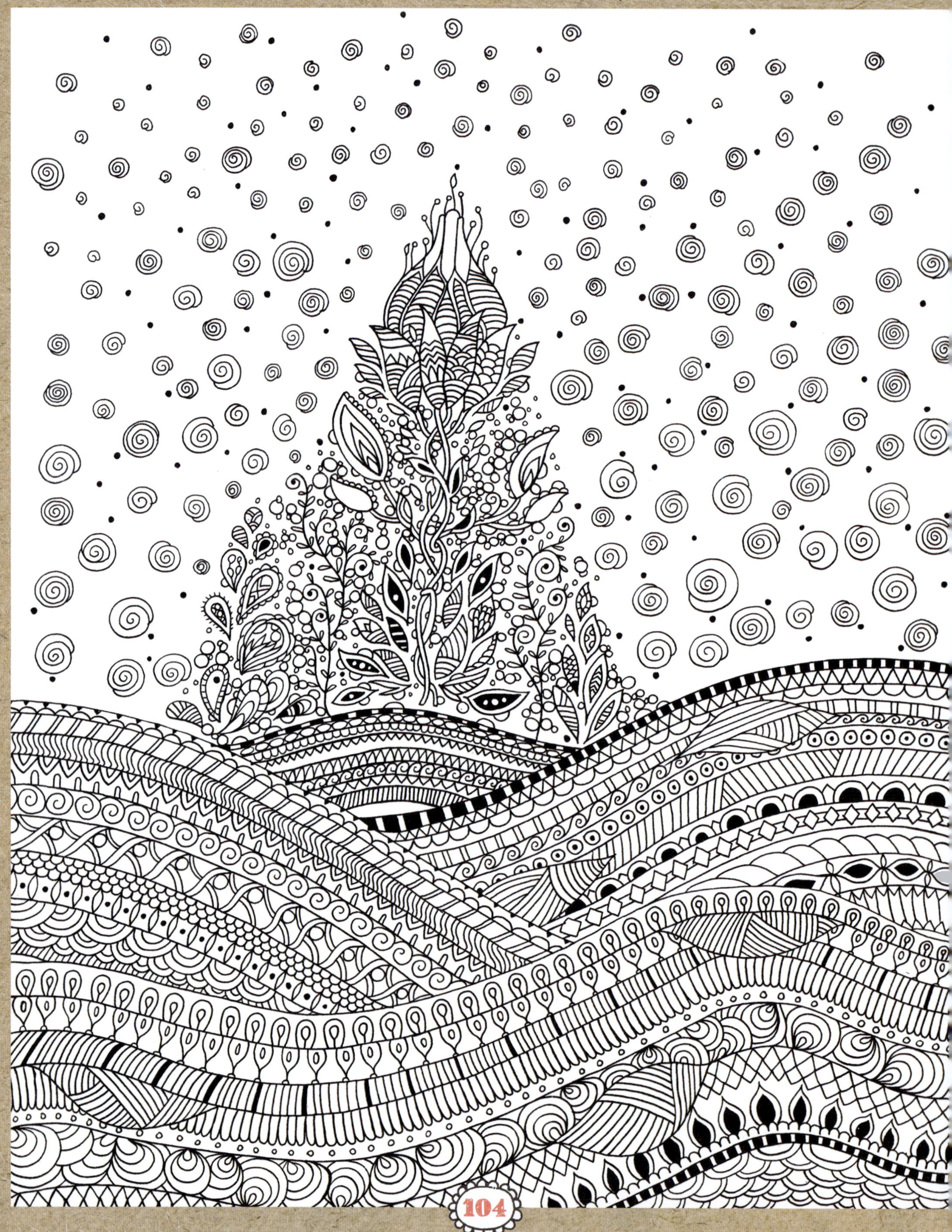

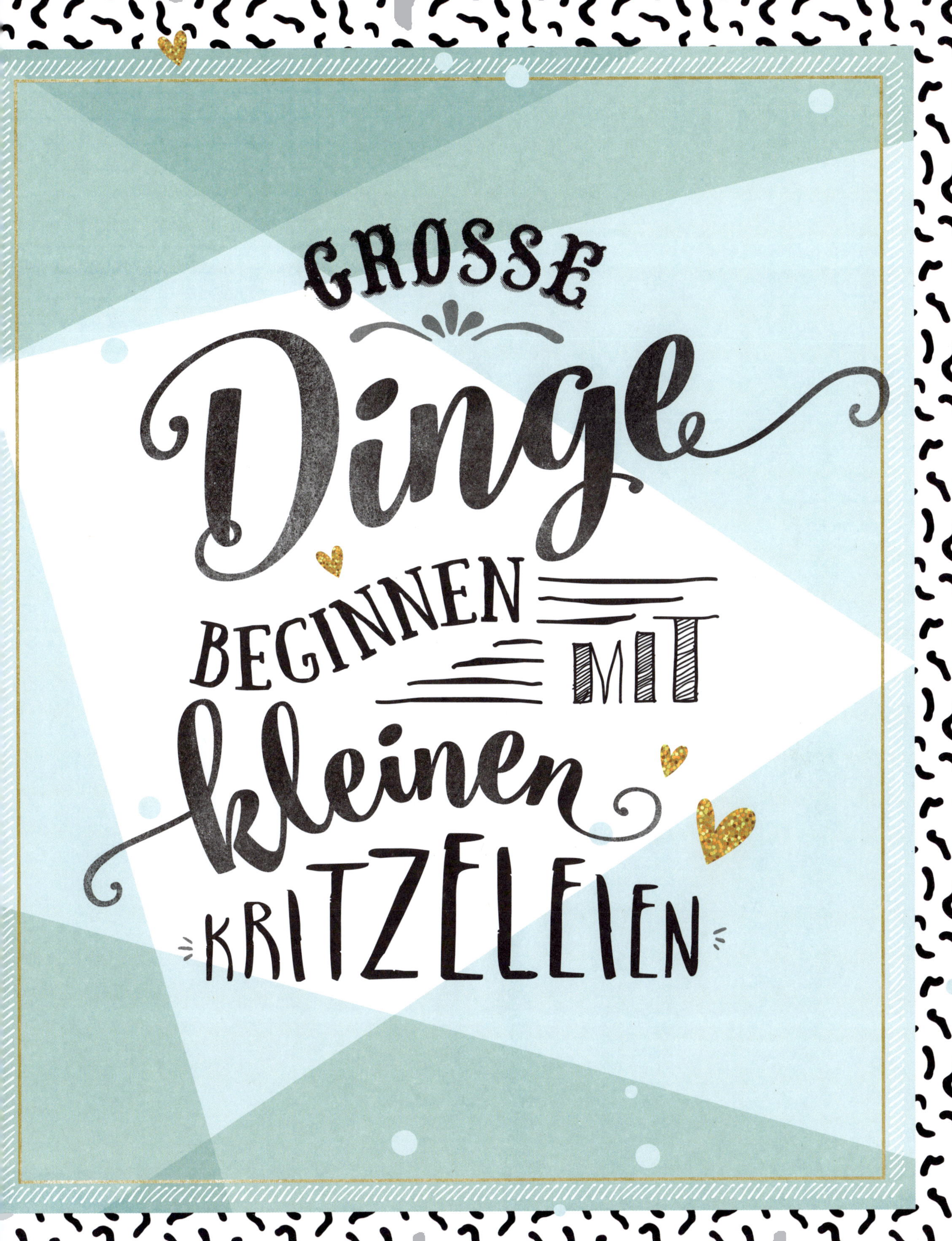

GROSSE
Dinge
BEGINNEN MIT
kleinen
KRITZELEIEN

WITZIGE Kameratasche

Größe: 13 x 7,5 cm, Umhängeschnur 120 cm lang

Ein praktisches Täschchen für alle Fans der Fotografie: Ein origineller Brustbeutel, mit dem man zwar keine Bilder machen, dafür darin aber seine wichtigsten Habseligkeiten sicher verstauen kann.

Material

50 g Häkelgarn in Schwarz sowie Reste in Silber, Anthrazit und Weiß (100 % Baumwolle, LL 125 m/50 g)

Häkelnadel Nr. 2,5

Nähnadel zum Vernähen der Fäden

Druckknopf, ø 8 mm

Knopf in Schwarz-Weiß, ø 12 mm

Nähgarn in Schwarz

So wird's gemacht

Jede fM-R beginnt mit 1 Lfm.

Jede fM-Rd beginnt mit 1 Lfm und endet mit 1 Km.

Vorderseite

Von oben in Silber beginnen

1. R: 33 Lfm, 32 fM ab 2. Lfm von der Nd aus (= 32 fM)

2.–5. R: 32 fM

6.–37. R: in Schwarz 32 fM

38.–51. R: in Silber 32 fM

52.–54. R: in Schwarz 32 fM

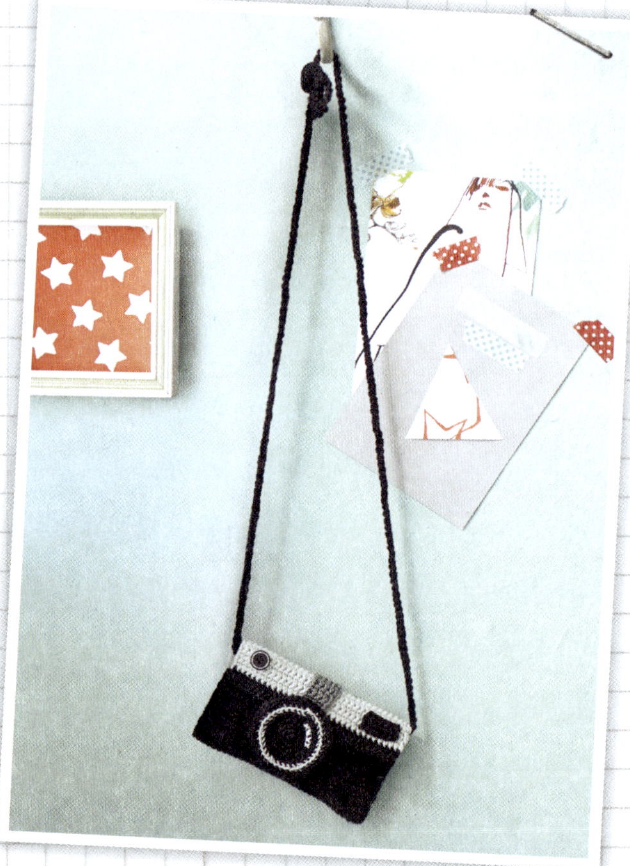

Objektiv-Vorderseite

1. Rd: in Schwarz 2 Lfm, 6 fM in 2. Lfm von der Nd aus
(= 6 fM)

2. Rd: jede M verd (= 12 fM)

3. Rd: jede 2. M verd (= 18 fM)

4. Rd: jede 3. M verd (= 24 fM)

5. Rd: jede 4. M verd (= 30 fM)

Weiter in Silber (1-fach) mit schwarzem Nähgarn (2-fach)
als Beilaufgarn:

6. Rd: nur in hinteres M-Glied: jede 5. M verd (= 36 fM)

7. Rd: in Schwarz nur in hinteres M-Glied: jede 6. M verd
(= 42 fM)

Objektiv-Rückseite

1. Rd: in Schwarz 2 Lfm, 6 fM in 2. Lfm von der Nd aus
(= 6 fM)

2. Rd: jede M verd (= 12 fM)

3. Rd: jede 2. M verd (= 18 fM)

4. Rd: jede 3. M verd (= 24 fM)

5. Rd: jede 4. M verd (= 30 fM)

6. Rd: jede 5. M verd (= 36 fM)

7. Rd: jede 6. M verd (= 42 fM)

Mittelsteg

1. R: in Anthrazit 5 Lfm, 4 fM ab 2. Lfm von der
Nd aus (= 4 fM)

2.–14. R: 4 fM

Sucher (2 x)

1. R: in Schwarz 7 Lfm, 6 fM ab 2. Lfm von der
Nd aus (= 6 fM)

2.+3. R: 6 fM

Umhängeschnur

In Schwarz mit doppelt gelegtem Faden 250 Lfm

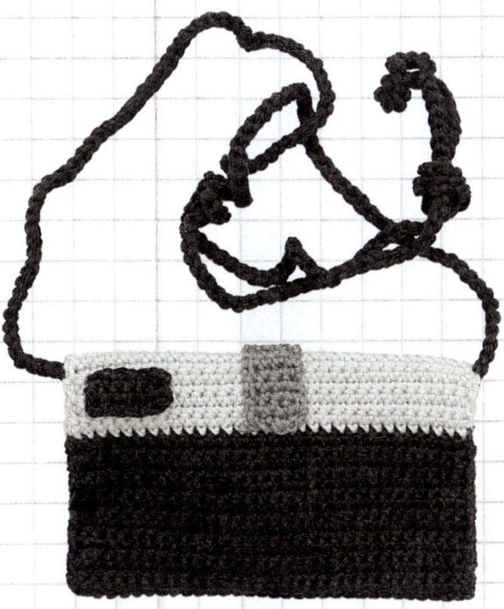

Fertigstellen

Tasche in Reihe 21 falten (= unterer Knick), anschließend an den Seiten in entsprechender Farbe zusammennähen. Fäden vernähen. Knopf in Position annähen.
Sucher an Vorder- und Rückseite annähen, Mittelsteg
mittig über Reihe 38 bis 51 festnähen. Objektiv-Vorder-
und -Rückseite zusammennähen, dabei darauf achten,
dass sich die beiden Rückseiten der Teile innen befinden und dass nur durch die inneren beiden M-Glieder
gestochen wird. Das fertige Objektiv an den letzten drei
Reihen des Taschenüberschlags festnähen. Lichtspie-
gelung in Weiß auf Objektiv sticken. Umhängeschnur
an den oberen Ecken festnähen, in gewünschter Länge
verknoten. Druckknopf an Vorderseite und entsprechend dazu an Rückseite des Taschenüberschlags
festnähen. Evtl. leicht bügeln (Tuch dazwischen legen).

AUCH GLÜCK IST EINE FRAGE DER *Perspektive*

In der Fotografie entscheidet vor allem die Bildkomposition darüber, ob wir ein Bild als gelungen bzw. interessant empfinden. Es geht um Perspektive, Motivplatzierung, Licht und Schatten und natürlich den Ausschnitt, der gezeigt wird.

Nicht anders ist es bei der Wahrnehmung – der Komposition – des eigenen Lebens: Mit welcher Perspektive schauen wir zurück? Überwiegen Licht oder Schatten? Was merken wir uns, was würden wir gern vergessen und wo platzieren wir uns in dem Ganzen? Bis zu einem gewissen Punkt können wir uns für eine positive, wohlwollende Wahrnehmung der Kindheit, Partnerschaft, unserer beruflichen Entwicklung aktiv entscheiden. Das heißt nicht schönreden, wenn etwas wirklich unangenehm war oder dringend der Veränderung bedarf. Was in unserer Macht steht zu verbessern, sollten wir angehen. Aber wer lernt, vor allem positiv zurückzuschauen, die Glücksmomente zu erkennen, der kann sich auch auf eine positive Zukunft einstellen, anstatt seine Zeit mit Sorgen und Zweifeln zu vertun. Rechnen Sie einfach mal mit dem Besten – schließlich gab es in der Vergangenheit ja auch sehr viel Positives, oder? Sie werden sehen: Mit mehr Mut, Neugier und Gelassenheit begegnet man künftigen Chancen im Leben anders und versteht es, sie zu ergreifen und für sich zu nutzen.

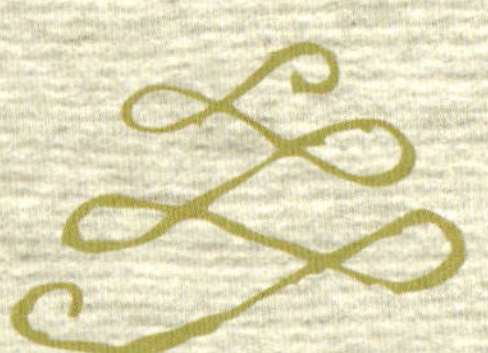

DIE WELT IST SO VIEL GRÖSSER

Wir können so viel mehr sehen, wenn wir genauer hinschauen und uns dabei unserer Vorstellungskraft und Fantasie bedienen:

❊ Die Wurzel des Baumes ist so groß wie seine Krone. Wir schauen nach oben und sehen seine Blätter, und unter uns sind in diesem Moment seine Wurzeln, auch wenn wir sie nicht sehen.

❊ Das Meer ist so tief und weit, dass ganze Gebirgszüge in der Ferne, in der Tiefe darin Platz haben. Ein Schiff befindet sich an der Oberfläche und als Passagieren dieses Schiffes bleibt uns verborgen, welche Formationen sich unter uns befinden.

❊ Eine Kiwi, die wir vielleicht achtlos essen, ist um die halbe Welt zu uns gereist. Sie wurde dort von Menschen gepflückt und verladen, in Empfang genommen und bis in unsere Nähe gebracht, damit wir sie genießen können.

❊ Der Kollege, der uns unfreundlich anschnaubt, hat vielleicht an diesem Morgen eine schlimme Nachricht erhalten oder festgestellt, dass seine Ehe nicht mehr zu retten ist. Wir ärgern uns über seine schlechten Manieren und wissen nicht wirklich, was in ihm vorgeht.

HERRLICH entspannend

Ein heißes Bad ist ein wunderbarer Weg, um eine echte Pause zu machen – am besten, wenn es nicht nur Wasser, sondern auch Pflegestoffe enthält und darüber hinaus herrlich duftet. Machen Sie auch Ihren Badezusatz selbst. Schon die Herstellung macht Spaß und ist eine kleine Pause an sich. Danach können Sie Duft und Wärme in der Badewanne genießen. Keine Badewanne? Auch ein duftendes Fußbad in einer ausreichend großen Schüssel kann sehr gut tun.

Zutaten für 1 Portion Badesalz

250 g Totes-Meer-, Epsom- oder Himalaya-Salz (z. B. aus der Drogerie)

40 g Buttermilch- oder Sahnepulver

15 g Argan- oder Mandelöl

10–15 g Parfümöl Ihrer Wahl

Herstellung

1. Das Salz abwiegen und in einer sauberen Schüssel mit dem Buttermilch- bzw. Sahnepulver, dem Öl und dem Parfümöl mit den Händen gut vermengen.

2. Die Mischung in ein sauberes, heiß ausgespültes, trockenes Gefäß mit Deckel füllen und beim nächsten Baden verbrauchen.

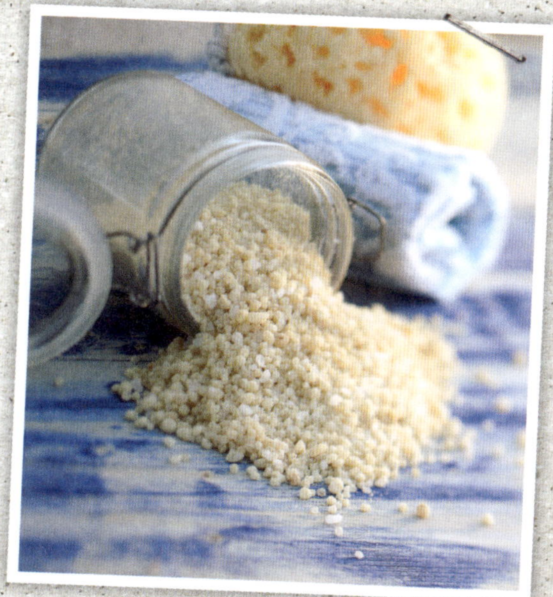

TIPP

Auf Wunsch können Sie weitere Zusatzstoffe wie getrocknete Blütenblätter, Kräuter und/oder auch ein wenig Lebensmittelfarbe (Pulver) ergänzen und sich so Ihren ganz individuellen Badegenuss kreieren.

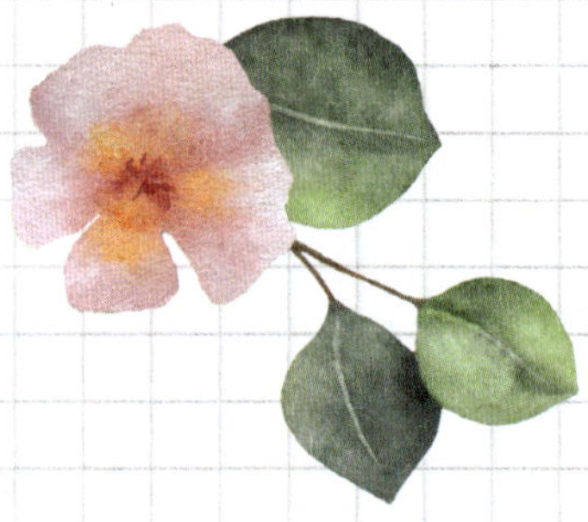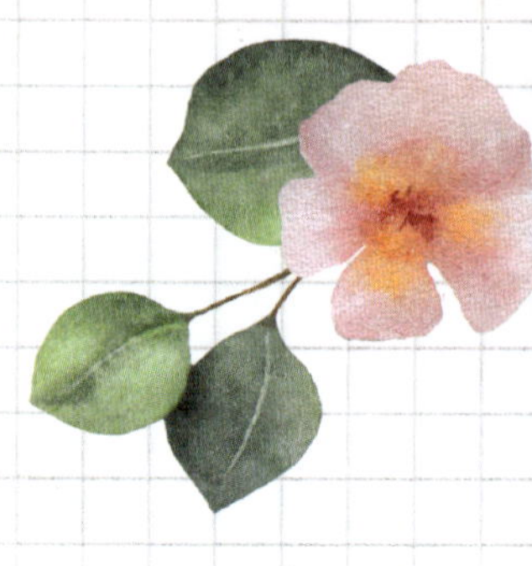

Die
FANTASIE
ANREGEN

In der Kindheit war es uns selbstverständlich, Geschichten zu erfinden und uns auf fantastische Reisen zu begeben. Bei jedem Rollenspiel erfanden wir Namen und Identitäten und hatten Spaß dabei, jemand anders zu sein. Wir suchten uns Rollen, Berufe, Lebensumstände aus und erprobten im Spiel, wie sich das anfühlte. Das Spiel bereitete uns aufs Leben vor und enthob uns zeitweilig der realen Welt, die wir dabei vergaßen. Die nachfolgenden Übungen helfen Ihnen dabei, Ihre Fantasie wieder anzuregen.

❋ Erzählen Sie Geschichten zu Fotos, die Sie geschossen haben. Das können Sie schriftlich tun oder sie einem Freund erzählen. Erfinden Sie Dialoge, die zwei Menschen auf einem Foto führen. Warum lacht dieser Mensch auf dem Foto oder warum sieht er besorgt aus? Was geschieht hier als nächstes?

❋ Erfinden Sie Biografien von Menschen, denen Sie häufig begegnen, die Sie aber nicht näher kennen, zum Beispiel die eines Verkäufers oder eines Nachbarn, mit dem Sie sich noch nie unterhalten haben.

❋ Erzählen Sie Geschichten zu Kunstwerken. Warum hat der Künstler dieses Motiv gewählt? An welche lebenden Personen erinnern Sie die Figuren auf einem Gemälde? Was geschah nach diesem Moment, der hier festgehalten wurde?

❋ Bei penetranten Telefonierern in öffentlichen Verkehrsmitteln: Stellen Sie sich die Person am anderen Ende der Leitung vor. Wie sieht sie aus, was macht sie gerade, in welchem Verhältnis steht sie zu dem Anrufer? Erfinden Sie eigene Antworten auf die Fragen Ihres telefonierenden Nachbarn.

❋ Wenn Sie (im Urlaub) zum Beispiel eine Altstadt oder ein Schloss besichtigen, stellen Sie sich vor, Sie seien Touristenführer oder, wenn Sie zu zweit oder dritt sind, Experten für diese Sehenswürdigkeit. Denken Sie sich historische Informationen zu den Dingen aus, die Sie sehen. Fachsimpeln Sie fiktiv miteinander drauflos oder erfreuen Sie Ihre Begleiter mit fantasievollen Informationen, die Sie im Brustton der Überzeugung vortragen.

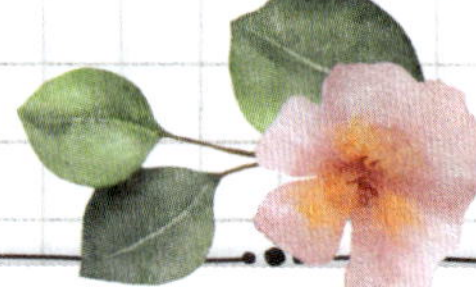

Fallen Ihnen noch mehr Situationen ein, in denen Sie sich mit Ihrer Fantasie mehr vorstellen können, als das, was gerade sicht-, hör- und greifbar ist?

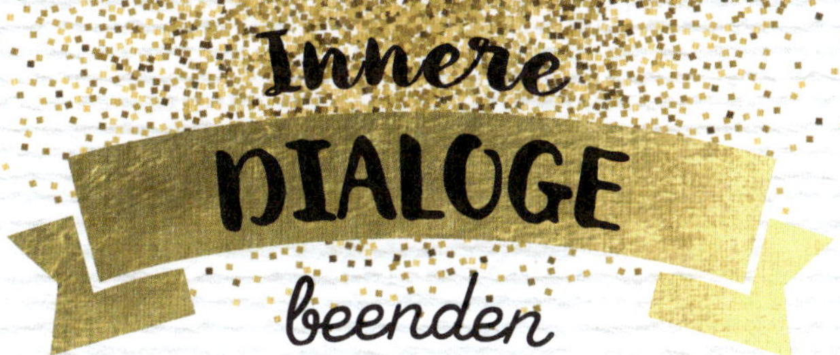

Fast ohne es zu bemerken, geraten wir oft in Dialog mit jemandem, der gar nicht anwesend ist. Der Dialog findet im Inneren statt, wenn wir uns mit einem Kollegen, dem Partner, den Kindern oder Freunden auseinandersetzen, auf die wir gerade sauer sind.

In diesen inneren Dialogen sind wir oft deutlich wortgewandter und konsequenter als in der Realität, weil unser Gegenüber unsere wütenden Tiraden wortlos über sich ergehen lassen muss. Wahrscheinlich sind diese Gespräche deshalb auch so unergiebig und letztlich frustrierend: Ohne die Meinung des anderen werden unsere Dialoge zu ziemlich uninteressanten, traurigen Monologen. Wir halten innere Strafpredig-

ten und ausgefeilte Plädoyers für unser Verhalten in bestimmten Situationen, wir decken Fehlverhalten bei den anderen auf. Wir werden viele Vorwürfe los, aber das Wichtigste an einem Streitgespräch passiert nicht: Der Andere kommt nicht zu Wort. Und wir werden nicht gehört. Alles spielt sich nur in unseren Gedanken ab.

Beenden Sie diese inneren Dialoge zugunsten echter Gespräche. Melden Sie sich bei dem Freund, dem Sie etwas sagen möchten, teilen Sie Ihrem Partner Ihren Ärger auf konstruktive Weise mit, werden Sie los, was Sie beschäftigt. Das reinigt Ihre Gedanken und gibt den anderen eine Chance, sich zu Ihrem Ärger zu äußern.

DIE KRAFT DER ERDE

Bei dieser Meditation verbindet man sich mit der Kraft der Erde. Dabei liegen oder sitzen Sie im Freien auf der Wiese, auf Waldboden oder im Sand an der Meeresküste. Achten Sie darauf, dass die Sitzfläche bequem genug ist, sonst lenken Sie ein schmerzender Po oder ein verspannter Rücken zu früh wieder ab.

Wie immer atmen Sie bewusst, ohne den Atem in einer besonderen Weise zu lenken oder zu korrigieren. Dabei stellen Sie sich vor, dass Sie den Sauerstoff zum

Atmen nicht nur aus der Luft beziehen, sondern auch aus der Erde, mit der Sie verbunden sind.

Visualisieren Sie sich auf der Ende sitzend, ein winziges Pünktchen auf der Oberfläche eines riesigen Planeten, der Sie trägt und versorgt. Gleichzeitig dürfen Sie an Ihre Unterlage negative Energie abgeben. Die Erde nimmt sie auf und entsorgt sie, ohne dass Sie etwas dafür tun müssen.

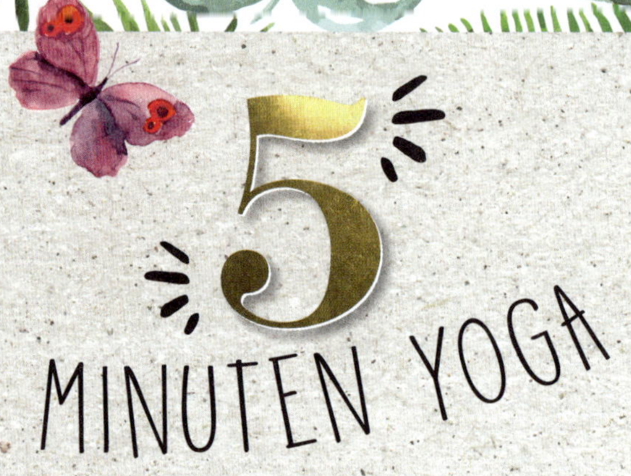

AUGEN- UND OHREN-YOGA

Die folgende Übung führen Sie nur mit den Augen, Ohren und Händen aus. Sie ist eine Mischung aus Körperübung und Meditation. Diese Übung ist hervorragend zur Entspannung geeignet, die sanfte Massage beruhigt und vitalisiert gleichermaßen. Sie können Sie vor dem Schlafengehen ausführen oder auch, wenn sich ein ungestörter Moment einrichten lässt, zum Beispiel in der Mittagspause.

❋ Sie können diese Übung im Stehen oder im Sitzen ausführen. Möchten Sie sitzen, so setzen Sie sich gerade und ohne sich anzulehnen auf einen Stuhl oder auf den Boden in den Schneider- oder Lotussitz.

❋ Schließen Sie Ihre Augen. Denken Sie daran, ruhig und tief ein- und auszuatmen.

❋ Legen Sie die Spitzen Ihrer Mittelfinger etwas oberhalb der Augenbrauen mittig auf die Stirn und lassen Sie sie dort mehrmals hintereinander mit leichtem Druck über den sensiblen Druckpunkt kreisen.

❋ Lassen Sie währenddessen die Kinnmuskulatur locker und halten Sie nicht die Luft an.

❋ Dann streichen Sie mit beiden Fingerspitzen über die Schläfen und straffen dabei Ihre Stirnpartie.

❋ Wiederholen Sie dies ebenfalls mehrmals hintereinander.

❋ Dann lassen Sie die Fingerspitzen einen Moment lang auf den Schläfen ruhen und pressen diese anschließend in kurzen Zeitabständen mehrmals hintereinander.

❋ Öffnen Sie die Augen.

❋ Gleiten Sie nun zu den Ohrläppchen hinab, massieren Sie diese, und kneten Sie danach die gesamte Ohrpartie Stück für Stück durch.

❋ Zum Abschluss streichen Sie die Lymphbahnen an den Außenseiten des Halses entlang mit Ihren Fingerspitzen kräftig von oben nach unten aus.

❋ Wiederholen Sie diese Übung ebenfalls mehrmals.

GÄRTNERN ist MEDITATION

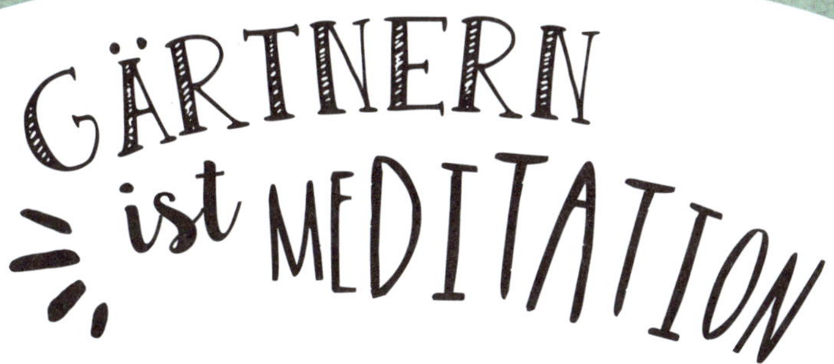

Eine besondere Art der Verbindung mit der Erde ist das Gärtnern. Egal ob auf dem Fensterbrett, im Vorgarten oder im professionellen Gemüsegarten: Hier sind Sie eng mit der Natur und ihrer ungeheuren Kraft verbunden.

Wenn man in der Stadt, an Bahngleisen oder Baustellen genau hinschaut, sieht man, wie stark und geradezu unerbittlich die Natur ist. Dass sie sich jedes Fleckchen, das der Mensch nicht mit Asphalt und Teer abdichtet, zurückholt. Dieser Kraft können Sie auch auf die Spur kommen, wenn Sie nur ein paar Töpfe auf dem Fensterbrett mit Saatgut beobachten und großziehen. Auch am Fenster können Sie Rankgitter bewachsen lassen und Tomaten züchten, wenn Sie das wollen. Noch schöner ist natürlich das Gärtnern auf dem Balkon oder im eigenen Garten.

Eine besondere Form des Gärtnerns ist das so-genannte Guerilla Gardening. Hinter dem Begriff steckt eine Bewegung von Menschen, die Ihre Städte begrünen und zwar überall, wo es nur möglich ist. Sie bepflanzen kleinste Grünflächen mitten in der Großstadt und bauen „Samen-bomben" aus Erde und Blumensamen, die sie über Mauern oder auf Flachdächer werfen. Inzwischen unterstützen viele Stadtverwaltungen das Gärtnern in der Großstadt auf Verkehrsin-seln oder ehemaligen Rasenflächen. Erkundigen Sie sich einmal bei Ihrer Stadt, ob man Paten-schaften für kleine Grünflächen in der Nähe Ihrer Wohnung übernehmen kann.

Immer weiter verbreitet sind auch Garten-projekte mitten in der Stadt, bei denen man mitarbeiten kann. So kann man die Freuden des Gärtnerns, auch ohne Balkon und Schrebergar-ten genießen.

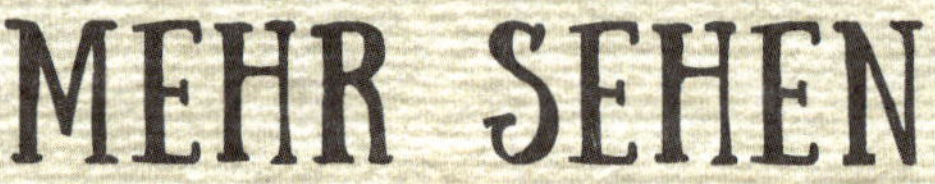
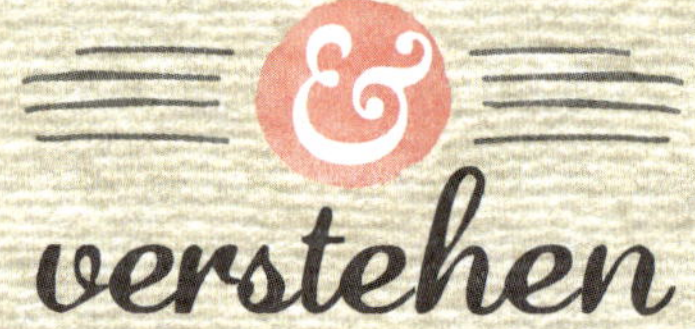

MEHR SEHEN & verstehen

Je tiefer Ihr Interesse an der Welt ist, desto mehr sehen Sie, und desto mehr haben Sie der Welt mitzuteilen. Je mehr Kenntnis Sie von einer Sache oder einem Gebiet haben, desto mehr Freude und Interesse werden Sie daran entwickeln. Informieren Sie sich also vor dem Besuch einer Ausstellung oder eines Konzerts über das, was Sie sehen und hören werden.

Sich dem Gefühl zu überlassen und ganz danach zu entscheiden, ob ein Musikstück hörenswert, ein Buch lesenswert, ein Kunstwerk sehenswert ist, ist eine gute Sache. Ein Werk können wir jedoch emotional noch stärker erleben, das Erlebte noch tiefer begreifen, wenn wir ein wenig nachforschen und mehr in Erfahrung bringen:

Zu welcher Zeit hat der Künstler/Schriftsteller/Komponist gelebt?

Wer waren seine/ihre Zeitgenossen und welche geschichtlichen Ereignisse haben ihn oder sie geprägt?

Was macht den Stil der Epoche aus, aus der das Werk kommt? Wodurch unterscheidet sie sich von der Zeit davor?

Aus welcher Stadt kommt das Orchester, das ich höre, wann und von wem wurde es gegründet?

Machen Sie ein paar Notizen, was Ihnen beim Hören/Lesen/Anschauen durch den Kopf geht.

DIE KOSTBARKEIT DES LEBENS ERLEBEN

Es gibt kein Anrecht auf Glück und Wohlbefinden. Alles, was uns gegeben ist, ist ein Geschenk, das wir zufällig erhalten haben. Die Chancen, die sich uns bieten, sind nicht selbstverständlich. Einiges von dem, was wir erleben, ist unbequem, manchmal schmerzvoll. Und immer wieder einmal blicken wir voller Fragen und Unsicherheit in die nähere Zukunft. Was wird kommen?

Sicher ist nur eines: Jeder Moment, den wir erleben, ist einzigartig. Er wird sich nicht wiederholen, und es gibt keine Möglichkeiten, in der Zeit zurückzuspringen, um etwas daran zu ändern. Darum können wir nur möglichst viele Momente bewusst erleben, seien sie glücklich oder schmerzvoll.

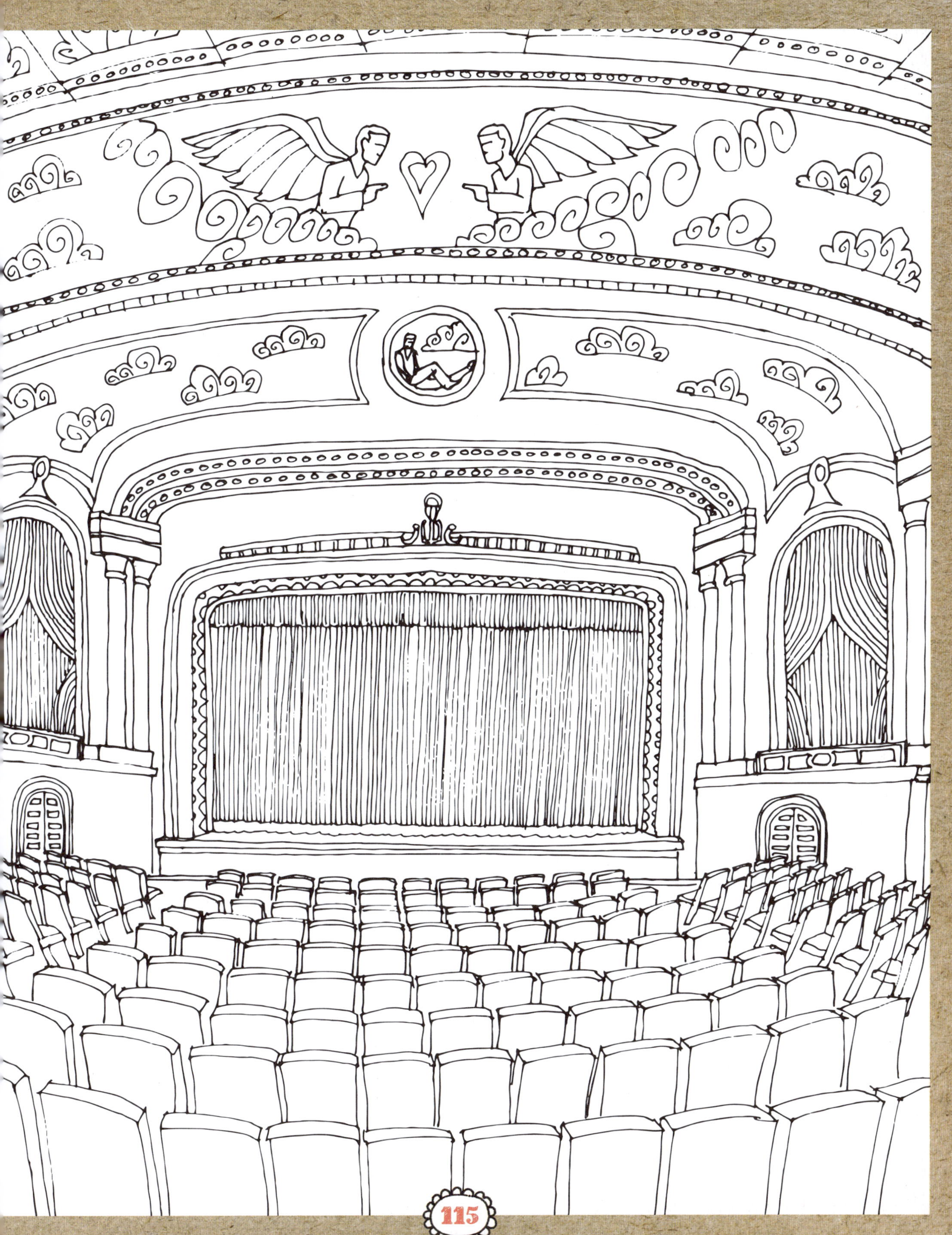

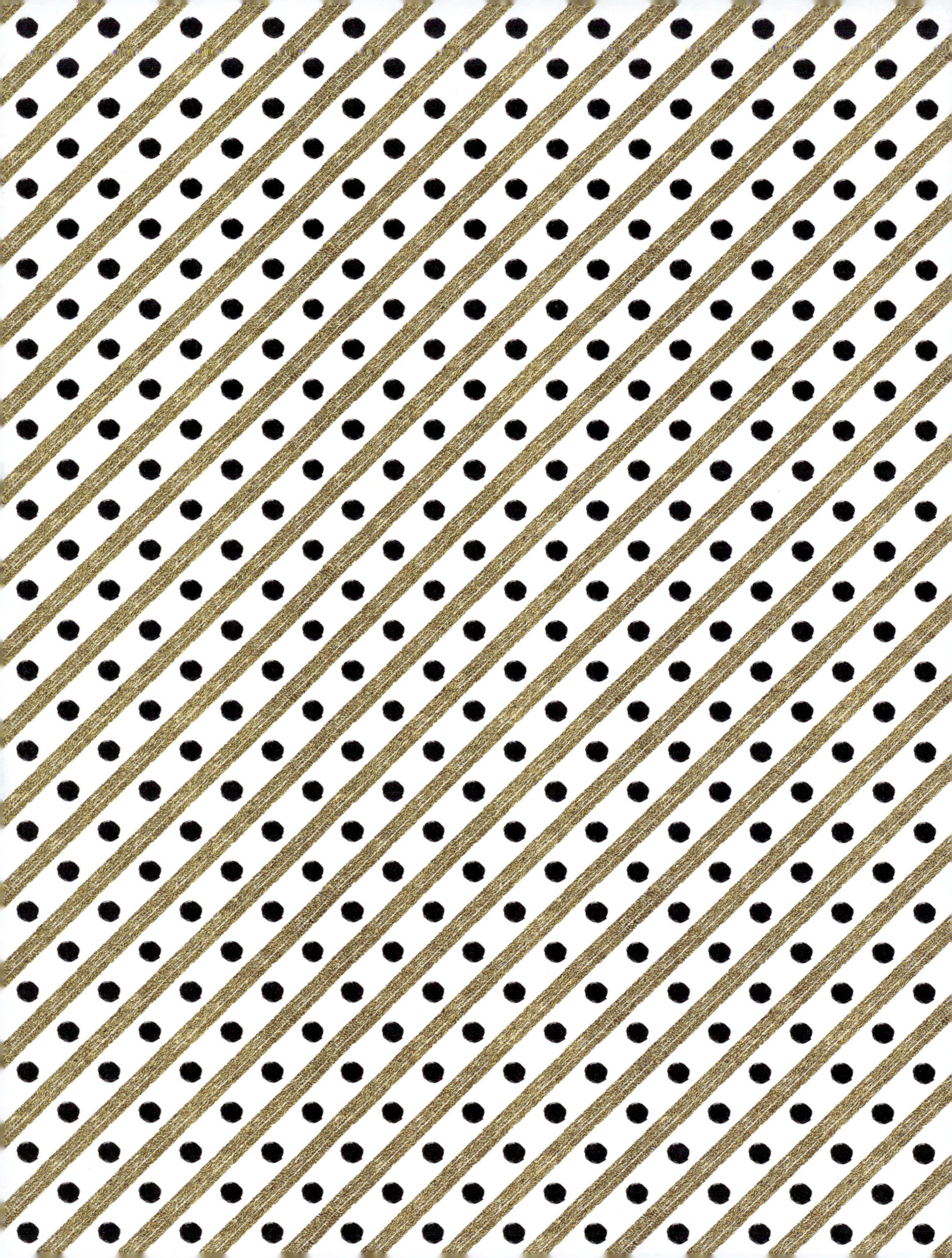

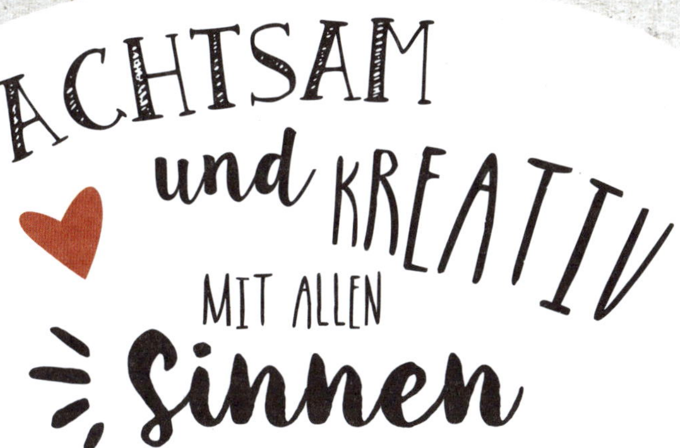

Als achtsamer Mensch lernen Sie, das zu tun, was Sie gerade tun – und sonst nichts. Konzentrieren Sie sich vollständig auf Ihre Tätigkeit und nehmen Sie dabei intensiv alles wahr, was damit in Zusammenhang steht. Wie duftet ein Buch, dass Sie zum ersten Mal aufschlagen, wie fühlt sich die neue Wolle an, welches Geräusch entsteht, wenn Sie Papier falten? Und wie schmeckt, riecht und klingt es an dem Ort, an dem jeden Tag so viele Sinneseindrücke zusammenkommen – in Ihrer Küche?
Besonders wer gerne kocht, backt und genießt, wird in diesem Kapitel viele Anregungen, Ideen und Tipps finden.
Lernen Sie, Ihre Sinne zu schärfen, zaubern Sie leckere Gerichte in der Küche und vertiefen Sie Ihr Wissen über Achtsamkeit, Kreativität und eine stressreduzierte Lebensweise.

Gestalten Sie mit Achtsamkeit Ihr Leben wahrhaft sinn-voll!

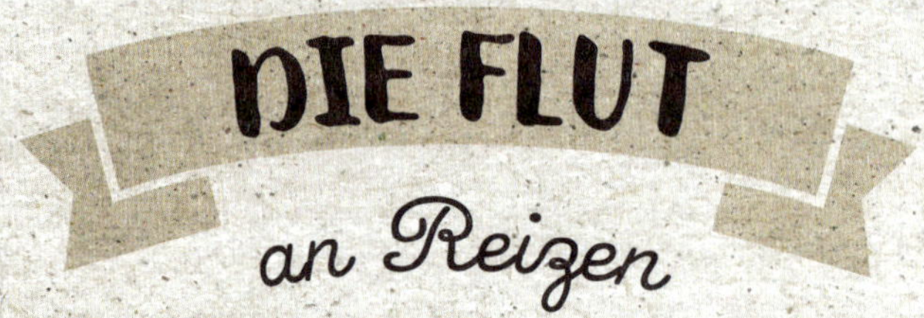

Als wir Kinder waren, waren unsere Sinne noch sehr empfindlich. Kinder reagieren sensibel auf laute Stimmen und Verkehrslärm, auf grelles Licht, mögen keine stark gewürzten Speisen. Vom Fernseher werden sie so sehr in den Bann gezogen, dass sie nicht mehr ansprechbar sind, weil das Gehirn hoffnungslos überflutet ist von bunten, schnellen Bildern.

Im Laufe unseres Lebens stumpfen wir unsere Sinne immer mehr ab, weil sie sonst ständig überfordert wären. Wir bewegen aus durch die schlechte Luft der Großstädte, ohne uns besonders daran zu stören. Genauso ertragen wir starken Verkehrslärm scheinbar ohne besondere Ermüdungserscheinungen. Wir lassen uns in Cafés von Musik beschallen und reden einfach ein bisschen lauter, um uns verständigen zu können. Geschmacksverstärker im Essen scheint notwendig zu werden, weil wir uns im Laufe des Lebens anscheinend an immer intensivere Aromen gewöhnt haben. Wir brauchen immer mehr Zucker und immer mehr Würze, um Speisen als süß oder besonders delikat zu empfinden. Werbung wird immer lauter und schneller, um unsere abgestumpften Sinne noch zu erreichen.

Die Antwort auf eine solch starke Abnutzung und Überreizung ist die Achtsamkeit. Durch Achtsamkeit lernen wir, wieder auf die Signale unserer Sinnesorgane zu achten. Wir suchen die Meditation in Stille und bemerken erst dann wieder, wieviel Lärm wir tagtäglich ausgesetzt sind. Wir legen unsere ganze Konzentration auf das Schälen einer Möhre und spüren dabei, wie sich ihre Oberfläche anfühlt, welche Geräusche dabei entstehen und welchen Geruch wir dabei wahrnehmen. Achtsamkeit ist die Antwort auf das ständige Zuviel, das aus der Umwelt auf uns einprasselt. Wir lernen wieder zu unterscheiden zwischen Eindrücken, die uns guttun und Eindrücken, die uns unter Stress setzen. Wir bekommen wieder ein Gefühl für das Bedürfnis nach Ruhe genauso wie nach guten Erlebnissen. Wir lernen, das draußen zu lassen, was uns schadet, und das hereinzulassen, was uns nährt.

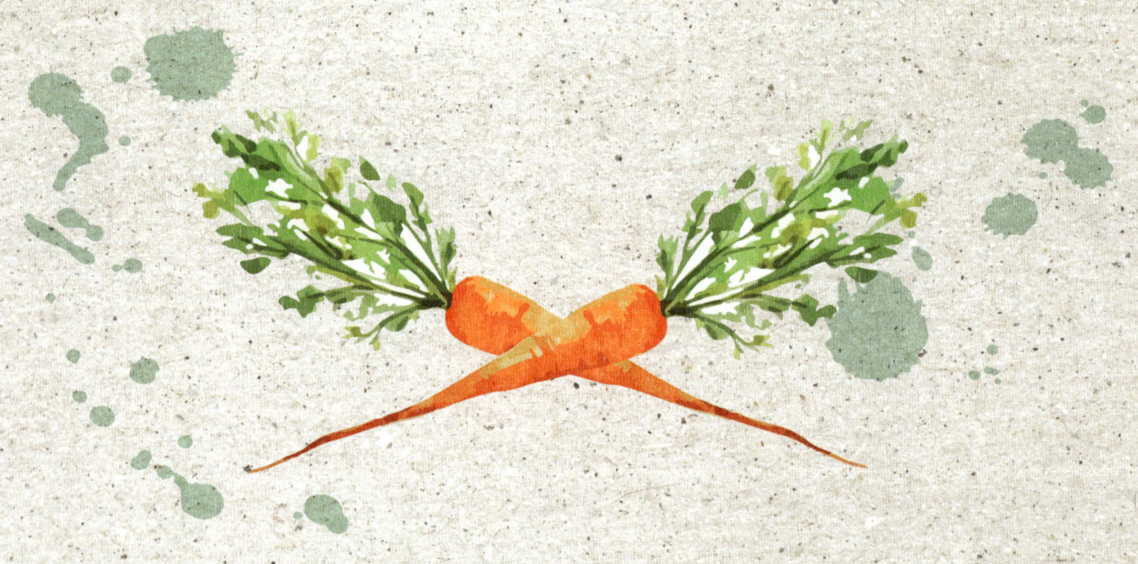

Achtsamkeit ist überall

Die Möglichkeit, Achtsamkeit zu praktizieren, besteht immer und bei allen Tätigkeiten. Nicht nur, wenn Sie kreativ tätig sind, können Sie dies mit Achtsamkeit tun, sondern auch beim Zähneputzen und Betten machen, beim Autofahren, bei der Arbeit im Büro, beim Versorgen der Kinder und beim Abendspaziergang. Immer dann, wenn es gelingt, das, was wir tun, ganz bewusst auszuführen, sind wir schon achtsam. Dafür braucht es kein Meditationskissen und keine Anleitung eines Meisters. Probieren Sie aus, wie es sich anfühlt, aufzuräumen, etwas zu schreiben, die Einkaufstasche auszupacken und sich in Gedanken völlig dieser Tätigkeit zu widmen. Wenn es nicht gelingt, hilft dabei die Konzentration auf den Atem. Und wenn man doch von den Gedanken fortgetragen wird – kehrt man ganz einfach wieder zu dem zurück, was man gerade tut.

ACHTSAMKEIT IM ALLTAG: REIS MIT GEMÜSE

„Genmai" heißt das traditionelle Frühstück im Zen-Kloster. Es handelt sich dabei um eine Suppe aus Reis und Gemüse. Das Besondere daran ist, dass das Gemüse von Hand in reiskorngroße Stückchen geschnitten wird. Die Zubereitung der Suppe ist nämlich eine Achtsamkeitsübung der Mönche, die in der Küche arbeiten. Insofern ist die Zubereitung sehr einfach und gleichzeitig eine wunderschöne Übung für Achtsamkeit auch in Ihrer Küche.

Die Zutaten sind Reis, Möhren, Sellerie und Lauch zu ungefähr gleichen Teilen. Sie benötigen ein Schneidebrett und ein richtig gutes, scharfes Schneidemesser – oder mehrere Messer, wenn Sie gemeinsam schnippeln. Probieren Sie aus, wie es Ihnen am besten gelingt, das Gemüse in winzigste Teilchen zu zerlegen (aber bitte die Finger heil lassen!).

Beim Arbeiten richten Sie Ihre Aufmerksamkeit allein auf das Schneiden des Gemüses. Wandert Ihr Geist davon, holen Sie ihn freundlich zum Geschehen auf dem Schneidebrett zurück. Schließlich wird alles zusammen so lange (im Original ohne Salz) gekocht, bis der Reis weich ist. Das ist das Ende der Übung. Und: Fertig ist die Suppe!

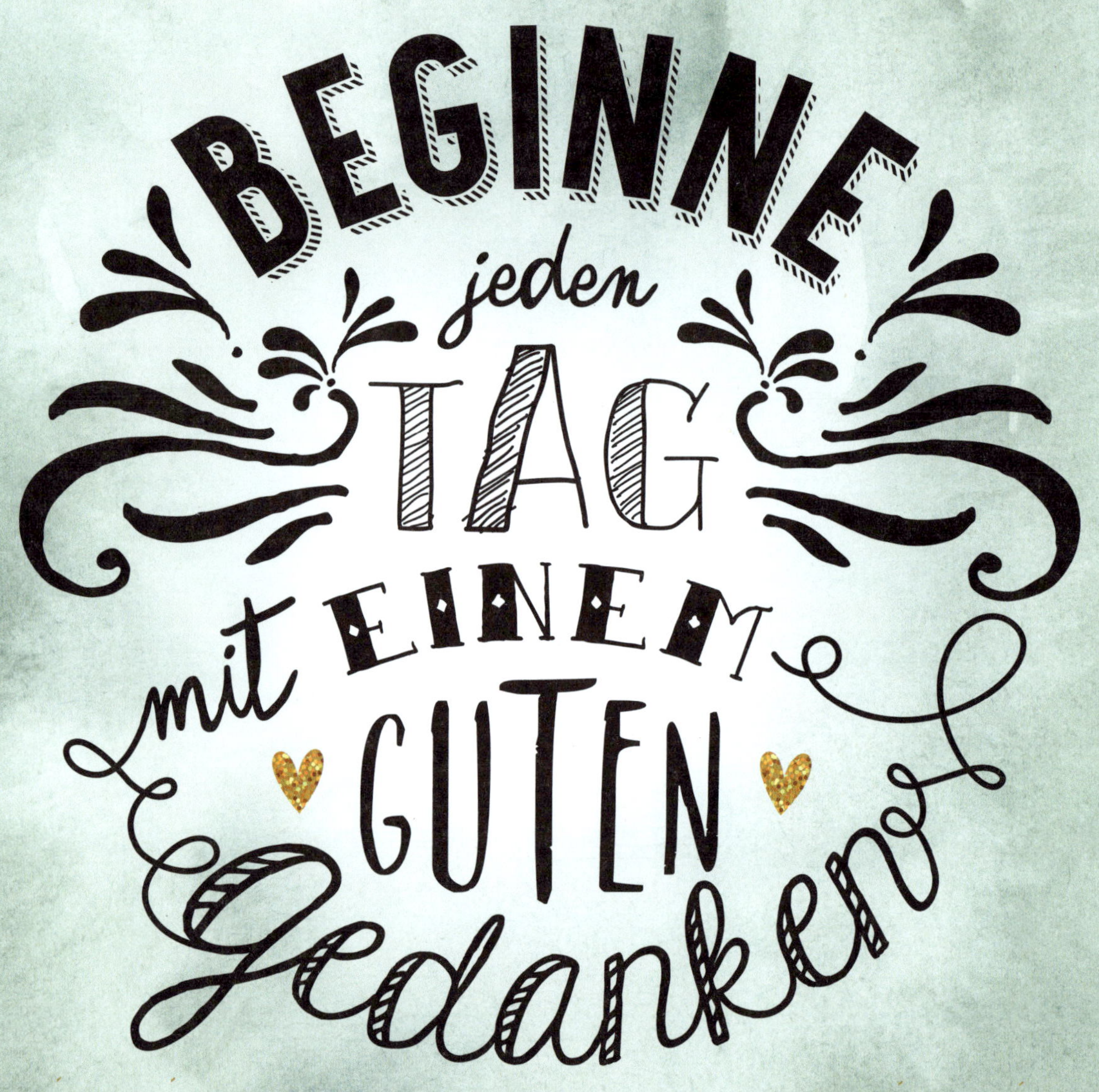

CARL HILTY

schweizer Staatsrechtler und Laientheologe

1833–1906

Unser Herzschlag verrät uns viel darüber, wie wir uns gerade fühlen, und was unsere Bedürfnisse sind. Die Herzschlagrate erhöht sich, wenn wir angespannt sind, wenn wir starke Gefühle haben, aber auch bei ganz profanen Bedürfnissen wie Hunger und Durst.

Wer darum sein Herz wahrnimmt, wird offener für das, was im Körper und in der Seele vor sich geht. Gute Herzwahrnehmer nehmen ihren ganzen Körper besser wahr. Außerdem haben sie einen besseren Zugang zu ihren Gefühlen.

Probieren Sie es einmal aus. Den Herzschlag kann man fühlen, auch wenn man nicht den Finger auf den Puls legt oder die Hand auf die Brust. Werden Sie zum Herzwahrnehmer. So wie Sie sich bewusst auf Ihren Atem konzentrieren können, so können Sie in bewussten Momenten, in denen Sie innehalten, auch auf Ihr Herz hören.

Dafür ziehen Sie sich für ein paar Minuten zurück, atmen in langen, ruhigen Zügen und legen zunächst die Hand unterhalb der linken Brust aufs Herz. Konzentrieren Sie sich darauf, bis Sie den Herzschlag deutlich spüren. Dann nehmen Sie die Hand weg und hören weiter auf Ihr Herz. Wie es für Sie unermüdlich schlägt. Unentwegt tut es das, 24 Stunden am Tag, Ihr ganzes Leben lang.

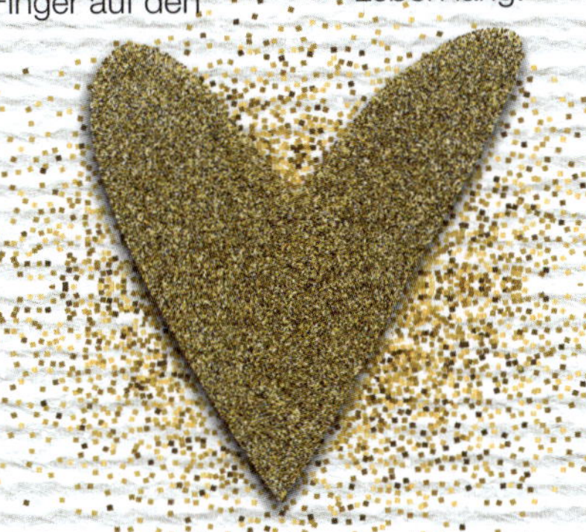

DIE SINNE SCHÄRFEN

Was bedeutet es eigentlich, die Sinne zu schärfen? Müssen wir sie trainieren und sie stärker zu machen, so wie wir vielleicht im Sportstudio Gewichte stemmen, um den Bizeps zu stärken? Ganz so falsch ist diese Vorstellung nicht. Allerdings ist das Stärken oder Schärfen der Sinne keine anstrengende Angelegenheit. Alles, was Sie dafür brauchen, ist ein wenig Geduld und Aufmerksamkeit. Mit der Zeit werden Sie feststellen, dass es Spaß macht, genauer hinzuschauen, auf Gerüche zu achten, den Geschmackssinn wieder besser kennen zu lernen.

Leider ist uns die Sensibilität unserer Sinne abhandengekommen, weil die Sinne oftmals überfordert sind von zu vielen Einflüssen. Aber ähnlich wie es bei einmal vorhandenen Sprachkenntnisse ausreicht, die Sprache eine Weile zu hören, um sie wieder hervorzuholen, so verlernen wir niemals die Wahrnehmung. Manche von uns müssen nur neu lernen, feinere Nuancen zu unterscheiden. Wir lernen das, indem wir ganz bewusst schmecken, riechen, tasten. Dabei tief atmen und alle anderen Gedanken als die an die Sinneswahrnehmung beiseitelassen. Anfangs braucht das ein wenig Übung, später wird es wieder zur Selbstverständlichkeit.

Müsli
SELBST GEMACHT!

Frühstück ist bekanntlich die wichtigste Mahlzeit des Tages, denn mit einem guten Frühstück starten wir gut gelaunt und gestärkt in den Tag. Leider gibt es so manchen, der bis zum Vormittag außer Tee oder Kaffee einfach nichts runterbekommt. Möglicherweise hilft da ein leckeres, selbst gemachtes Erdbeer-Crispy-Granola. Das macht sogar Frühstücksmuffeln schon morgens Appetit – und falls mal doch nicht, kann man es auch super mit zur Arbeit nehmen und in einer kleinen Vormittagspause genießen.

Zubereitungszeit: 25 Min (+ 15 Min Backzeit und 30 Min Zeit zum Abkühlen)

Zutaten für 700 g

300 g kernige Haferflocken
100 g Dinkelvollkornflocken
50 g Weizenkleie
50 g Goldleinsamen
60 g natives und möglichst mildes Sonnenblumenöl
60 g heller Sirup oder Karamellsirup
20 g gefriergetrocknete Erdbeerstücke
50 g gepuffter Weizen

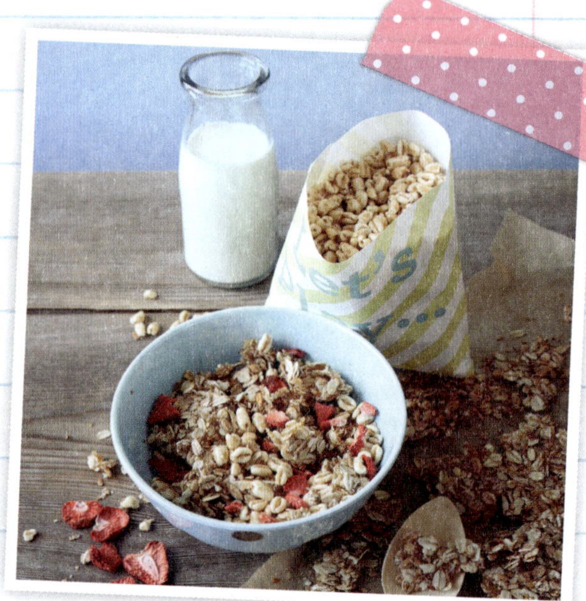

1. Den Backofen auf 175 °C vorheizen. Ein großes Backblech großzügig mit Backpapier auslegen, sodass ein Rand übersteht. Hafer- und Dinkelflocken zusammen mit der Weizenkleie und den Goldleinsamen in einer Schüssel vermischen.

2. Sonnenblumenöl und Sirup in einen kleinen Topf geben. Bei niedriger Temperatur langsam erhitzen, bis sich beides gut vermischt hat. Die warme Mischung über die Flockenmischung gießen und alles gründlich durchrühren, sodass alle Zutaten mit der Ölmischung benetzt sind. Sollten dabei Klümpchen entstehen, diese zerkleinern.

3. Die Müslimischung gleichmäßig auf dem Backblech verteilen und andrücken. Das Blech ins untere Drittel des vorgeheizten Ofens einschieben und das Müsli für 12–14 Minuten backen, bis es goldbraun und knusprig ist. Gegebenenfalls nach 6–7 Minuten einmal gründlich durchmischen, wieder andrücken und zu Ende backen.

4. Das Müsli auf dem Backblech vollständig auskühlen lassen. Dann in Stücke brechen, mit einem Pfannenwender teilen oder zwischen den Händen in die gewünschte Größe zerreiben. Die Erdbeerstückchen und den Puffweizen vorsichtig und locker untermischen. Danach gleich luftdicht verpacken, am besten in einem Glas oder einer Plastikdose, und innerhalb weniger Wochen verbrauchen.

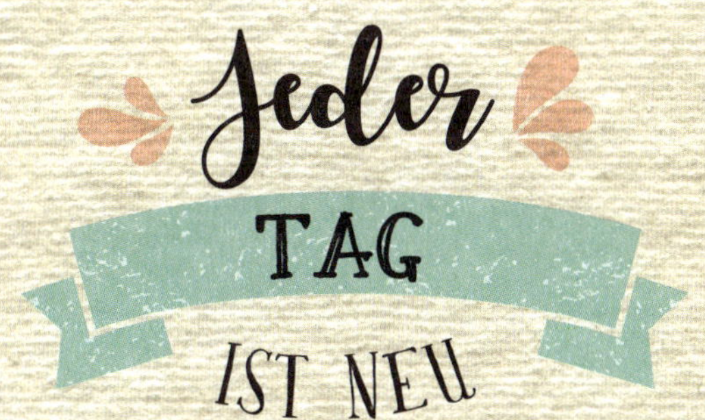

ühlen Sie sich beim Schlafengehen manchmal so richtig fertig, und alle können Ihnen gestohlen bleiben? Kein bewusster Atemzug war heute drin, keinen Kollegen hat man angelächelt, kein Vogel hat ein Lied gesungen (weil man direkt nach Feierabend vor dem Fernseher versackt ist), ein Vollbad war auch nicht drin, weil man schlicht keinen Nerv dazu hatte? Der Tag ist einfach nur vergangen mit zu viel ungesundem Essen, Ungeduld, Ablenkung und am Ende gab es wegen schlechter Laune sogar noch einen Streit?

Egal. Denn wenn es um Achtsamkeit geht, gilt durchaus: Alles beginnt in jedem Moment neu. An jedem neuen Morgen besteht die Möglichkeit, einen Tag bewusst und in vollen Zügen zu leben. Sie können jetzt anfangen. Jeden Moment, sofort, ohne einen bedauernden oder genervten Blick zurück.

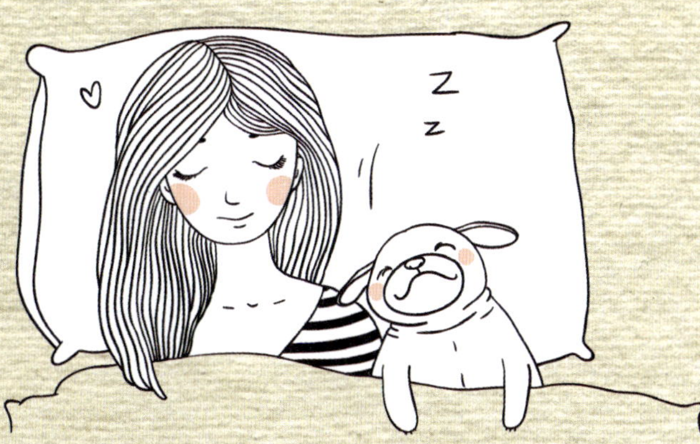

DIE KOSTBARKEIT DES LEBENS ERLEBEN

Wer mit positiver Energie ans Werk geht, der hat mehr Ideen und mehr Selbstvertrauen in sich. Positive Energie speist sich unter anderem aus guten Erlebnissen. Manchmal liegen sie so weit zurück, dass wir in unserer Erinnerung ein wenig suchen müssen, um sie wieder zum Vorschein zu bringen.

Machen Sie dazu eine Reise in die Vergangenheit. Nehmen Sie sich ein wenig ungestörte Zeit mit sich und konzentrieren Sie sich zunächst wie immer eine Weile auf Ihre Atmung. Wenn Sie merken, dass der Geist zur Ruhe gekommen ist, bewegen Sie sich in Gedanken langsam rückwärts durch die Zeit und suchen Sie die Momente auf, in denen Sie glücklich waren.

Das können familiäre Ereignisse sein, schöne Begegnungen, eine bestandene Prüfung, eine tolle Reise. Bedeutende, wegweisende Gespräche können solche Glücksmomente sein, Einsichten oder auch Wendepunkte in einer schwierigen Lebensphase, als Sie spürten, dass es nun wieder gut weitergeht. Markieren Sie die schönen Punkte in Ihrer Biografie, damit sie immer greifbar sind.

SINNE SCHÄRFEN I: DAS GEHÖR

Unser Gehör wird in der modernen Welt stark strapaziert. Oft fällt uns gar nicht auf, von welch einem Geräuschpegel wir umgeben sind. Das gilt besonders für den Straßenverkehr. Aber auch an Orten, wo es nicht notwendig ist, herrscht Lärm, z.B. in Geschäften, wenn uns Gedudel und Werbung beim Einkaufen von Lebensmitteln begleiten. Wie sehr wir uns an die permanente Beschäftigung unserer Ohren gewöhnt haben, wird erst klar, wenn wir uns einmal in absoluter Stille befinden und diese womöglich sogar als befremdlich empfinden. So kommen Sie Ihrem Hörsinn näher:

❋ Machen Sie sich bewusst, was das Gehör für Sie bedeutet: Setzen Sie sich eine Weile hin und notieren Sie alles, was Sie hören. Sie werden erstaunt sein, was da alles zusammenkommt: von draußen, aus der Wohnung, vom eigenen Körper.

❋ Notieren Sie alle angenehmen Geräusche, die Sie kennen. Und dann alle unangenehmen.

❋ Machen Sie einen Spaziergang, bei dem Sie sich vor allem auf die Geräusche konzentrieren. Stellen Sie sich vor, der Hörsinn wäre Ihre wichtigste oder gar einzige Orientierungshilfe.

❋ Es lohnt sich durchaus, sich einmal für ein Stück oder ein Lied still auf dem Sofa niederzulassen und es von Anfang bis Ende aufmerksam durchzuhören.

❋ Probieren Sie Geräusche (wie Zungenschnalzen oder Summen) in unterschiedlichen Umgebungen aus, wie z. B. im Wald, in einem hallenden Treppenhaus, im Straßenverkehr.

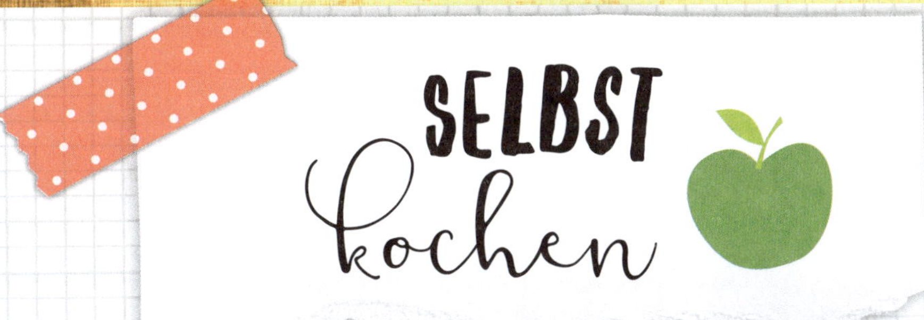

Ein Hoch auf das Kochen! Als der Mensch das Feuer entdeckte und damit herausfand, wie gut gebratenes Fleisch schmeckt, änderte sich etwas in seinem Verhalten: Er lief nicht mehr durch die Gegend, um alles, was ihm in die Klauen fiel, sofort in den Mund zu stecken, sondern er hob Nahrung auf, um sie zu einem bestimmten Zeitpunkt zuzubereiten und erst dann zu essen.

Das Feuer zu entzünden und gemeinsam in der großen Herde zu speisen, wurde zum zentralen Punkt im Leben und daran hat sich bis heute nichts geändert. Das gemeinsame Essen warm zubereiteter Speisen ist ein so wesentlicher Teil unserer Kultur, dass es nicht mehr wegzudenken ist. Jeden Tag tun wir es aufs Neue und selten wird es langweilig.

Wer seine Nahrung bewusst auswählt, gute Zutaten benutzt und sie – egal ob alleine oder gemeinsam mit Freunden und Familie – mit achtsamem Genuss verzehrt, trägt immer wieder seinen Teil zu dieser wichtigen Kultur bei.

KREATIVES REIMEN

Wahrscheinlich kennen Sie den Spruch „Die schärfsten Kritiker der Elche waren früher selber welche". Er kam zustande, als die Dichterfreunde F. K. Wächter, F. W. Bernstein und Robert Gernhard zusammensaßen und sich tierische Reimaufgaben stellten. Es galt auf jedes Tier einen solchen Reim zu finden, und die gibt es auch, zum Beispiel zu Quallen oder Kühen. Vielleicht fallen Ihnen selbst Reime dazu ein!

Oder stellen Sie einander Aufgaben ähnlicher Natur: Wie wäre es mit lauter Gemüsereimen, vorzugsweise beim Kochen zu dichten: „Ich will es nicht beschwören, ich mein', du isst gern Möhren." „Betrachte es als ein Symbol – ich schenk dir diesen Rosenkohl." usw.

Sie werden vielleicht feststellen, dass das, was uns als Kindern selbstverständlich war, uns im Erwachsenenalter nicht mehr so leicht fällt: Auf gut Glück herumprobieren und sich über die guten Einfälle freuen, während man die schlechten einfach ignoriert. Leider ist heute der innere Elch, Verzeihung: Kritiker in uns oft mit zu großer Strenge am Werk. Schicken Sie ihn weg. Erlauben Sie sich, selbst Quatsch zu produzieren und darüber zu lachen.

Meine Küche als Atelier

Kreativ zu sein bedeutet, etwas entstehen zu lassen, was zuvor noch nicht da war. In diesem Sinne ist jedes Kochen eine Form von Kreativität. Wieviel Erfahrung steckt darin zu wissen, wie man Gemüse richtig dämpft, Fleisch richtig brät und in welcher Kombination beides zusammen am besten schmeckt!

Es ist nicht nur die eigene Erfahrung, über die wir uns beim Kochen erfreuen können, sondern die der Generationen vor uns, die es herausgefunden und schließlich immer weitergegeben haben, sodass das Wissen nun auch uns zu Verfügung steht.

Welch ein Wunderwerk ist beispielsweise ein Salat mit feinem Dressing. Oliven geben ihr Öl, Himbeeren verfeinern mit ihrem Aroma den Essig, dazu kommen Kräuter, geröstete Kerne und Parmesan. Das Wissen und die Fertigkeiten so vieler Generationen wandern in die Salatschüssel und können uns tief empfundene Freude bereiten – wenn wir uns die Zeit dafür nehmen, sie wahrzunehmen und zu genießen.

Ob Sie nun gerne Rezepte befolgen oder am liebsten frei nach Eingebung in der Küche werkeln: Sie erschaffen und erfreuen mit dem Kreativen, das in Ihrer Küche entstanden ist.

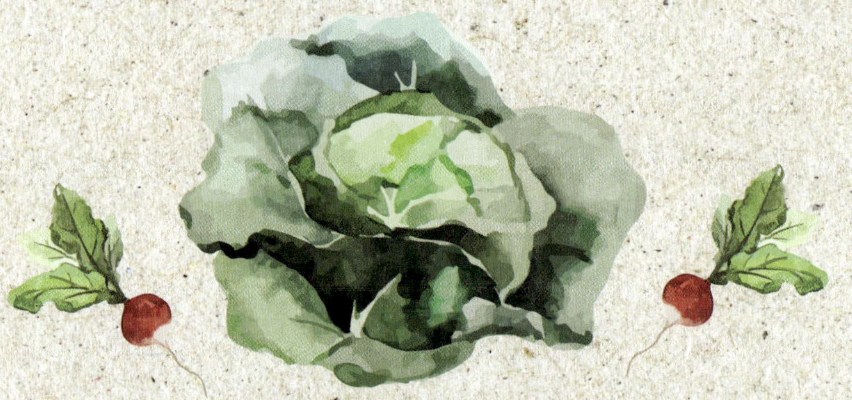

HIER UND WOANDERS

Manchmal erscheint das Leben ziemlich irreal, zumindest in großen Städten. Wo man geht und steht, begegnet man Menschen, die keinerlei Notiz von ihrer Umwelt nehmen. Der Grund ist, dass sie vollkommen damit beschäftigt sind, in kleine Geräte zu starren. Sie unterhalten sich mit ihnen, sie hören Musik und telefonieren damit, und sie lassen sich von ihnen durch die Straßen leiten. An dem, was sichtbar, riechbar, fühlbar, greifbar ist, scheinen sie wenig Anteil zu haben. Ihre Welt scheint sich woanders zu befinden und nur auf dem Display ihres Gerätes abgebildet zu sein.

Mit der Entscheidung für mehr Achtsamkeit entscheiden wir uns auch, hier zu bleiben und nicht ständig woanders zu sein. Unsere Welt hat so viel mehr zu bieten als Bilder und Töne, die durch verschiedene Geräte vermittelt werden. Wenn wir nur kurz den Kopf heben, befinden wir uns sofort mitten im Leben. Wir können die Anwesenheit anderer Menschen in Form von Energie spüren. Wir nehmen Gerüche und Geräusche wahr. Wir können die unterschiedlichsten Oberflächen und Materialien berühren. Das Leben ist viel zu schön, um es uns nur auf einem kleinen Display anzeigen zu lassen.

Impressionen
AUF DEM
WOCHENMARKT

Ein Einkauf auf dem Wochenmarkt ist mehr als nur eine notwendige Erledigung: Hier spielt sich das pralle Leben ab. Er ist ein Ort für Begegnungen, man entkommt für eine kurze Zeit dem Alltag. Die üppige Farbenpracht, die exotischen Gerüche, die liebevollen Arrangements an den Ständen sind Augenweide und Inspiration zugleich.

Auf dem Markt einzukaufen anstatt durch den Discounter zu hetzen sorgt auf besondere Weise für Entschleunigung. Die Verkäufer haben ihre Waren oft selbst angebaut und darum eine ganz besondere Beziehung zu ihnen. Man kann sich über die Herkunft von Gemüse und Fleisch informieren. Man entwickelt ein Gespür dafür, zu welcher Jahreszeit welche Früchte und welche Gemüse angebaut werden. Kommt man ins Gespräch, erfährt man meist auch noch ein erprobtes Rezept.

Und wer weiß: Vielleicht findet sich hier auch der ein oder andere Eintrag für Ihr Ideenbuch oder ein Motiv für die Kamera. Bei so vielen Eindrücken, hilft es, sich selbst ein kleines Thema zu stellen, z. B. „Paare beim Wocheneinkauf" für Ihr Ideenbuch für die nächste Geschichte, „besondere Blumenarrangements" für neue Dekoideen oder „die höchsten Gemüsetürme" für eine kleine Fotosession.

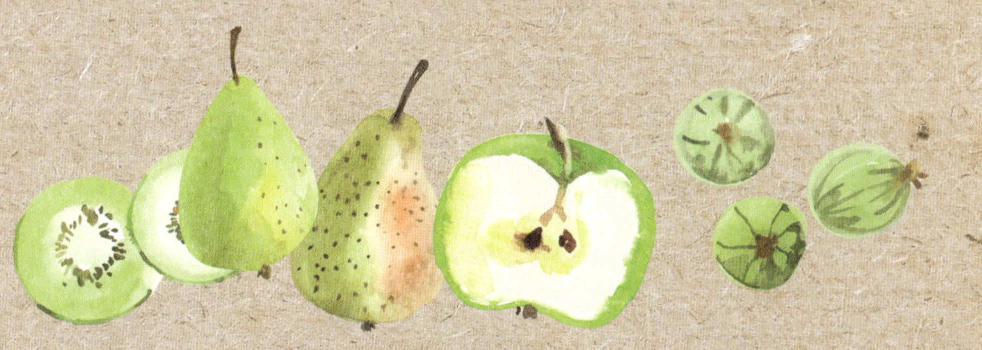

ANKER SETZEN

Achtsamkeit ist ganz einfach – und immer wieder doch eine Herausforderung. Denn der Alltag nimmt oft ein hohes Tempo auf und wir sind froh, am Abend alles geschafft zu haben, was wir uns vorgenommen hatten. Oftmals geht es nicht anders, wenn wichtige Arzttermine, Termine der Kinder und unaufschiebbare Meetings im Büro aufeinandertreffen. Es passiert dann leicht, dass man für ein paar Tage auf Autopilot umschaltet, sich nicht ums eigene Wohlergehen kümmert und das reine Funktionieren im Vordergrund steht.

Um nicht ganz den Anschluss zu verlieren, können Sie sich kleine Anker im Alltag setzen, die sie regelmäßig zurückholen in den bewussten Zustand: Rote Ampeln können ein solcher Anker sein, der Computer, während er hochfährt, der Wasserkocher, bis das Teewasser heiß ist. Ohne dass es uns zusätzliche Zeit kostet, können wir so aus der schädlichen Routine ausbrechen und kurz zu uns selbst zurückkehren.

ICH SCHENK DIR EINE
Teepause

Größe: Teebeutel 6 x 4,5 cm, Teekanne 9 x 14 cm

Überraschen Sie einen lieben Menschen mit einer Teepause!
Mit den Papieren im Buch basteln Sie ganz einfach hübsche Teebeutel, die Sie mit einer leckeren Teemischung füllen. Der oder die Beschenkte darf genießen – aber richtig. Pause machen, Tee trinken. Und zwar nur das. Beim Trinken kein Gedanke ans nächste Meeting, ans Abholen der Kinder aus der Schule, an die To-Do-Liste der nächsten Tage. Einfach nur Tee trinken und atmen, mehr nicht.

Material

Designpapier in Dunkelblau-Weiß gestreift, DIN A4
Designpapier mit Palmenblättermuster, DIN A4
Rest Designpapier mit Zitronen/Melonen-Muster
Rest Kopierpapier in Weiß
Transparentpapier, DIN A4
selbst kreierte oder fertige Teemischung, lose
Klebefilm
Kugelschreiber mit leerer Mine
Lineal
Klebstoff
Garn in Weiß
Nähnadel
Fineliner in Schwarz

Vorlage: In Originalgröße hier zum Download
(siehe auch Seite 2):

http://more4u.online/Xge

Anleitung

1. Zuerst stellen Sie die Teebeutel als Verpackung für die Teemischung her. Dazu alle Vorlagen auf das Transparentpapier übertragen und grob ausschneiden.

2. Die Vorlage für den Teebeutel mit Klebefilm auf dem gewünschten Designpapier fixieren. Mit Kugelschreiber und Lineal die gestrichelten Linien nachziehen und so die Faltkanten ins Papier einprägen. Dann alles entlang der Umrisse ausschneiden.

3. Den Teebeutel wie folgt zusammenfalten: Zuerst eine kurze Seite nach innen klappen. Danach auf das untere Dreieck etwas Klebstoff auftragen, nach oben falten und fixieren. Zuletzt auf das noch freie Rechteck Klebstoff auftragen, nach innen klappen und befestigen. Kurz trocknen lassen und mit der Teemischung befüllen.

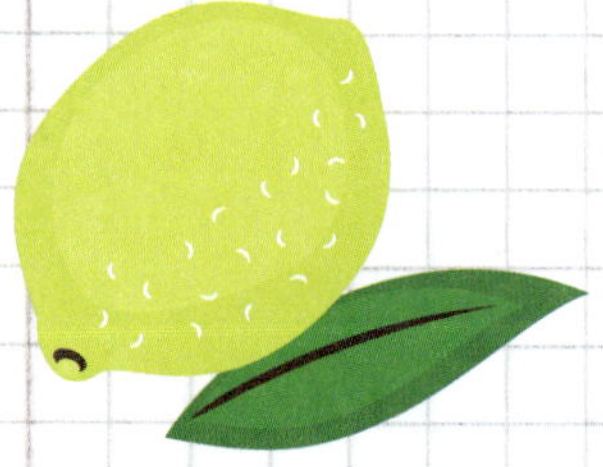

4. Ein passendes Stück Designpapier auf das Kopier-
papier kleben und daraus ein Schildchen zuschneiden.
Auf die weiße Seite mit dem Fineliner nach Wunsch ein
Symbol für die Teesorte zeichnen.

5. Ein ca. 6 cm langes Stück Garn abschneiden und auf
eine Nadel fädeln. Mit der Nadel wie abgebildet zweimal
durch das Schildchen nähen und das Ende mit dem
langen Faden verknoten. Dann mit der Nadel zweimal
am oberen Rand durch den Teebeutel nähen, die Nadel
vom Faden ziehen und das andere Ende verknoten.

6. Nun die beiden oberen Ecken des Teebeutels zur
Mitte falten, sodass eine Spitze entsteht. Diese Spitze
bis zu den vorherigen Seitenkanten nach unten klappen
und so den Teebeutel verschließen. Auf diese Weise so
viele Teebeutel wie gewünscht herstellen.

7. Zuletzt das Blau-Weiß gestreifte Designpapier einmal
quer in der Mitte falten. Die Vorlage für die Teekanne
darauf anbringen und durch beide Papierlagen ausschneiden.

8. Die obere Papierlage abheben und auf die untere nur
am äußeren Rand ringsum, bis auf eine ca. 6 cm breite
Lücke am oberen Rand der Teekanne, Klebstoff auftragen. Die obere Lage wieder passgenau auf die untere
legen, festdrücken und trocknen lassen. Teebeutel wie
abgebildet oben in die Kanne stecken – und verschenken. Um den Tee zu genießen, die Designpapierbeutel
aufklappen und den Tee in Teefilter umfüllen.

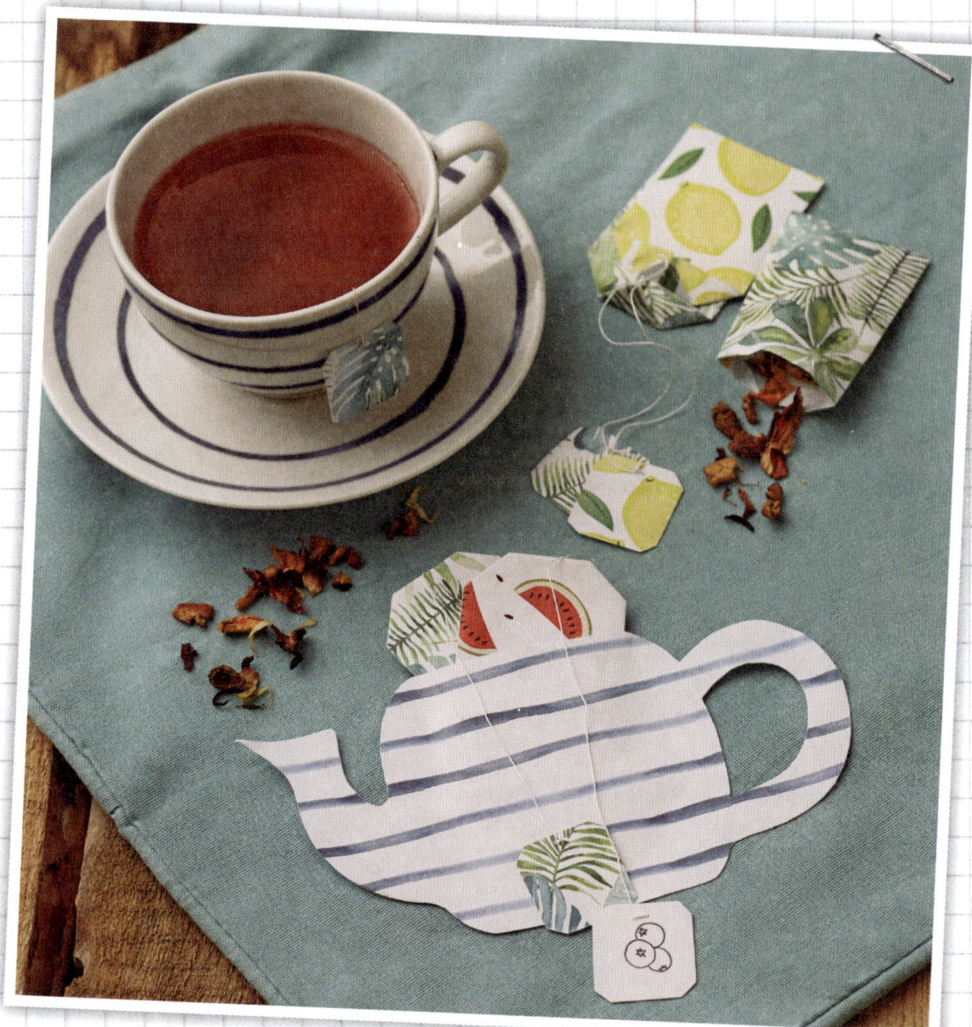

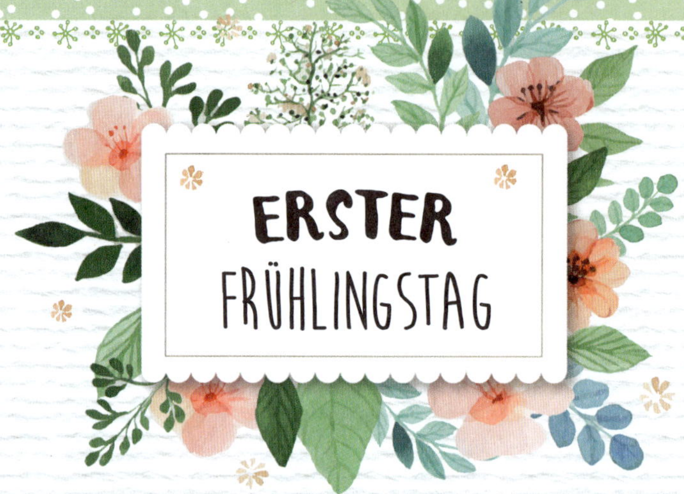

In den ersten Tagen, an denen die Sonne nach dem Winter wärmend Mensch und Natur bescheint, liegt besonders viel gute Energie und Inspiration. Alles ist frisch und neu, die zartgrünen Blätter, durch die das Sonnenlicht scheint, die Knospen der Frühblüher, überall regt sich Leben.

In dieser Zeit lohnt es sich besonders, sich auf den Weg zu machen und Ideen und neue Gedanken aufzufangen. Leben und Erneuerung liegen greifbar in der Luft. Alles drängt nach draußen, der Mensch sehnt sich nach Bewegung, frischer Luft und will die Sonne genießen. Kinder, für die die Zeit noch viel langsamer vergeht als für uns, genießen die herrliche Freiheit des sich ankündigenden Sommers nach der langen Winterzeit.

Also nichts wie nach draußen, mit Notizbuch, Block oder Kamera. Füllen Sie Ihre Taschen und Ihr Herz mit Sonne und Leben, und bringen Sie es nach Hause. An solchen Tagen kommt die Gelassenheit ganz von selbst, denn alle Welt zeigt mir, wie es geht. Überlassen Sie sich dem Schwung und begeben Sie sich hinein. Dunkel wird es früh genug.

SINNE SCHÄRFEN II: DER GESCHMACKSSINN

Unser Geschmackssinn ist jeden Tag stark gefordert. Der Großteil unseres Essens ist nicht mehr naturbelassen, sondern schon weiterverarbeitet und mit Zucker, Geschmacksverstärkern, Gewürzen versehen. Daher fällt uns meist gar nicht mehr auf, das da von allem etwas zu viel verwendet wurde, um Speisen für den Verbraucher besonders attraktiv zu machen. Was gar nicht notwendig ist, denn vieles schmeckt naturbelassen sehr viel besser als aufbereitet. So sensibilisieren Sie Ihren Geschmackssinn:

❁ Kauen Sie langsam und lange. Schmecken Sie ganz genau hin und nehmen Sie jede einzelne Nuance des Geschmacks wahr. Sie werden staunen, was für ein Hochgenuss solche einfachen Mahlzeiten sein können. Der gute Nebeneffekt: Die Nahrung wird so von den körpereigenen Enzymen optimal zerlegt und für die Verdauung vorbereitet. Außerdem setzt früher ein Sättigungsgefühl ein.

❁ Salzen Sie Ihr Essen nicht schon, bevor Sie den ersten Bissen genommen haben. Kosten Sie alles erst einmal, bevor Sie entscheiden, dass Sie mehr Gewürz brauchen.

❁ Probieren Sie beim Kochen alle Speisen auch einmal ungesalzen, wie zum Beispiel gedünstetes Gemüse und Fleisch. Schmecken Sie zunächst einmal den originalen Geschmack und verfeinern Sie erst dann mit Gewürzen.

❁ Probieren Sie eine Weile das Kochen mit Pfeffer und Salz, um den ursprünglichen Geschmack der Nahrungsmittel besser wahrzunehmen. Ergänzen Sie dann mit weiteren Gewürzen. Verzichten Sie auf Gewürzmischungen, von denen Sie nicht genau wissen, was sie enthalten.

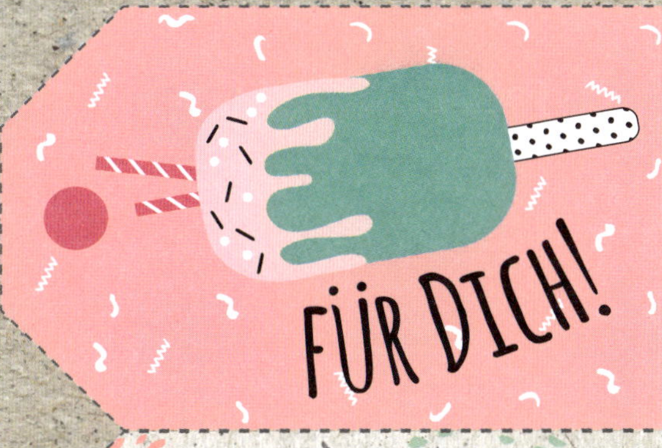
FÜR DICH!

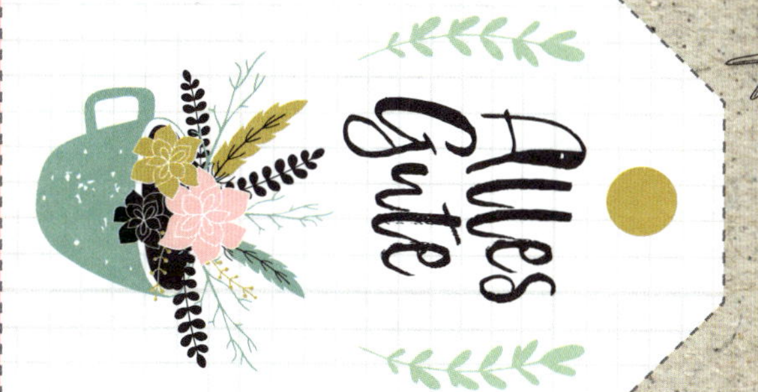
Alles Gute

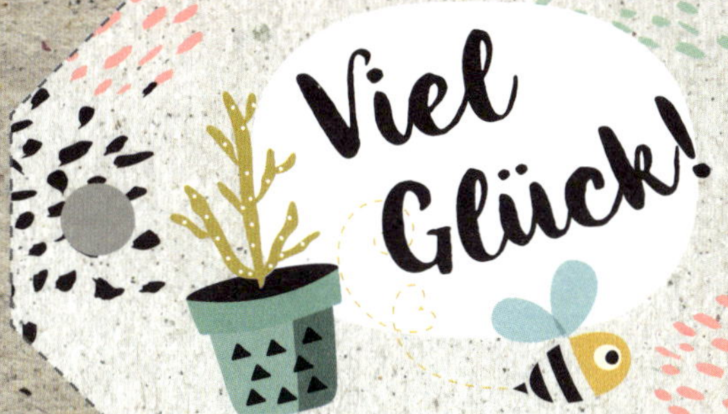
Viel Glück!

FÜR:

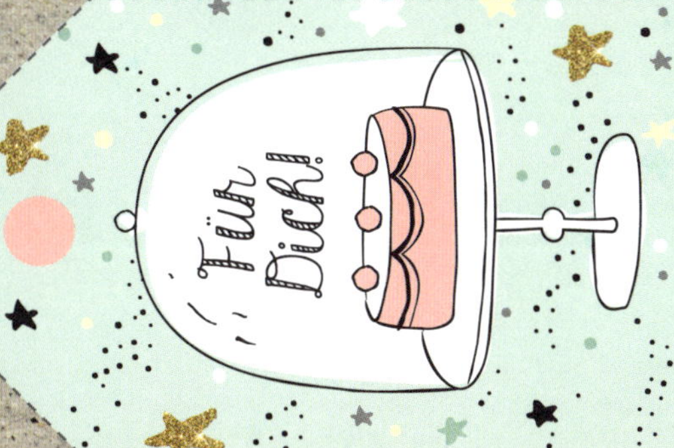
Für Dich!

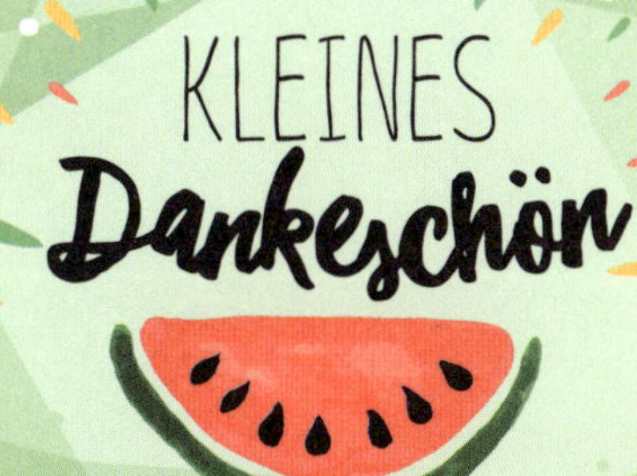
KLEINES
Dankeschön

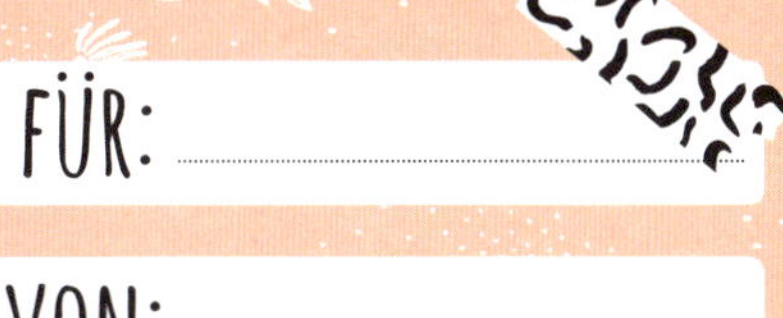
FÜR:
VON:

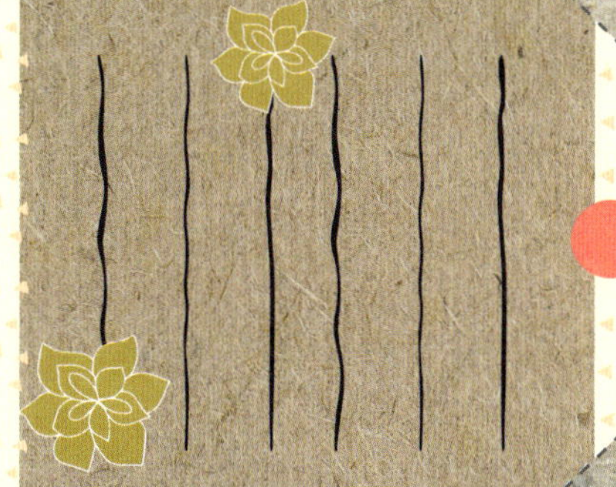

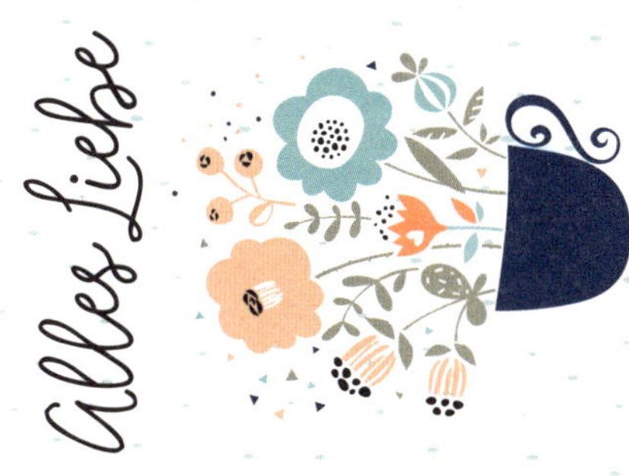
Alles Liebe

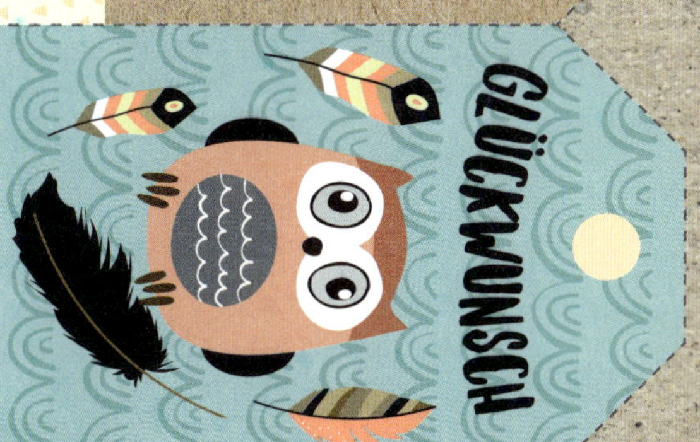
GLÜCKWUNSCH

wünscht:

FÜR:
VON:

SELBST gemacht

wünscht

FÜR: ………………………
VON: ………………………

von:

SELBST GEMACHT

KLEINES DANKESCHÖN

WÜNSCHT:

wünscht:

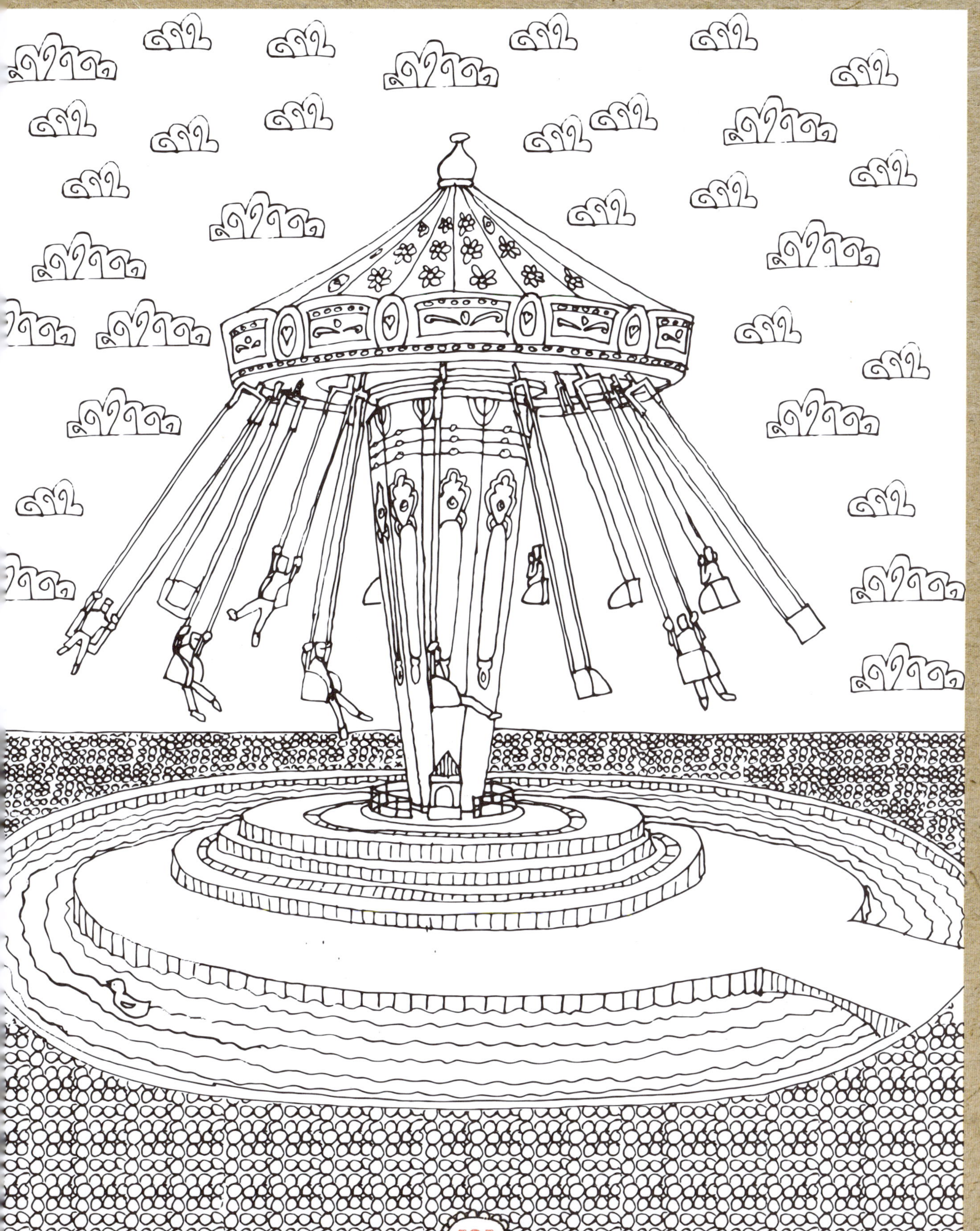

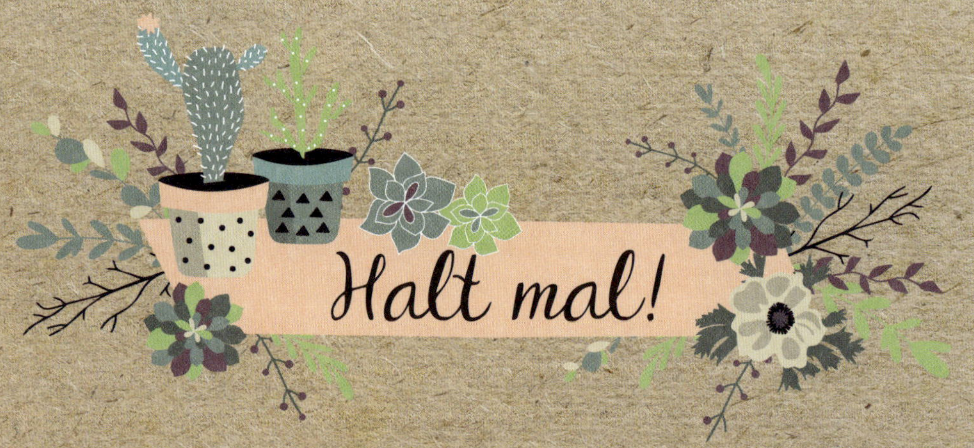

Vielleicht ist es ein besonderer Stein am Wegesrand oder eine Blume von intensiver Farbe. Es kann auch ein Foto sein, das sich unter den alten Briefen versteckt hat und schon verloren geglaubt war. Oder die Begegnung mit einem Nachbarn, an dem wir bislang immer nur mit knappem Gruß vorbeigegangen sind.

Plötzlich tut sich eine Welt auf. Gerade noch waren wir in unsere Gedankenkreise versunken und nun sehen wir genauer hin. Wir öffnen uns für die Freude des Moments und vergessen, was uns gerade noch beschäftigt hat. Um diese Momente geht es. Man kann sie finden. Sammeln muss man sie nicht – es gibt immer wieder neue!

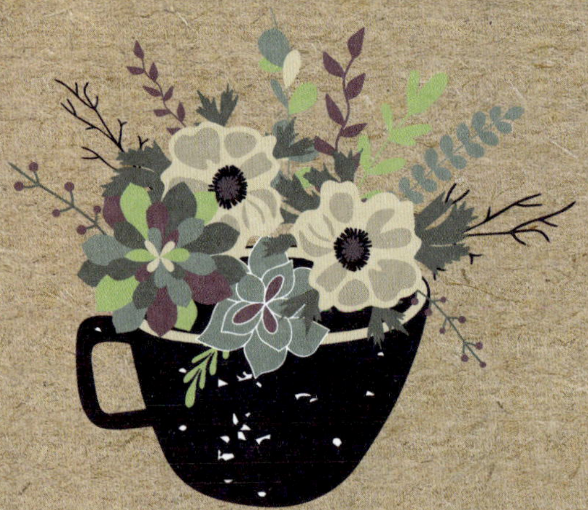

DAS LEBEN IST WIE YOGA

Wichtige Regel beim Yoga ist, die eigenen Grenzen herauszufinden, sich an sie heran zu tasten, sie gleichzeitig aber auch zu respektieren und sich nicht zu überfordern. Damit ist die Dehnbarkeit des Körpers gemeint, wenn wir in verschiedenen Vor- und Rückbeugen versuchen, bestimmte Punkte zu erreichen. Das Ziel ist beispielsweise, in der stehenden Vorbeuge den Kopf zu den Knien zu bewegen und dabei auch möglichst weit zu kommen. Der Sinn der Übung ist allerdings das Streben der Stirn, nicht das Ankommen. Wichtiger noch ist es, die Grenzen des Körpers zu achten, sich zwar zu fordern, aber nicht über die Möglichkeiten hinauszugehen und sich dabei womöglich Schaden zuzufügen.

Das können wir uns, gerade wenn wir auch ab und an Yoga praktizieren, zum Motto fürs Leben nehmen: Es ist interessant und wichtig, die eigenen Grenzen zu erkunden, denn nur so spüren wir die Intensität des Lebens. Es macht Spaß herauszufinden, wo die Stärken liegen und sie ein wenig zu testen. Auch gegen Ängste anzugehen und sich zu überwinden, ist eine gute Sache. Alles bis zu dem Punkt, an dem man spürt: Jetzt ist es genug.

SCRUB YOUR Body

Ein Body-Scrub ist eine Achtsamkeits- und Sinnenübung zugleich – und natürlich eine einfache, angenehme Wellness-Anwendung. Konzentrieren Sie sich ganz auf Geruch und Gefühl : Verreiben Sie den selbst gemachten Scrub sanft auf der Haut, genießen Sie den Duft und den leichten Massageeffekt.

Zutaten für 1 Portion Body Scrub

3 g frisches Zitronengras
100 g brauner Zucker
10 g Jojobaöl
1 g Parfümöl Zitronengras

Herstellung

1. Utensilien bereitstellen und alle Zutaten abwiegen.

2. Das frische Zitronengras ganz klein schneiden und – wenn zur Hand – in einem Mörser zerstampfen.

3. Zucker, Jojobaöl, geschnittenes Zitronengras und Parfümöl in eine Schüssel geben. Mit den Händen gut durchkneten.

4. In ein Gefäß füllen und beim nächsten Duschen als erfrischendes Peeling benutzen.

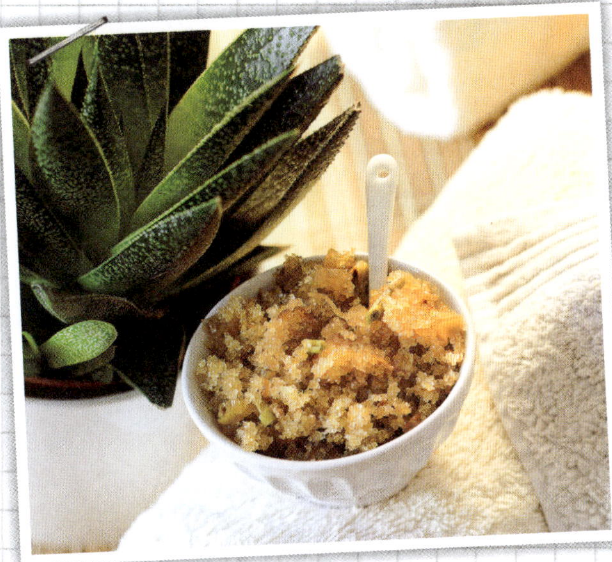

DER GERUCHSSINN

Der Geruchssinn spielt bei der Orientierung im Alltag keine lebenswichtige Rolle mehr, während er früher entscheidend war, um Nahrung zu finden oder Artgenossen zu identifizieren. Dabei lockt er uns zum Essen und warnt uns, wenn selbiges verdorben ist. Er gibt uns Aufschluss darüber, mit welchem unserer Mitmenschen „die Chemie stimmt", wenn wir sie buchstäblich gut riechen können. Er warnt uns, wenn wir uns in Räumen aufhalten, in denen zu wenig Sauerstoff ist. Sie können den Geruchssinn durchaus mehr in Ihren Alltag integrieren und sich das Riechen wieder bewusster machen.

Riechen Sie an allem, was Sie beim Kochen verwenden. An Kräutern und an Früchten riechen wir sowieso gerne. Wie steht es aber mit Kartoffeln, mit rohem Fleisch, Honig oder Öl? Schulen Sie Ihren Geruchssinn ein wenig und lassen Sie sich auch beim Riechen inspirieren, welche Zutaten zusammenpassen.

Riechen Sie auch ausgiebig an Getränken. Wein ist dafür natürlich besonders gut geeignet, weil er so viele Nuancen aufzuweisen hat. Der Duft von Kaffee ist für viele unwiderstehlich, ohne dass sie sich das Riechen besonders bewusst machen müssen. Wie aber riechen Milch, Bier oder klares Wasser?

Riechen Sie an den Cremes, die Sie verwenden, an Lotionen und Seifen. Lassen Sie sich von Ihrem Geruchssinn leiten, welche Pflegemittel Sie benutzen wollen, welche über die versprochene Pflegewirkung hinaus auch noch Ihre Sinne anregen.

Halten Sie bei jeder Gelegenheit die Nase in den Wind: Wie riecht es hier? Was nehme ich in der Luft wahr? Ist mir der Geruch unangenehm, und wenn ja, woher kommt das? Oder nehme ich einen wohltuenden Geruch war, und wieso ist das so?

Verwöhnen Sie sich mit ätherischen Ölen, z. B. mit Lavendel- oder Rosenaroma.

Füttern Sie Ihren Geruchssinn. Je mehr Sie ihn schulen, desto mehr wird er Ihnen Hilfe und Wegweiser sein. So können Sie sich beispielsweise auf den Geruch verlassen, um zu entscheiden, wie ernst Sie ein Mindesthaltbarkeitsdatum nehmen oder welche Kosmetik Ihnen gut tut.

Da geht NOCH MEHR!

Manchmal lohnt es sich, bei Lebensmitteln einen Blick über den Tellerrand der Möglichkeiten zu werfen. Denn häufig gibt es viel mehr kreative Einsatzmöglichkeiten, als man sich vorstellen kann. Popcorn zum Beispiel: Das kennen wir süß und buttrig als Kinosnack, aber der aufgepuffte Mais ist auch hervorragend als Zutat in gekochten und gebackenen Gerichten geeignet, als Salatcroutons, fein gemahlen als fluffiger Mehl-Ersatz oder eingebacken als knackige Überraschung in Muffins. Oder auch als zuckersüße, hübsche Popcorn-Fudge-Lollies, die noch dazu ein tolles Mitbringsel oder Gastgeschenk sind.

Zubereitungszeit: ca. 20 Min + Kühlzeit

Zutaten für 8 Lollies

100 g weiße Kuvertüre
50 g Frischkäse
75 g Puderzucker
75 g fertiges, gehacktes Popcorn
1 Prise Salz
rosa Schmelzdrops
fertiges Popcorn zum Verzieren

Außerdem

Lollistiele

Zubereitung

1. Kuvertüre im heißen Wasserbad schmelzen. Frischkäse mit Puderzucker verrühren. Die flüssige Kuvertüre mit Popcorn und Salz unter die Frischkäse-Puderzucker-Masse rühren.

2. Fudge in Förmchen drücken und im Kühlschrank fest werden lassen, am besten über Nacht.

3. Fudge aus den Förmchen drücken und jeweils einen Lollistiel hineindrücken. Schmelzdrops kurz im heißen Wasserbad oder in der Mikrowelle schmelzen und jeden Lolli damit überziehen. 1–2 Popcorn daraufdrücken.

4. Lollis dekorativ in mit Popcorn gefüllten Gläsern anrichten und trocknen lassen.

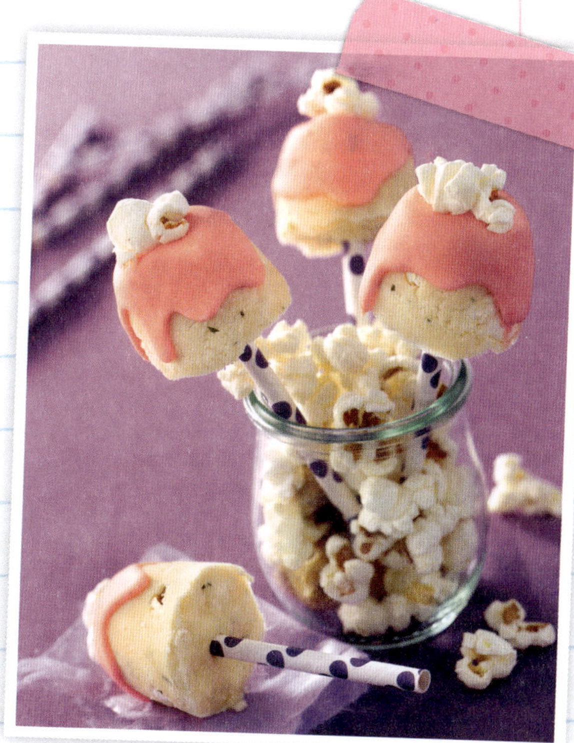

Tipp

Wer lieber selbst gemachtes Popcorn verwendet, braucht für dieses Rezept ca. 85 g Popcornmais und etwas Speiseöl – jedoch keinen Zucker! – zur Zubereitung.

BERUHIGENDES Augenkissen

Größe: ca. 22 x 10 cm

Bei einer Fantasiereise, Meditation oder einem Yoga-Ausklang im Liegen hilft ein Augenkissen, um die entspannende Wirkung zu erhöhen. Die sanfte Dunkelheit und der angenehme Duft tun einfach gut. Sie können das Kissen vor der Anwendung auch einige Zeit in den Kühlschrank legen, dann hat es zusätzlich eine kühlende Wirkung.
Bei der Füllung gibt es verschiedenste Möglichkeiten und Kombinationen mit oder ohne Duft. Probieren Sie einfach aus, was Ihnen am besten gefällt.
Mit der folgenden Anleitung können Sie ein solches Kissen ganz einfach selber nähen.

Material

2 Stücke Baumwoll- oder Seidenstoff in Wunschfarbe, je 23 x 11 cm

farblich passendes Garn

Hauptfüllung, z. B. getrocknete Hirse, Amaranth oder Reis

Aromafüllung auf Wunsch, z. B. getrocknete Lavendelblüten oder getrocknete Rosenblüten

ggf. einige Tropfen passendes ätherisches Öl, z. B. Lavendel, Rose oder Zitrus

So wird's gemacht

1. Die Stoffstücke rechts auf rechts aufeinanderlegen, zusammenstecken und mit 1 cm Nahtzugabe und engem Steppstich rundum zusammennähen, dabei an einer Schmalseite eine ca. 3 cm große Wendeöffnung lassen.

2. Die Nahtzugaben auf 0,5 cm kürzen und auseinanderbügeln. Das Kissen wenden.

3. In einer Schüssel die Hauptfüllung mit, sofern gewünscht, dem ätherischen Öl gut mischen. Dann die Aromafüllung ebenfalls untermischen.

4. Mithilfe eines Trichters oder eines zusammengerollten Papierstücks die fertig gemischte Füllung in das Kissen geben. Nicht zu fest befüllen, es muss noch flexibel auf die Augen legbar sein.

5. Die Nahtzugaben an der Wendeöffnung nach innen bügeln und die Öffnung mit Handstichen schließen.

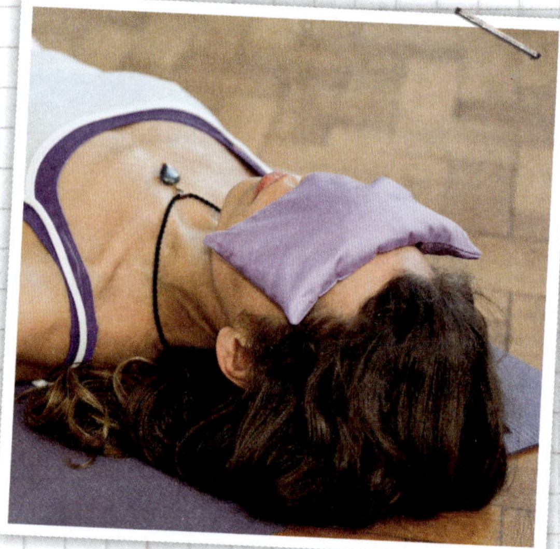

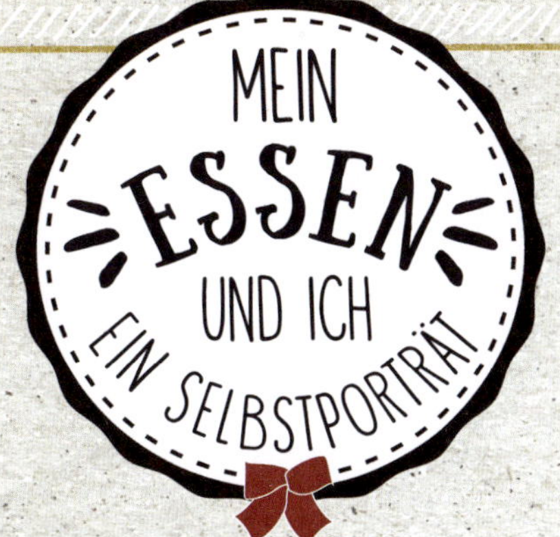

Zum achtsamen Umgang mit Essen gehört auch, sich einmal bewusst zu machen, wie die eigene Einstellung zum Essen eigentlich aussieht – dafür ist auf dieser Seite Platz. Hier können Sie sich selbst porträtieren: Welcher Typ sind Sie – ein Stress-Esser oder ein Genuss-Esser? Was bedeutet Essen für Sie? Nehmen Sie sich etwas Zeit – ein paar Tage oder eine Woche – für die folgenden Fragen und beobachten Sie sich selbst. Essen Sie schnell oder langsam? Lassen Sie sich beim Essen leicht von anderen Dingen ablenken? Haben Sie das Gefühl, oft zu viel oder zu wenig zu essen? Gibt es Speisen, die Sie gar nicht mögen? Welchen Speisen können Sie nur schwer widerstehen? Was fällt Ihnen noch zu Ihrer Haltung zum Essen ein?

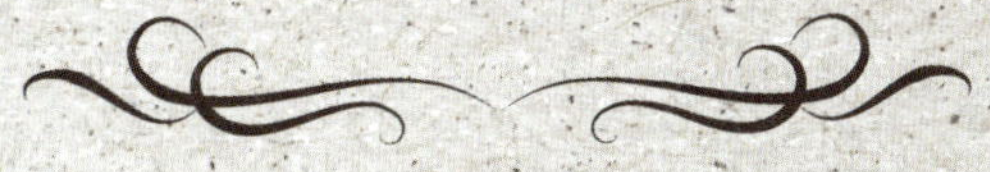

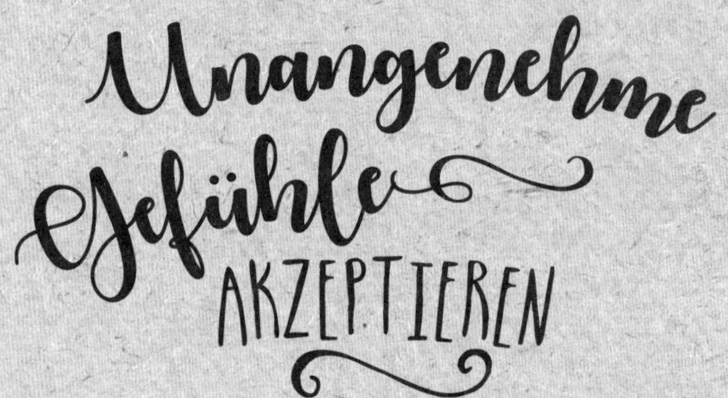

Unangenehme Gefühle AKZEPTIEREN

Uns geht viel Kraft verloren, wenn wir die Welt nicht so akzeptieren, wie sie ist, sondern uns vorstellen, wie sie zu sein hat. Dabei ärgern wir uns über den Unterschied zwischen dem, was ist, und dem, wie wir finden, wie es sein sollte. Da es recht viele Abweichungen vom Plan gibt, gibt es auch viele Gelegenheiten, Kraft zu verlieren beim Ärgern: Der Bus kommt nicht. Der Kollege ist nicht hilfsbereit. Das Kind ist nicht dankbar. Die Gehaltsverhandlung hat nichts gebracht. Die gehegte Orchidee blüht auch dieses Jahr wieder nicht.

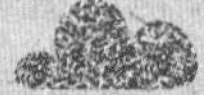

Ein Grundgedanke der achtsamen Lebensweise ist es, die Dinge so zu akzeptieren, wie sie sind. Das bedeutet nicht, dass man etwas Negatives, das man ändern kann, nicht ändern sollte. Wenn wir uns aber in dem Bereich bewegen, in dem wir machtlos sind (Menschen verhalten sich anders, Wetter, Schicksal), ist es sinnlos, sich einen anderen Zustand zu wünschen als den, der gerade ist.

Die Konsequenz, wenn wir uns gegen einen Zustand auflehnen, den wir nicht ändern können, ist lediglich, dass unser Körper mit Beschwerden reagiert, dass wir rastlos und unzufrieden werden und dass wir die Nächte schlaflos mit Grübeleien verbringen.

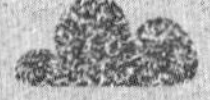

Wir haben weder ein Recht auf einen reibungslosen Ablauf (des Tages, des Lebens) noch darauf, dass andere Menschen sich immer gemäß unserer Vorstellungen verhalten. Wir werden verlassen, gekränkt, enttäuscht. Das ist ein Teil des Lebens. Nehmen wir es doch einfach als das, was es ist: Als Kränkung und Verletzung. Reden wir es nicht zu etwas anderem und weigern wir uns auch nicht, das Gefühl zu fühlen. All das ist Leben.

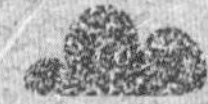

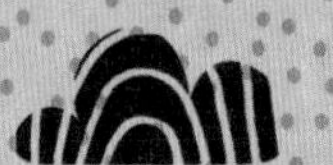
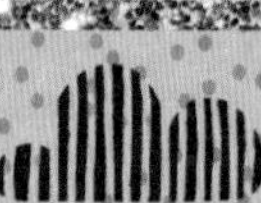
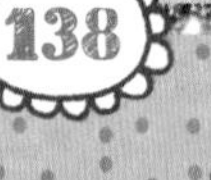
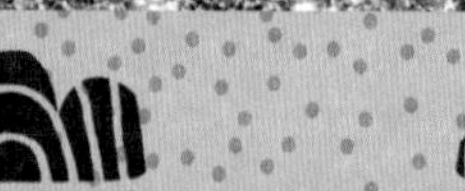
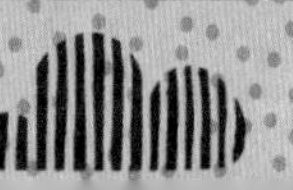

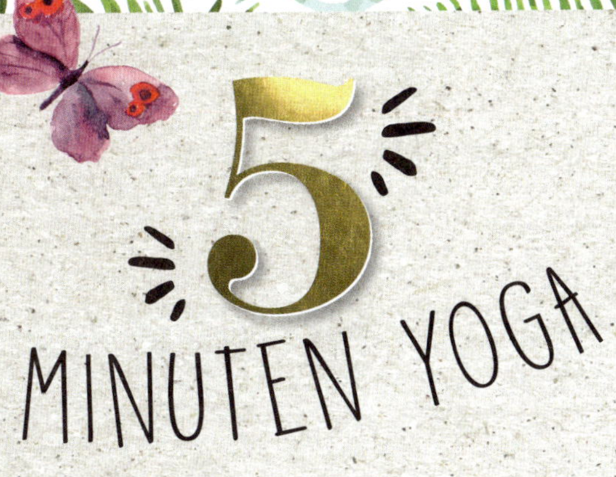

5 MINUTEN YOGA

Die Yogahaltung „Drehsitz", mit der Sanskritbezeichnung Ardha Matsyendrasana, hat ihren Namen vom sagenumwobenen Begründer des Hatha-Yoga, Matsyendrasana. Der Drehsitz zählt zu den klassischen Drehübungen und regt unter anderem die Organe des Oberbauchs an. Das wirkt sich positiv auf die Verdauung aus – die perfekte Übung also, wenn es mal nicht möglich war, gesund und in Ruhe zu essen. Gleichzeitig wird die Muskulatur gekräftigt, die den Rumpf aufrichtet, und die tiefe Gesäßmuskulatur wird gedehnt. (Achtung, bei akuten Rücken- oder Ischiasbeschwerden sollten Sie den Drehsitz nicht ausüben!) Beim Ausklang im Liegen können Sie dann entspannen und sich erden.

DREHSITZ

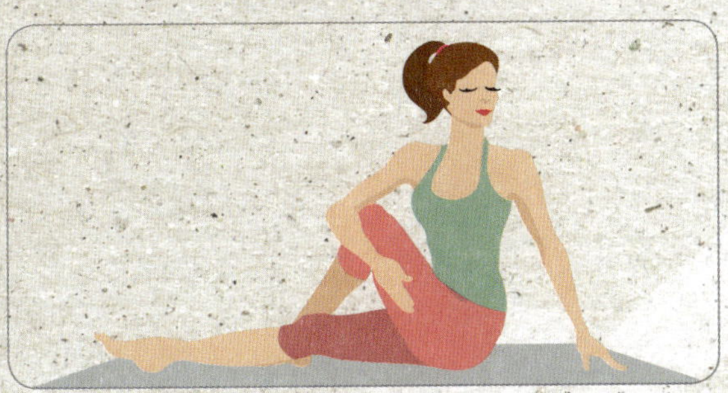

* Setzen Sie sich auf den Boden und strecken Sie die Beine aus.
* Kreuzen Sie nun den linken Fuß über das rechte Bein. Das Knie zeigt dabei nach oben.
* Setzen Sie die linke Hand hinter dem Körper ab.
* Strecken Sie dabei den Rücken.
* Ihr rechter Arm wird gestreckt über das linke Bein geführt.
* Drehen Sie sich nun bei der Ausatmung nach hinten, sodass Sie über die linke Schulter schauen können.
* Verharren Sie hier einige Atemzüge lang und gehen Sie in der umgekehrten Reihenfolge wieder in den normalen Sitz zurück – zur Vorbereitung der anderen Seite.

AUSKLANG

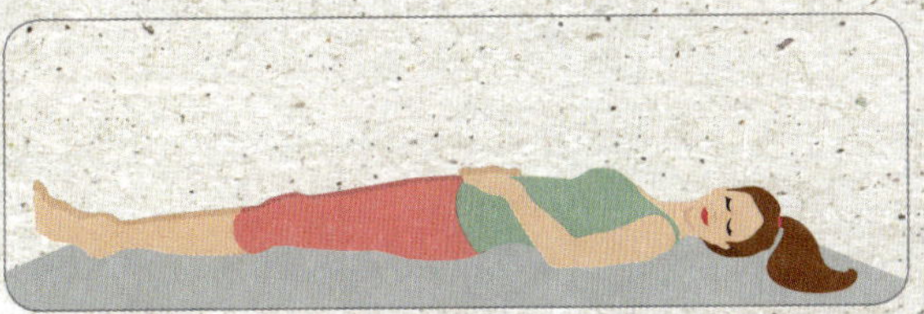

* Legen Sie sich in der für Sie angenehmsten Position auf den Rücken und schließen Sie die Augen.
* Richten Sie Ihren Körper gerade aus.
* Atmen Sie bewusst und legen Sie beide Hände auf den Bauch – dies hilft Ihnen, Ihre Atmung bewusst zu spüren. Die Beine sind ausgestreckt, die Fersen berühren einander und die Füße fallen locker zur Seite.
* Meditieren Sie auf den Fluss Ihres Atems und wandern Sie in Gedanken durch Ihren Körper. Beginnen Sie bei den Füßen, weiter über die Beine zum Becken, den Oberkörper und schließlich zum Kopf.
* Lösen Sie etwaige Verspannungen in den Muskeln durch bewusstes Ein- und Ausatmen.
* Am Ende der Entspannungsphase strecken Sie die Arme über den Kopf, dehnen und strecken Sie sich wie eine Katze beim Aufwachen und machen Sie sich bewusst wieder wach und aktiv.

DA ES FÖRDERLICH
FÜR DIE *Gesundheit* IST,
HABE ICH BESCHLOSSEN

glücklich
ZU SEIN

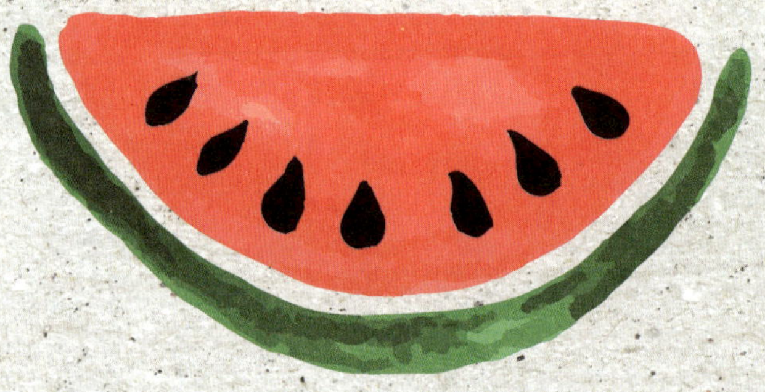

VOLTAIRE, FRANZÖSISCHER PHILOSOPH UND SCHRIFTSTELLER
1694–1778

Geben Sie dem Geist

STOFF

Wenn der Geist auf der Suche nach Betätigung ist, dann geben Sie ihm Futter! Unser Hirn ist sowieso nur zu einem geringen Prozentsatz ausgelastet, angesichts dessen, was es aufgrund seiner Größe leisten kann. Geben Sie ihm Gedichte oder Lieder zum auswendig lernen. Das schult das Gehirn, und einen Vorrat an schönen Worten kann man immer gebrauchen, falls man in Situationen gerät, in denen es langweilig oder ungemütlich wird.

Immer gut geeignet sind dafür Gedichte von Robert Gernhardt, denn die sind witzig und eingängig, ohne Tiefe vermissen zu lassen. Joachim Ringelnatz, Erich Kästner oder Christian Morgenstern machen Laune und lernen sich wegen ihrer klaren Sprache gut. Vielleicht werden Sie auch bei Rilke fündig oder beim großen Goethe. Probieren Sie und schauen Sie, welche Sprache und Stimmung Sie inspirieren.

SÄEN, WARTEN, ERNTEN

Wer schon einmal selbst Pflanzen gesät und darauf gewartet hat, das die Saat aufgeht, weiß, dass das recht lange dauern kann. Die ersten grünen Sprossen kommen zuweilen erst, wenn man schon gar nicht mehr mit ihnen gerechnet hat. So lange liegen sie da in der Erde, um zu reifen und sich dann schließlich auf den Weg nach oben zu machen. Zuschauen und warten bringt da wenig, es braucht einfach Geduld.

Ebenso brauchen auch manche Unternehmungen und die Umsetzung von Ideen mehr Zeit als erwartet.

Vom ersten Schritt bis zum Erfolg ist der Weg oft weit. Es braucht Geduld und das Vertrauen, dass es gelingen wird. Auch wenn man am liebsten sofort sehen würde, dass der Plan aufgeht.

Geben Sie sich Zeit für Ihre Pläne und Träume. Erlauben Sie sich, eine Sache, an der Sie arbeiten, eine Weile ruhen zu lassen und sie gar nicht mehr zu beachten. Manche Dinge werden erst gut mit der Zeit. Was wichtig ist, meldet sich von selbst wieder. Wenn der erste Schritt getan ist, hat die Entwicklung begonnen.

GREIFEN, STREICHELN, FORMEN

Erdend und beruhigend wirkt es auf uns, Dinge zu berühren. Durch Berührung verbinden wir uns mit der Außenwelt. Indem wir etwas anfassen, machen wir uns auf ähnliche Weise ein Bild davon, als wenn wir es anschauen. Um dem Tastsinn Futter zu geben, können Sie folgendes tun:

Den Tastsinn verwöhnen kann man direkt zu Beginn des Tages morgens unter der weichen Bettdecke. Machen Sie sich Tag für Tag immer wieder klar, wie schön es ist, in weiche Decken und glatte Laken gehüllt zu sein. So beginnt und endet der Tag im Grunde immer im Luxus.

Gehen Sie so oft wie möglich barfuß und spüren Sie den Untergrund unter Ihren nackten Füßen.

Befühlen Sie bewusst unterschiedliche Oberflächen wie z. B. Baumrinden, Steinwände, Holzböden. Legen Sie die Hände auf und spüren Sie die Energie, die von unterschiedlichen Materialien ausgeht.

Im Sand graben, mit Erde matschen und etwas daraus formen tut der Seele gut. Sei es, wenn Sie mit bloßen Händen in der Blumenerde wühlen, am Strand mit oder ohne Kinder eine Burg bauen oder sich im Wellnesshotel ein Schlammbad gönnen.

BITTE LÄCHELN!

Unser Gehirn funktioniert manchmal auf ganz erstaunliche Weise. Wenn etwas Erfreuliches geschieht, veranlasst uns das zu einem freundlichen Gesichtsausdruck oder zum Lächeln. Diesen Ausdruck unserer Gesichtsmuskeln merkt sich unser Hirn und speichert den Zustand des Körpers in Verbindung mit dem angenehmen Gefühl ab. Es wird abgespeichert, dass Lächeln mit positiven Emotionen verbunden ist. Das Gehirn ist sich also sicher, dass gerade etwas Gutes passiert, wenn ich meine Mundwinkel nach oben bewege und die zum Lächeln oder Lachen erforderlichen Muskeln in Gang setze.

Wenn das so funktioniert, können wir den Spieß einfach umdrehen. Wir können also, wenn uns grimmig zumute ist, wenn wir besorgt sind oder lustlos, dem Hirn mit einem Lächeln signalisieren: Alles in Ordnung! Je öfter man das tut, desto öfter wird dem Gehirn ein OK! gemeldet. Die Belohnung für das Training ist nicht weniger als dauerhaft bessere Laune.

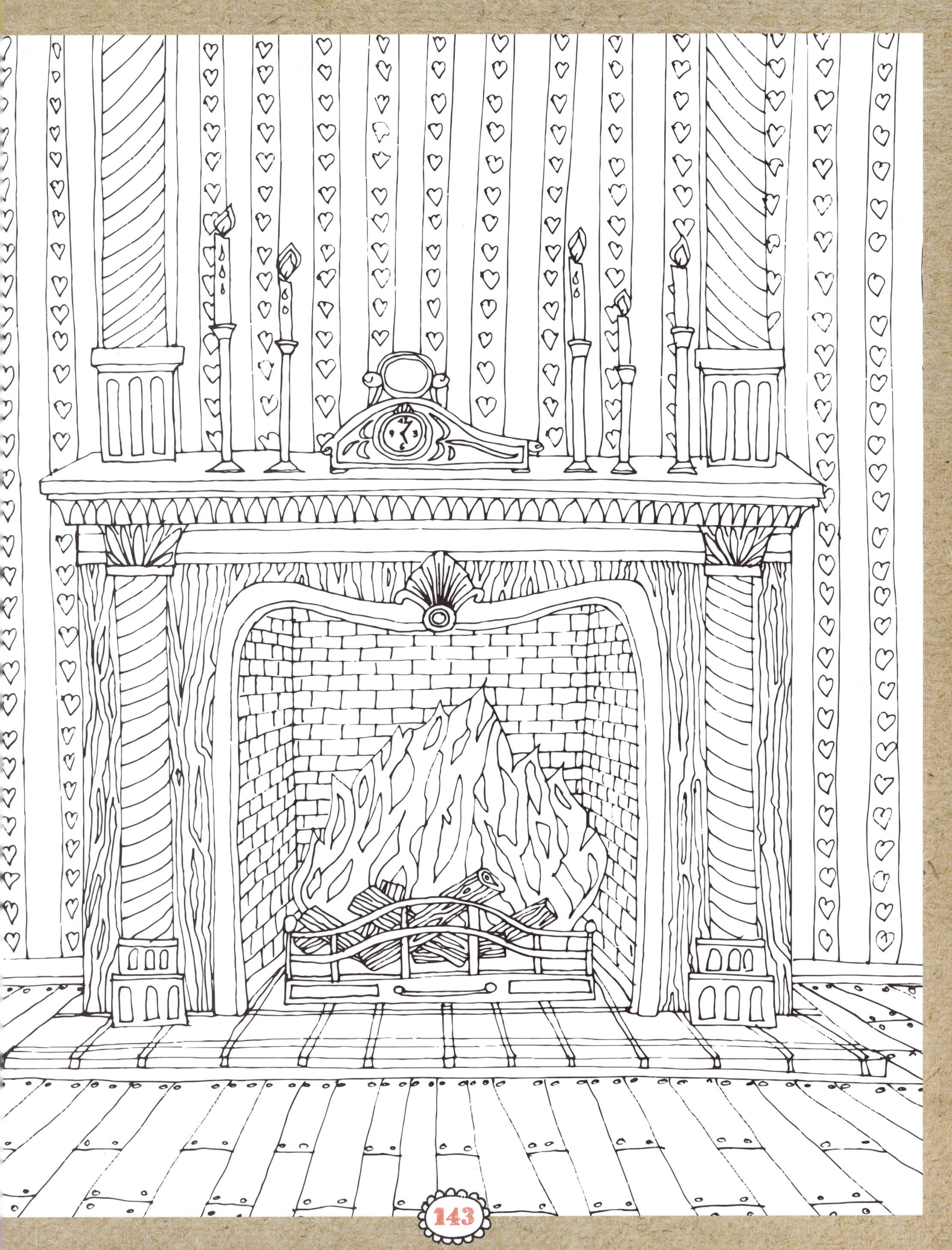

STREICHHOLZ-SCHACHTEL-Überraschungen

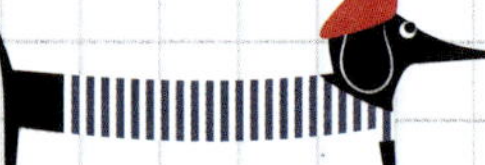

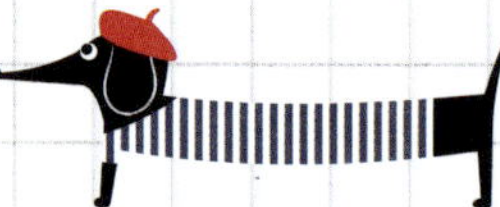

Größe (eine Schachtel): ca. 5,5 x 3,5 cm

Diese kleinen Schachteln, die mit den Papieren hier im Buch gebastelt werden, sind einfach nur süß und ohne besonderen Anlass jederzeit eine Überraschung für einen lieben Menschen wert. Also: Machen Sie Ihren Mitmenschen doch einfach mal eine Freude. Erwarten Sie nichts, beabsichtigten Sie nichts, freuen Sie sich einfach nur über die Freude des anderen. Auch als Geschenk an Gäste sind die Minischachteln eine schöne Idee.

Material

Designpapier mit Chevron-Muster, DIN A4

Designpapier mit Punkten in Pastellfarben und Gold, DIN A4

Designpapier mit Schiffchen-Muster, DIN A4
Rest Designpapier mit Dackelmuster
Rest Designpapier mit Lamamuster

2 Streichholzschachteln
1 Bogen Transparentpapier
Kugelschreiber mit leerer Mine
Lineal
Klebstoff
Lochzange/Locher
Öse in Rosa und Dunkelblau und Ösenwerkzeug
Schmuckband in Blau oder Zackenlitze in Rosa gepunktet, ca. 5 cm breit und 6 cm lang.

Vorlage: In Originalgröße hier zum Download
(siehe auch Seite 2):

http://more4u.online/Xge

Anleitung

Lama-Piñata-Box

1. Für die Lama-Piñata-Box die Vorlage für die innere Streichholzschachtel mit Bleistift auf das Transparentpapier durchpausen. Grob ausschneiden und mit Klebefilm auf dem gepunkteten Designpapier befestigen.

2. Die gestrichelten Linien mit Kugelschreiber und Lineal nachfahren und so die Faltkanten einprägen. Dann den Umriss ausschneiden und das Innere der Streichholzschachtel damit umkleben.

3. In eine kurze Seite des Innenteils mit dem Locher oder der Lochzange ein Loch stanzen und eine Öse einsetzen. Die Zackenlitze zu einer Schlaufe legen, verknoten und durch die Öse ziehen.

4. Nun einen 12 x 5 cm großen Streifen aus dem rosa Chevron-Papier zurechtschneiden und das äußere der Streichholzschachtel wie abgebildet damit umkleben.

5. Zuletzt ein Lama in einem passenden Oval ausschneiden und auf dem Deckel befestigen. Aus dem restlichen Lama/Chevron/Punkte-Papier mit dem Locher Konfetti ausstanzen und die Schachtel damit füllen.

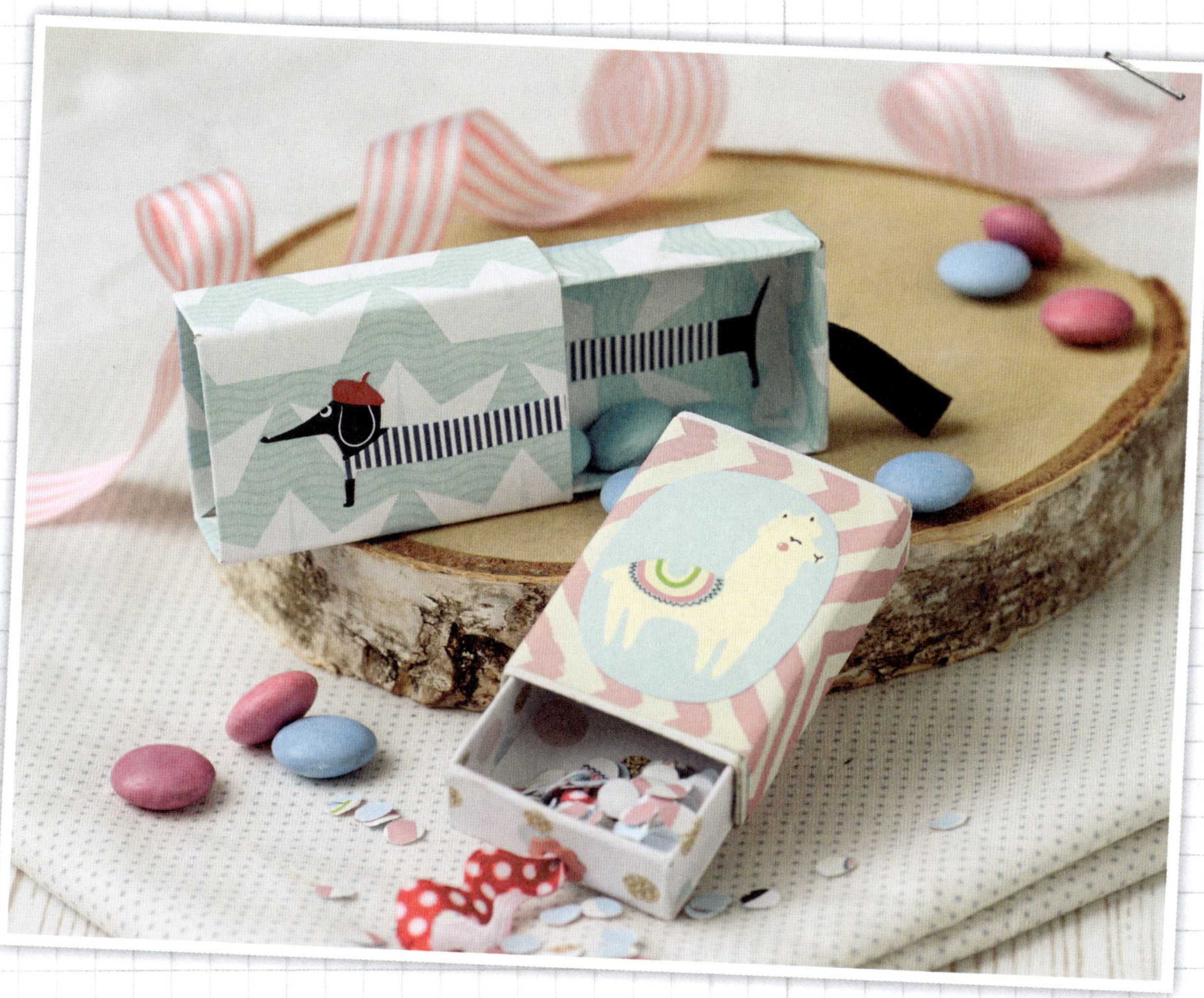

Dackelschachtel

1. Für die Dackelschachtel die Vorlage für die innere und äußere Streichholzschachtel aus dem Schiffchenpapier ausschneiden. Den Rohling innen und außen damit bekleben.

2. An einer kurzen Seite der Innenschachtel zunächst nur außen das Papier befestigen. Dann mit dem Locher oder der Lochzange ein Loch stanzen und eine Öse einsetzen. Das Schmuckband zu einer Schlaufe legen, durch die Öse ziehen, die Enden zur Seite klappen und mit Klebefilm fixieren. Dann die restlichen Flächen mit Papier umkleben, dabei werden die Enden des Schmuckbandes auf der Innenseite der Innenschachtel überklebt.

3. Aus den Designpapierresten einmal den Dackel ohne Hinterbeine, einmal ohne Vorderbeine und Kopf und einmal nur den Rumpf ausschneiden.

4. Das Dackel-Vorderteil wie abgebildet auf dem Außenteil der Streichholzschachtel befestigen. Die Innenschachtel hineinschieben und, auf gleicher Höhe wie außen, innen erst das Hinterteil und zur Verlängerung noch das Mittelteil festkleben.

5. Mit einer kleinen Überraschung – z.B. Bonbons oder einem Kinogutschein – füllen und verschenken. Ist die Überraschung verputzt oder entfernt, kommt der lustige Dackel zum Vorschein.

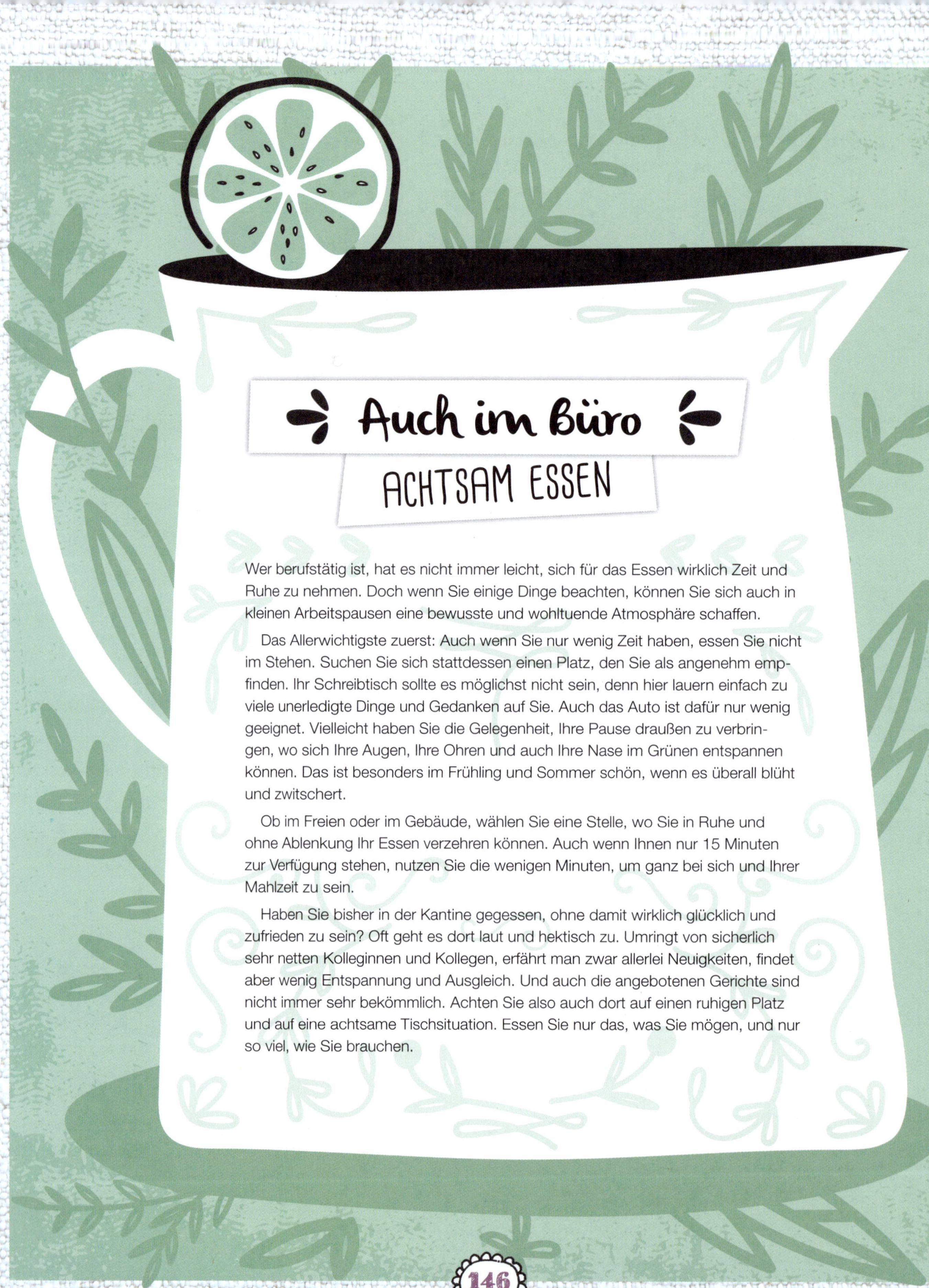

Wer berufstätig ist, hat es nicht immer leicht, sich für das Essen wirklich Zeit und Ruhe zu nehmen. Doch wenn Sie einige Dinge beachten, können Sie sich auch in kleinen Arbeitspausen eine bewusste und wohltuende Atmosphäre schaffen.

Das Allerwichtigste zuerst: Auch wenn Sie nur wenig Zeit haben, essen Sie nicht im Stehen. Suchen Sie sich stattdessen einen Platz, den Sie als angenehm empfinden. Ihr Schreibtisch sollte es möglichst nicht sein, denn hier lauern einfach zu viele unerledigte Dinge und Gedanken auf Sie. Auch das Auto ist dafür nur wenig geeignet. Vielleicht haben Sie die Gelegenheit, Ihre Pause draußen zu verbringen, wo sich Ihre Augen, Ihre Ohren und auch Ihre Nase im Grünen entspannen können. Das ist besonders im Frühling und Sommer schön, wenn es überall blüht und zwitschert.

Ob im Freien oder im Gebäude, wählen Sie eine Stelle, wo Sie in Ruhe und ohne Ablenkung Ihr Essen verzehren können. Auch wenn Ihnen nur 15 Minuten zur Verfügung stehen, nutzen Sie die wenigen Minuten, um ganz bei sich und Ihrer Mahlzeit zu sein.

Haben Sie bisher in der Kantine gegessen, ohne damit wirklich glücklich und zufrieden zu sein? Oft geht es dort laut und hektisch zu. Umringt von sicherlich sehr netten Kolleginnen und Kollegen, erfährt man zwar allerlei Neuigkeiten, findet aber wenig Entspannung und Ausgleich. Und auch die angebotenen Gerichte sind nicht immer sehr bekömmlich. Achten Sie also auch dort auf einen ruhigen Platz und auf eine achtsame Tischsituation. Essen Sie nur das, was Sie mögen, und nur so viel, wie Sie brauchen.

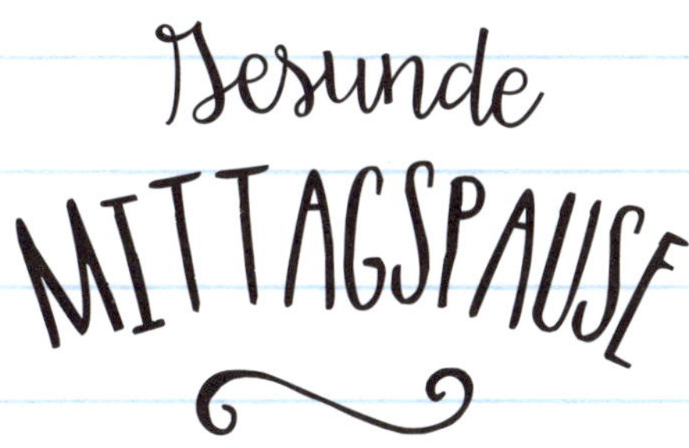

Gesunde MITTAGSPAUSE

Neben der Pausenatmosphäre spielt auch das Mittagessen selbst eine Rolle. Schwere, fette Gerichte belasten nur unnötig den Kreislauf, man fühlt sich schlapp und wenig leistungsfähig. Wenn jedoch zusätzlich zur entspannten Umgebung Ihr Mittagessen gesund, nahrhaft und lecker ist, stimmt das Gesamtpaket. Vielleicht tun Sie sich ja auch mal mit einem Lieblingskollegen oder einer -kollegin zusammen?

**Zubereitungszeit: ca. 30 Min
(+ je 30 Min Gar- und Abkühlzeit)**

....

Zutaten für 2 Gläser (à 1 Liter)
....

200 g Gerste
Salz
200 g Fenchel-Salsiccia
1 El Brätöl
1 kleine Fenchelknolle
1 Möhre
1 Bund glatte Petersilie
1 fester, säuerlicher Apfel
1 El Zitronensaft
1 Stängel Majoran
2 El Aceto balsamico bianco
3 El Pfirsich-Nektar
1 Tl Senf
4 El Olivenöl
Pfeffer, 1 Prise Cayennepfeffer

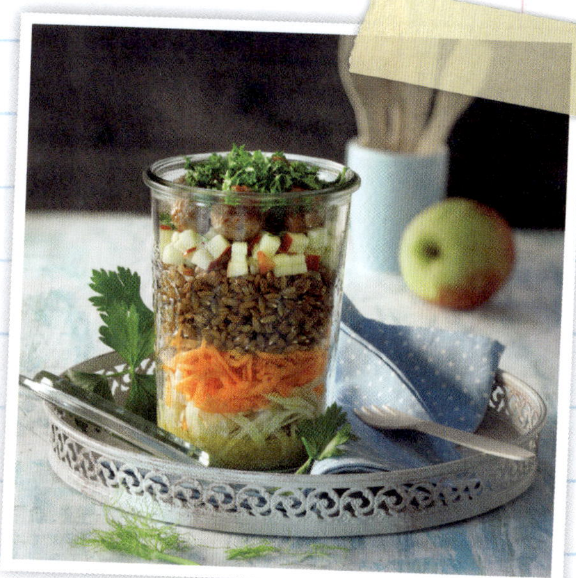

1. Die Gerste in ausreichend kochendem Salzwasser etwa 15 Minuten kochen. Dann in ein Sieb abgießen, abspülen und nochmals in leicht gesalzenem Wasser aufsetzen. Etwa 20 weitere Minuten bissfest kochen. In ein Sieb abgießen, abspülen, abtropfen und abkühlen lassen.

2. Die Salsiccia aus der Pelle drücken und aus dem Brät kleine Kugeln formen. Im heißen Brätöl rundum ca. 6 Minuten kross braten. Vom Herd nehmen und abkühlen lassen.

3. Den Fenchel waschen, putzen, dabei den Strunk entfernen und auf der Gemüsereibe hobeln. Die Möhre schälen, putzen und raspeln. Die Petersilie waschen, trocken schleudern und die Blättchen grob hacken. Den Apfel waschen, vierteln und das Kerngehäuse entfernen.

4. Das Fruchtfleisch klein würfeln und mit dem Zitronensaft mischen. Majoran waschen, trocken tupfen und die Blättchen fein hacken.

5. Aceto balsamico bianco mit Majoran, Pfirsich-Nektar, Senf und Olivenöl verquirlen. Kräftig salzen, pfeffern und mit Cayennepfeffer würzen.

6. Das Dressing in die Gläser geben, dann den Fenchel und die Möhre. Anschließend die Gerste, Apfelwürfel und Majoran, die Salsiccia-Kugeln und ganz oben die grob gehackte Petersilie. Vor dem Verzehr sorgfältig unterheben.

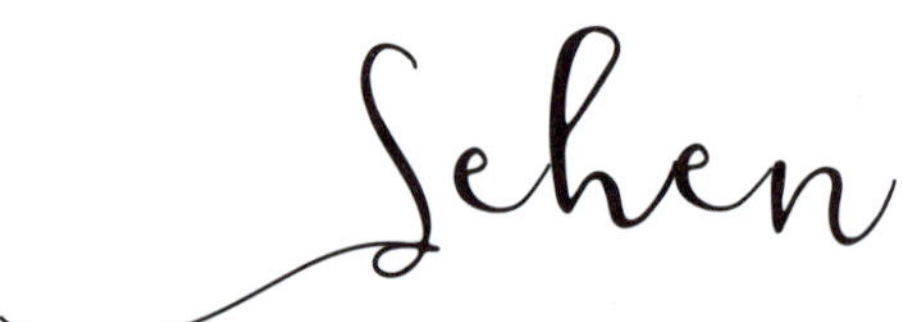

Der Sehsinn ist beim modernen Bildschirmmenschen leider ständig überstrapaziert. Zu lange schauen wir unbewegt und im immer gleichen Abstand auf Displays, die uns mit Bildern überfluten. Davon abgesehen, dass die Menge an Bildern und Eindrücken uns ohnehin überfordert, ist auch der Umstand, dass wir die Augen dabei wenig bewegen, schädlich. Abgesehen davon, dass immer mehr Menschen immer früher an Sehschwäche leiden, kommt uns der aufmerksame Blick abhanden.

SO TRAINIEREN SIE IHREN SEHSINN:

❋ Wenn Sie Büroarbeiterin sind: Schauen Sie in regelmäßigen Abständen weg vom Bildschirm in die Ferne. Legen Sie regelmäßige Pausen bei der Arbeit ein, auch um den Blick in andere Richtungen schweifen zu lassen.

❋ Gönnen Sie Ihrem Blick regelmäßig ausreichend komplett bildschirmfreie Zeit.

❋ Bieten Sie sich selbst Farben an, indem Sie sich in die Natur begeben: die verschiedenen Grüns, das Blau des Himmels und von Gewässern, gelbe, rosa, lila Blüten, die Farben von Erde, Rinde und Sand.

❋ Schauen Sie lange hin: Sie werden feststellen, dass in jeder Farbfläche, auf die Sie schauen, viele unterschiedliche Farben zu sehen sind. Intensivieren Sie auf diese Weise Ihren Blick auf die Welt.

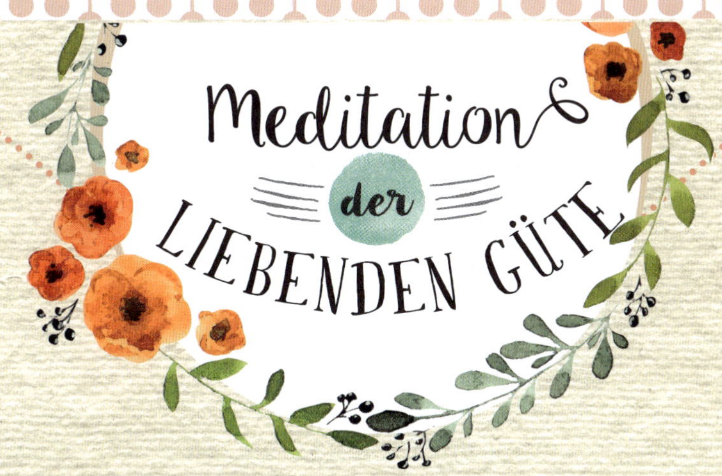

Mit dieser Meditation können Sie sich selbst und andere mit der Kraft der Liebe beschenken. Sie begeben sich dafür in eine Ihnen bequeme Haltung, egal ob im Liegen oder Sitzen.

Rufen Sie sich zunächst einen glücklichen Moment in Erinnerung und vergegenwärtigen Sie sich das Gefühl, das Sie dabei hatten. Erinnern Sie sich, wie leicht und froh Ihnen zumute war. Sie können das Gefühl verstärken, indem Sie innerlich einen Satz repetieren, z.B. „Möge ich glücklich sein" oder „Möge ich frei sein von Gefahr" oder „Möge ich leicht durchs Leben gehen". Sie können diesen Satz laut aussprechen, wenn Sie alleine sind, oder innerlich.

Nun denken Sie an einen Ihnen nahestehenden Menschen. Lassen Sie ihn vor Ihrem geistigen Auge erscheinen und denken Sie an alles, was Sie an ihm mögen. Lassen Sie sich durchdringen von der Verbundenheit, die Sie mit ihm spüren. Wünschen Sie ihm von ganzem Herzen Glück.

Als nächstes denken Sie an einen Menschen, dem Sie neutral gegenüberstehen. Das kann ein Kollege sein, an den Sie nie viele Gedanken verschwendet haben oder eine Nachbarin, mit der Sie bislang noch nicht gesprochen haben. Senden Sie auch Ihr ihre besten Gedanken und Wünsche.

Nun gesellt sich in Ihrer Vorstellung noch eine Person hinzu, die Sie nicht mögen. Denken Sie an sie, versuchen Sie sie sich vorzustellen, und bedenken Sie auch sie mit positiven Gedanken und guten Wünschen.

Das letzte Bild vor Ihrem geistigen Auge sind diese drei Menschen, die nun zusammen vor Ihnen stehen: die Herzensfreundin, eine neutrale Person und jemand, den Sie nicht besonders mögen. Wünschen Sie den dreien gemeinsam alles Gute und spüren Sie die ganze Verbundenheit mit ihnen.

Bevor Sie die Meditation beenden, reiben Sie kurz die Handflächen aneinander und legen Sie sich die Hände auf die Brust. Bleiben Sie noch ein paar Atemzüge sitzen oder liegen und spüren Sie dem guten Gefühl nach.

»Möge ich glücklich sein«

 »Möge ich frei sein von Gefahr«

»Möge ich leicht durchs Leben gehen« 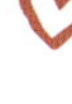

FANTASIEREISE: Auf einen BERG STEIGEN

Die Reise zu sich selbst ist manchmal vergleichbar damit, einen Berg zu erklimmen. Manchmal wissen wir nicht weiter, können den Gipfel gar nicht sehen, setzen einfach nur einen Fuß vor den anderen in dem Vertrauen anzukommen. Bei der folgenden Visualisierung erklimmen Sie in Gedanken den Berg Ihres Lebens.

Stellen Sie sich dafür einen Berg vor, von seiner Basis bis hin zu seinem Gipfel. Betrachten Sie seine Flanken. Manche sind gefährlich steil mit Überhängen und Abgründen. Andere sind flacher, dort sind friedliche Weiden und es wachsen sogar Bäume. Über allem erhaben ragt die Spitze in Richtung Himmel.

Visualisieren Sie den Berg in seiner ganzen Größe, wie er schon seit Jahrtausenden an genau diesem Platz steht, unerschütterlich und unbeirrbar. Sie müssen geschickt sein bei der Auswahl der Wege, denn manche von ihnen sind zu gefährlich, weil sie zu steil sind, und manche führen nicht nach oben. Auf Ihrem Weg müssen Sie mit Ihren Kräften haushalten, um nicht auf halbem Weg entmutigt aufzugeben. Vielleicht wird Ihnen während der Reise so mancher Ballast zu schwer, sodass Sie etwas davon unterwegs liegen lassen, um besser voran zu kommen.

Je weiter oben Sie sind, desto besser können Sie Ihr Ziel erkennen. Unbeirrt nähern Sie sich jetzt dem Gipfel, bis Sie schließlich ganz oben sind. Dort erwartet Sie etwas Wunderbares: ein weiter Ausblick über das ganze Panorama Ihres Lebens. Über die Täler und Höhen, über dunkle Wälder und lichte Wiesen. Sogar ein blauer See ist auf halber Höhe zu sehen. Unter Ihren Füßen spüren Sie die ganze Schwere und Masse des Berges, den Sie bezwungen haben. Über sich steht die leuchtende, wärmende Sonne. Behalten Sie das Bild von sich unter der Sonne hoch oben auf dem Gipfel bei sich, wenn Sie wieder in die Realität zurückkehren.

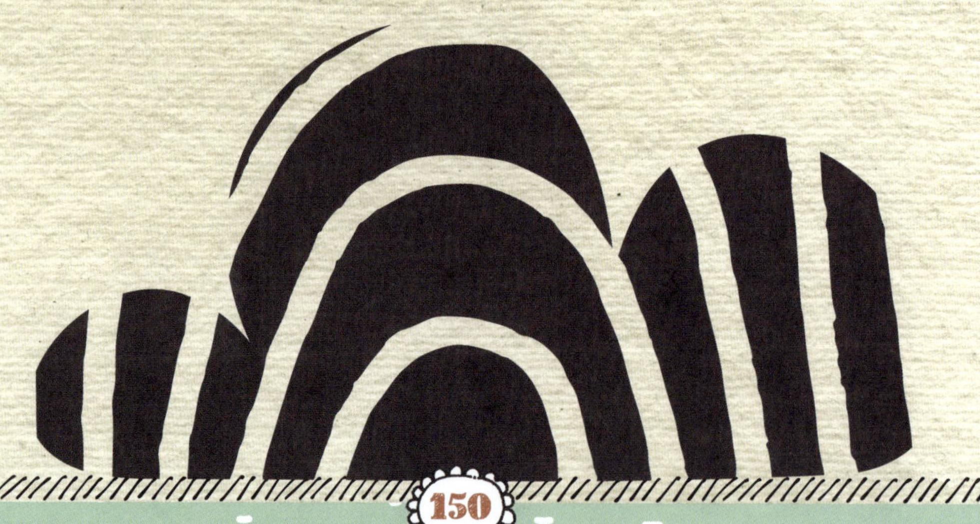

DIE SEELE schwingen LASSEN

Viele Menschen denken, sie könnten nicht singen. Das ist ein weit verbreiteter und fataler Irrtum. Die Wahrheit hingegen ist: Jeder Mensch kann singen und verfügt grundsätzlich über eine gewisse Musikalität. Seltsamerweise ist aber das Singen vor anderen oft mit ein wenig Scham behaftet, und viele Menschen sind in Sorge, sie könnten sich dabei blamieren.

Dabei befreit das Singen die Seele und wirkt sich förderlich auf die körperliche und geistige Gesundheit aus. Oder warum singen Menschen besonders gerne unter der Dusche? Weil sie sich dort besonders wohl und frei fühlen! Die Seele schwingt und die Stimmbänder gleich mit.

Selten gab es so viele Chöre wie zu unserer Zeit. Das liegt daran, dass viele Menschen einen Ausgleich suchen für Stress und Überforderung. Denn wenn man den richtigen Chor findet, bedeutet das gemeinsame Singen einfach nur Spaß und Entspannung. Selbst wenn nicht jede einzelne Stimme solotauglich ist, so ist das Klangergebnis durch viele Einzelstimmen oft so beglückend und entspannend, dass man sich fragt, ob da nicht ein wenig Zauberei mit im Spiel ist. Wer weiß?

TRÄUME NOTIEREN

Träume geben nicht nur Aufschluss über unsere Wünsche und Sorgen. Sie sind überlebenswichtig, weil unser System darin verarbeitet, was tagsüber scheinbar unbemerkt gespeichert worden ist. Darum geben uns Träume auch Aufschluss darüber, was uns unbewusst beschäftigt. Manchmal tauchen fast vergessene Menschen darin auf, und wir finden es etwas kurios, dass sie uns noch einmal begegnen. Manchmal kann ein Traum eine Idee liefern für ein Problem, das wir seit einer Weile mit uns herumgetragen haben.

Das Reich der Träume ist rätselhaft und aufschlussreich zugleich – und der Zutritt zu dieser Welt ist umsonst. Wer sich auf seine Träume einlässt, wird mit der Zeit feststellen, dass man sich an mehr und mehr davon erinnert und immer mehr versteht.

Machen Sie einmal einen Selbstversuch, mehr über sich zu erfahren. Legen Sie sich ein Notizbuch ans Bett und halten Sie jeden Morgen Ihren Traum in wenigen Stichworten fest. Tun Sie das vor dem Aufstehen, bevor Sie überhaupt etwas anderes tun, denn Träume haben die Angewohnheit zu verfliegen. Sie werden bemerken, dass die Erinnerung an den Traum von Mal zu Mal deutlicher wird. Es ist erstaunlich, wieviel man aus Träumen über sich und das Leben lernt.

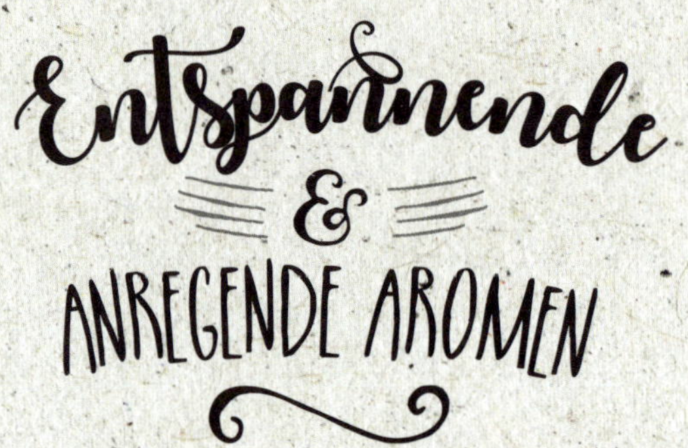

Feine Raumdüfte regen den Geruchssinn an, steigern das Wohlbefinden und haben Einfluss auf unsere Stimmung. Das liegt daran, dass der Geruchsnerv mit dem limbischen System unseres Gehirns verbunden ist, das für die Stimmungslage verantwortlich ist.

Dabei sind Raumdüfte nicht einfach nur entspannend, sondern haben auch eine Wirkung auf unsere kreativen Kräfte. Sie können durchaus vitalisierend und anregend sein. Am einfachsten ist die Verwendung von Duftölen in einer speziellen Duftlampe, in der mittels einer Kerze Wasser zusammen mit einem Tropfen Öl darin erwärmt wird, welches dann verdunstet.

Wichtig ist, dass Sie ausschließlich naturreine ätherische Öle verwenden. Synthetisch hergestellte Duftöle haben erstens nicht die erhoffte Wirkung und können darüber hinaus sogar richtig ungesund sein.

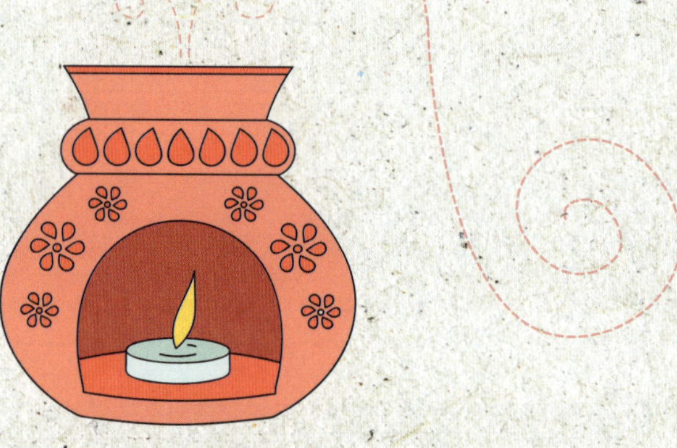

GEFÜHLE SIND NUR GÄSTE

Störende Gedankenkreise kann man unterbrechen, indem man sie sich bewusst macht. Oft reicht schon festzustellen, was gerade vor sich geht, im Sinne von: „Aha, ich denke gerade mal wieder im Kreis." Dann ist der wichtigste Schritt schon getan. Denn die Kreise vollziehen sich nur, wenn das Bewusstsein nichts davon mitbekommt und der Geist sich ungestört in seine monotonen Grübeleien verheddern kann.

Probieren Sie die Position des unbeteiligten Beobachters regelmäßig aus. Vor allem immer dann, wenn Sie negative Gefühle haben. Treten Sie einen Schritt von sich zurück und stellen Sie fest: „Ich bin wütend, weil ich mich übergangen fühle." „Ich bin gestresst, weil ich mir zu viel vorgenommen habe." „Ich bin frustriert, weil mir dieses Kleid nicht passt." Letztlich sind solche Gefühle nur Besucher im Geist. Wir müssen sie nur ab und zu daran erinnern, dass sie lediglich Gäste sind

Minzmacarons MIT ERDBEERCREME

Macarons sind immer ein tolles Geschenk aus der Küche und ein hervorragendes Rezept, um ein wenig die Achtsamkeit zu trainieren, denn die fein gefüllten Baiserhälften brauchen Aufmerksamkeit und Geduld. Sind die Macarons fertig und sollen verschenkt werden, drapieren Sie sie am besten hübsch in einer für Gebäck geeigneten Schachtel, die Sie mit einem der Geschenkanhänger zum Ausschneiden aus diesem Buch verzieren.

Zubereitungszeit: ca. 30 Min (+ 15 Min Backzeit, 20 Min Ruhezeit und 120 Min Kühlzeit)

Zutaten für 26 Stück

Für die Baisermasse

1 Eiweiß
1 Prise Salz
20 g Zucker
etwas grüne Lebensmittelfarbe
50 g gemahlene Mandeln
75 g Puderzucker
1 Msp. Backpulver

Für die Erdbeercreme

50 g Erdbeeren
50 ml Erdbeersirup
100 g zimmerwarme Butter
1 El frisch gehackte Minzblättchen

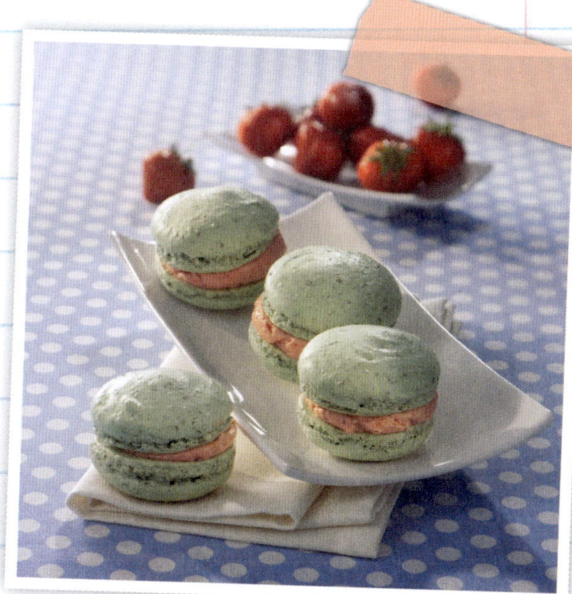

1. Ein Backblech mit Backpapier belegen. Eiweiß mit 1 Prise Salz steif schlagen. Zucker und ein paar Tropfen Lebensmittelfarbe dazugeben und so lange weiterschlagen, bis sich die Kristalle aufgelöst haben und die Masse wieder ganz steif ist.

2. Die gemahlenen Mandeln evtl. nochmals mit der Kaffeemühle oder dem Blitzhacker ganz fein mahlen. Mit dem Puderzucker mischen und das Backpulver unterrühren.

3. Mandelmischung unter den Eischnee heben. Die Masse in einen Spritzbeutel mit Lochtülle füllen und 26 kleine Tupfen (ca. 4 cm Ø) auf das Backblech spritzen. Ca. 20 Minuten zimmerwarm ruhen lassen.

Den Backofen auf 150 °C vorheizen. Die Macarons ca. 15 Minuten auf der mittleren Schiene backen. Sie sollten sich nicht bräunlich verfärben. Herausnehmen und abkühlen lassen.

4. Für die Creme die Erdbeeren waschen, trocknen und putzen. Mit dem Sirup pürieren. Teelöffelweise unter die Butter rühren, zum Schluss die fein gehackte Minze unterrühren.

5. Die Creme auf die Unterseite von 13 Baisers streichen. Die anderen Baisers daraufsetzen und leicht andrücken. Luftdicht verpacken und für mindestens 2 Stunden kühl stellen.

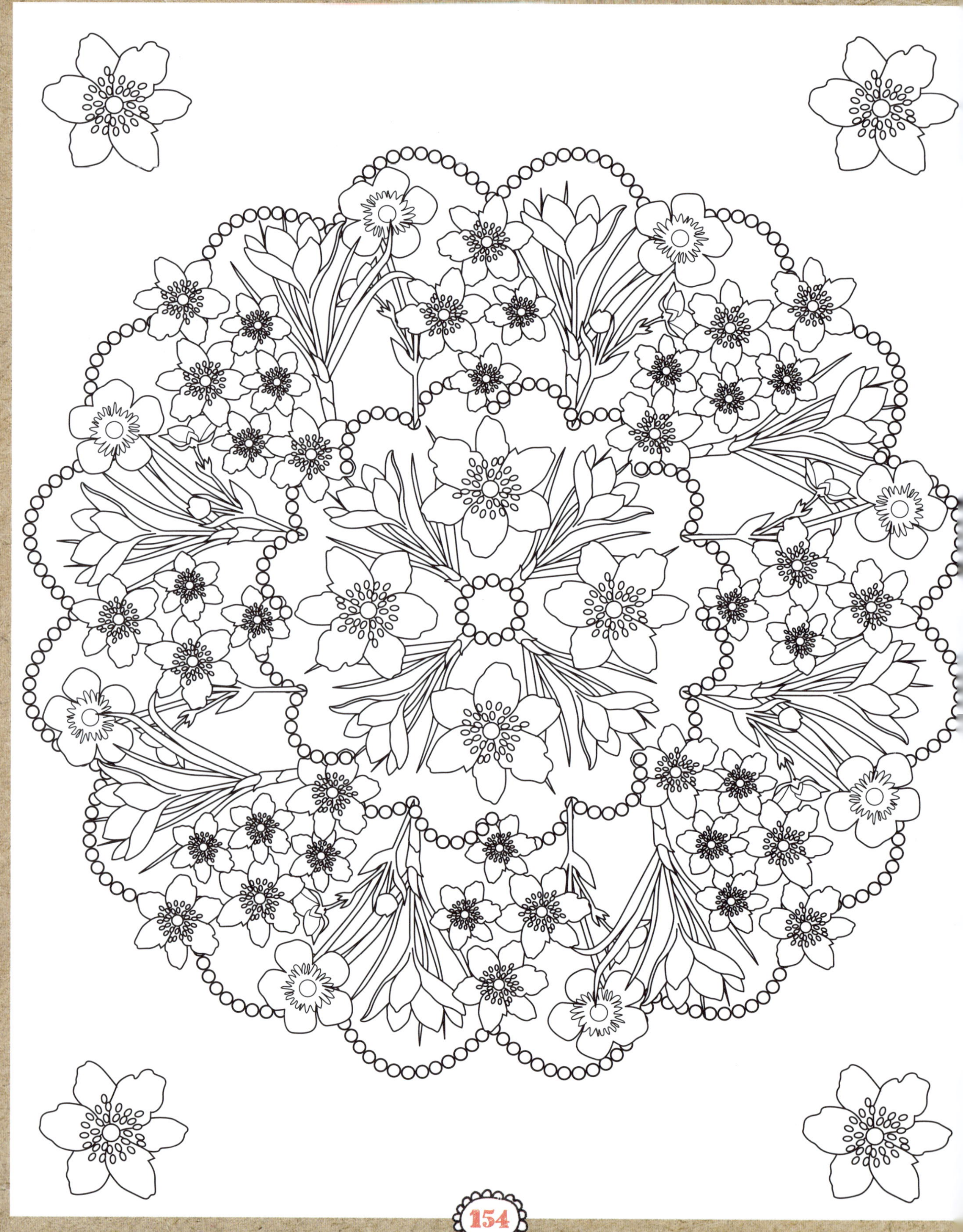

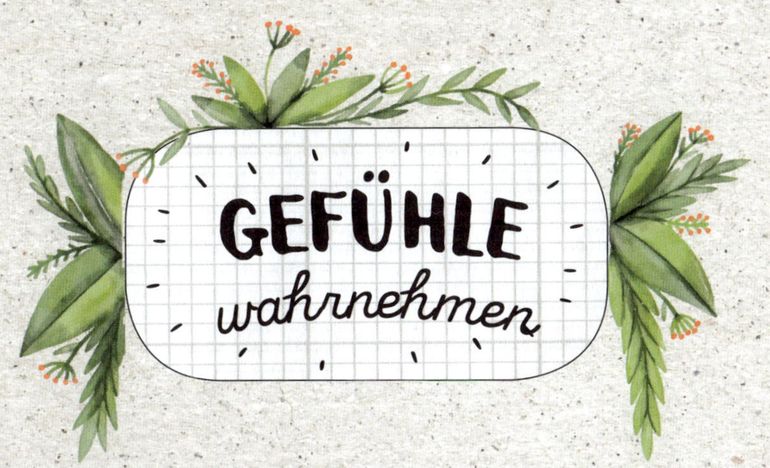

Diese Achtsamkeitsübung richtet sich darauf, einen besseren Zugang zu den eigenen Gefühlen zu bekommen. Ziehen Sie sich dafür an einen ruhigen Ort zurück, an dem Sie für eine Weile ungestört sind. Konzentrieren Sie sich auf Ihren Atem, bis er zur Ruhe kommt und bis tief in den Bauch strömt. Wenn Sie sich nun auf den Weg machen, Ihren Gefühlen näher zu kommen, rezitieren Sie innerlich den Satz: „Ich umarme meine Gefühle und nehme sie wahr, wie sie sind."

Nun stellen Sie sich innerlich eine Situation vor, in der Sie traurig waren. Spüren Sie in Ihren Körper hinein, wo Sie die Trauer spüren. Spüren Sie nach, wie sich Ihr Gesicht bei Trauer anfühlt, die Augen und der Hals. Vielleicht verhärtet sich etwas, vielleicht spüren Sie Tränen, vielleicht einen Druck auf der Kehle.

Danach stellen Sie sich eine Situation oder einen Menschen vor, der Ihre Wut reizt. Fühlen Sie nun genau hin, wie sich die Wut anfühlt. Fährt sie vielleicht in den Magen oder lässt Sie sie die Stirn runzeln? Spüren Sie auch nach den Unterschieden zwischen Wut und Trauer. Lassen Sie sich nicht von Ihrem Gefühl davontragen, sondern rufen Sie sich ins Hier und Jetzt zurück, wenn Sie spüren, dass die Wut stark ist.

Zum Abschluss stellen Sie sich eine freudige Situation vor, in der Sie sehr glücklich waren. Lassen Sie sich von der Freude durchströmen und spüren Sie auch hier nach, wo sich die Freude in Ihnen manifestiert. Vielleicht huscht ein Lächeln über Ihre Lippen oder ein befreiendes Gefühl durchströmt Bauch oder Brustraum.

Bewahren Sie diese körperlichen Empfindungen möglichst lange, wenn Sie die Meditation nun beenden. Diese Übung kann auch helfen, wenn Sie bei einer kreativen Arbeit eine Emotion ausdrücken möchten oder sich erinnern wollen – z. B. beim Tagebuch schreiben – wie genau Sie sich in einer bestimmten Situation gefühlt haben.

Die Bewegung steckt an

In dem Moment, in dem wir die Entscheidung für ein kreativeres und achtsameres Leben treffen, haben wir uns für Veränderung und Entwicklung entschieden. Anstatt wie auf Schienen gesetzt nach einem festgelegten, starren Plan zu leben und dabei eigene und andere Erwartungen zu erfüllen, lernen wir immer mehr auf uns zu hören. Es wird von Tag zu Tag leichter, wahrzunehmen und auszudrücken, was wir empfinden. Es ist erstaunlich, wie viel leichter sich das Leben anfühlt mit dem Bewusstsein, bei sich zu sein und ein Gefühl zu entwickeln für die Person, die man ist.

Gleichzeitig erlangen wir ein besseres Gespür für unsere Umwelt. Für unsere direkte Umgebung, für die Natur und für unsere Mitmenschen. Wer sich selbst intensiver spürt, wird auch immer besser darin, sich in andere einzufühlen und sie wahrzunehmen – ihre Wünsche und Bedürfnisse und ihre Sicht der Welt. Je mehr unterschiedliche Sichten der Welt wir auf diese Weise kennenlernen, desto klarer wird sie für uns in ihrer Vielfältigkeit. Wir lernen mehr und mehr zu schätzen, dass unsere Sicht nicht die einzig gültige ist und dass andere – genau wie wir – das Recht auf ihre Version der Dinge haben.

So kommt Bewegung in unsere Beziehungen, weil wir uns mitteilen und austauschen. Wir sind in der Lage dazu, uns zu zeigen wie wir sind, und andere wahrzunehmen und anzunehmen, wie sie sind. Wer sich für andere interessiert, ist auch für seine Mitmenschen interessanter. Und so wird die Bewegung sich fortsetzen und auf unser Umfeld übertragen. Unsere Mitmenschen werden feststellen, dass wir uns verändern. Sie werden bemerken, dass wir ihnen anders, aufmerksamer und mitfühlender gegenübertreten.

EIN GROSSES, FREUDIGES „JA"!

Ständig begegnen uns Sorgen, Unbequemlichkeiten, Unmöglichkeiten. Das kann die wichtigen Beziehungen im Leben betreffen, Pläne, die wir gemacht haben und die nicht aufgehen, Kränkungen oder Verluste. Wir müssen nicht alles hinnehmen, wie es ist. Was in unserer Macht steht, sollten wir verändern. Es wird nur auf wunderbare Weise leichter, wenn wir zunächst einmal „Ja" dazu sagen und den Gedanken akzeptieren: „Das ist mein Leben, wie es sich gerade zeigt."

Beginnen Sie mit kleinen Begebenheiten, und sei es nur der Wecker, der scheinbar zu früh klingelt. Sagen Sie: „Ja". Die Milch, die über Nacht sauer geworden ist. Der Ehemann, der wenig Verständnis zeigt für einen Wunsch oder eine Beschwerde, die Sie äußern. Ein Kind, das auf alle Erziehungsversuche mit Widerwillen und Aggression reagiert. Sagen Sie „Ja" dazu. So ist es gerade. Vielleicht kann ich es ändern, vielleicht kann ich mich erklären, vielleicht wird man mich hören. Im Moment aber ist es so, wie es ist.

Anstrengend und aufreibend wird unser Leben erst durch eine Haltung, in der wir uns wehren gegen das, was uns geschieht. „So soll es nicht sein", denken wir und verzweifeln an der Ohnmacht, dass es anders ist, als wir es uns wünschen. Wir können Kräfte sammeln und eine Veränderung anstreben. Aber jede Verbesserung beginnt mit einem Ja zu dem, wie es gerade ist.

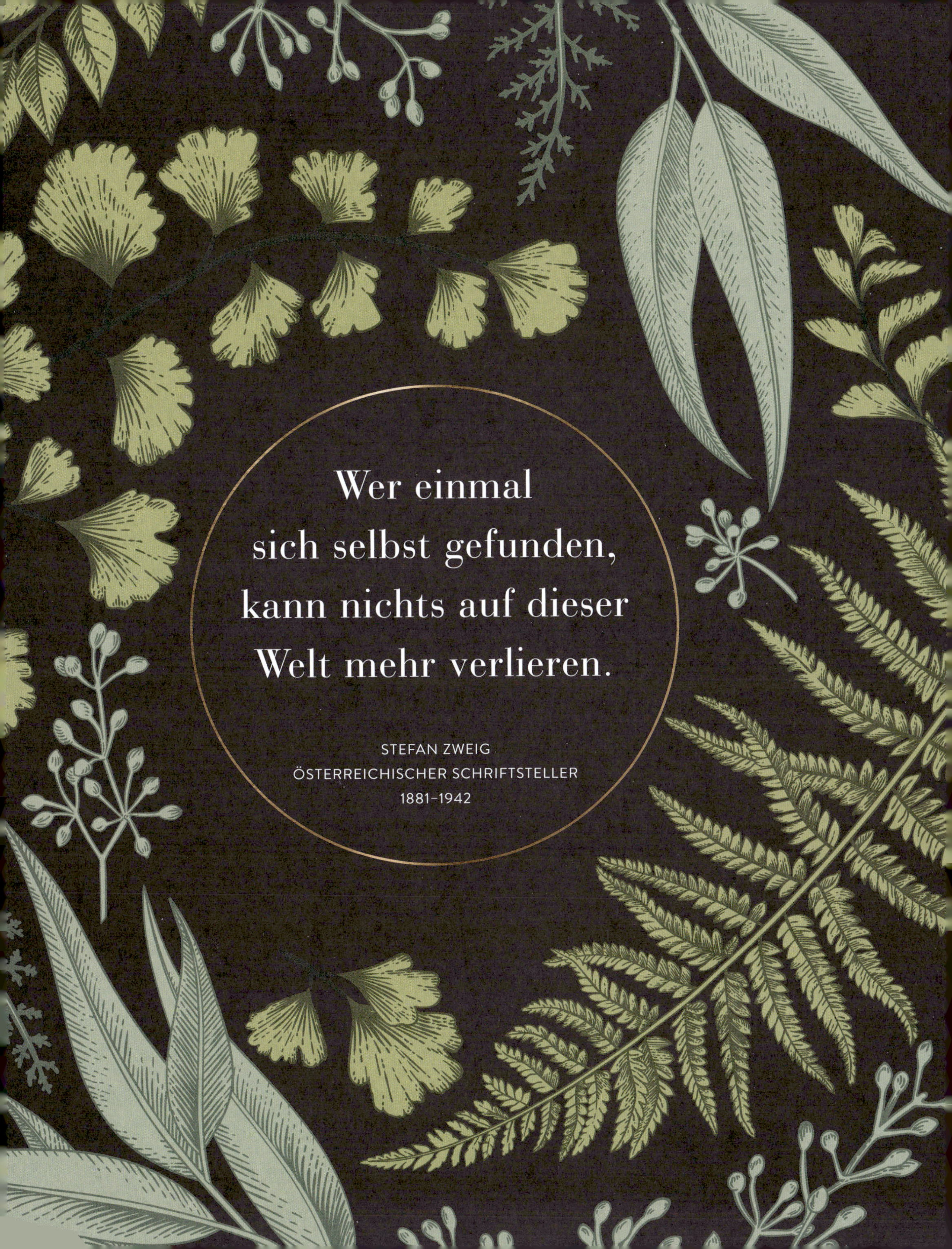

Wer einmal
sich selbst gefunden,
kann nichts auf dieser
Welt mehr verlieren.

STEFAN ZWEIG
ÖSTERREICHISCHER SCHRIFTSTELLER
1881–1942

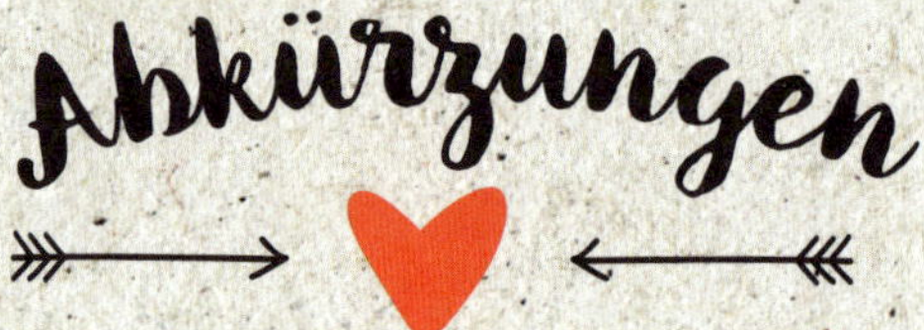

Handarbeit

fM = feste Masche(n)
Km = Kettmasche
Lfm = Luftmasche(n)
M = Masche(n)
Nd = Nadel
R = Reihe
Rd = Runde
Stb = Stäbchen
verd = verdoppeln

Kochen und Backen

El = Esslöffel
g = Gramm
l = Liter
ml = Milliliter
Msp. = Messerspitze
P. = Päckchen
Pk. = Packung
Tl = Teelöffel

Backofentemperaturen

Falls nicht anders angegeben, beziehen sich die Backofentemperaturen mit Ober- und Unterhitze. Falls Sie mit Umluft arbeiten, reduzieren Sie die Temperatur um 20 °C.

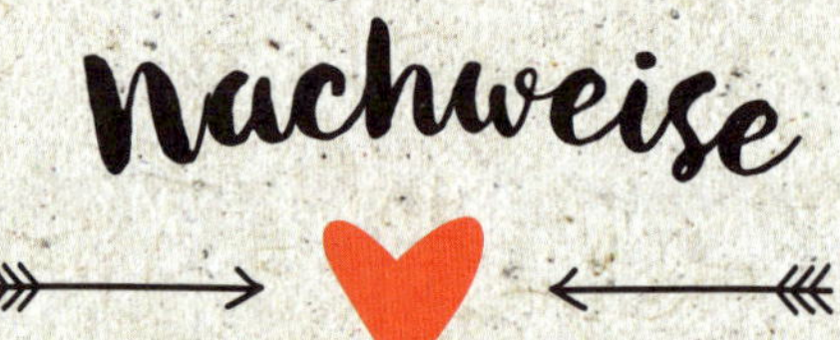

Achtsamkeitstexte und Kreativübungen:

Iris Warkus (alle Texte außer den nachfolgend genannten), Sabine Durdel-Hoffmann und Brigitte Lotz (S. 137, 146), Christa G. Traczinsky, Robert S. Polster, Barbara Klein, Jutta Schuhn und Michael Sauer (Yogaübungen), Naumann und Göbel Verlag (S. 7, 11, 13, 14 o., 16 o., 18 o., 21 o., 26 o., 28, 29, 30, 33 u., 40 o., 42, 50 o., 54 o., 57 o., 60 o., 63 o., 67, 72 u., 73 o., 76 o., 77 o., 79 o., 81, 84 o., 90 o., 92 o., 95 o., 99, 102 o., 109 o., 112 o., 117, 122 o., 124 o., 128 o., 133 o., 135 o., 139 o., 144 o., 147 o., 153 o.)

Rezepte, Kreativmodelle, Wellness und Putzmittel:

Marie Berger (S. 34/35), Nina Engels (S. 147), Elisabeth Holzer (S. 14/15), Dr. Claudia Lainka (S. 63, 83, 109, 133), Sam Lavender (S. 21, 106/107), Angela Lehmbach, Anleitung, Elisabeth Galas, Strickschrift (S. 78/79), Maja Nett (S. 122), Annerose Sieck (S. 54, 135), Rabea Rauer und Yvonne Reidelbach, kinkibox.de (S. 50/51), Tobias Rafael Junge, Text, und Mia Steingräber, Illustration (S. 73), Nick Robinson, Entwurf und Faltskizzen, und Stephan Delecat, Realisation (S. 60/61), Verlagsarchiv (S. 79, 107, 136, 153), Henriette Zimmer (S. 26/27, 40/41, 84/85, 128/129, 144/145)

Fotos, Grafiken und Illustrationen:

Fotos:
Ullrich Alber (S. 14, 21, 51, 63, 91, 106, 109, 133), Maria Brinkop Fotografie (S. 122), Food Fotografie Michael Brauner (S. 102), André Köhl (S. 27, 40/41, 60, 85, 129, 145), Nils Nienhagen (S. 34), TLC Fotostudio (S. 54, 79, 135, 147, 153); © Microgen – Fotolia.com: Yogakissen S. 136.

Ausmalbilder:
Tannaz Afschar (S. 37, 47, 69, 86, 104), Elisabeth Galas (S. 154), Thorwald Spangenberg (S. 24, 131, 143), Doris Weigl (S. 56); © Chantal – Fotolia.com (Ausmalrahmen S. 11)

Yoga-Übungen:
Tannaz Afschar nach Fotografien von Mike Harker (S. 139) und Tilo Wiedensohler (alle übrigen)

Bastelpapier:
Fotolia.com: © amovitania (Chevron), © art4stock (goldene Punkte auf Schwarz), © bbgreg (Lamas), © cutelittlethings (blau-rosa-goldene Punkte), © depiano (blaue Aquarell-Streifen), © in_dies_magis (Dackel, Zitronen), © Iveta Angelova (Dreiecke schwarz, rosa, gold, Schwarz-Weiße Linien aus Halbkreisen, Chevron Rosa/Hellgelb), © Jan Engel (Papierschiffchen), © natali_art (Dschungelblätter), © natikka (blau-weiße Streifen mit schwarzen Punkten), © Ron Dale (geometrisches Goldmuster), © saenal78 (Melonen), © Stolenpencil (Ananas)

Geschenkanhänger:
Fotolia.com: © KatyaKatya (Blüten, Birnen), © ksenia_lokko (Blumen und Blüten, Topfpflanzen, Eis), © Tatiana Kuzmina (Wassermelone), © littleWhale (Torte unter Glas, rosa Spatz), © piixypeach (Federn, Eule, Wal)

Postkarten:
Fotolia.com: © Iveta Angelova (Kakteen), © ksenia lokko (Tipi), © moleskostudio (Mädchen mit Vogel), © piixypeach (Konfetti), © seksan 1 (Goldfolie), © Utro na more (Terrarium)

Lesezeichen:
Fotolia.com: © depiano (Muster in Weiß mit blauen Aquarellstreifen), © Elena Chernina (Muster in Türkis mit Tupfen), © in dies magis (Mädchen mit Ballon, Katze), © kazy (Goldglitzer), © ksenia lokko (Kaktus und Blumen), © natasha chetkova (Meerjungfrau), © Utro na more (Vogelkäfig, Pflanzen, Muster mit Monsterablättern)

Schmuck-Illustrationen und -Fotos:
Verlagsarchiv (Vogel S. 75); Fotolia.com: © advayta (Ranken S. 16, 33, 57, 72, 95, 124, 148), © anammarques (Blumen S. 8), © APutin308 (Welle S. 62), © Betelgejze (Wasserfarbblätter S. 34/35), © binik (Linienpapier S. 16, 25, 33, 57), © bloomicon (Vogel S. 64), © bluelela (Federn S. 84, 100), © Chantal (Zitronen S. 83, 128), © colors0613 (Aquarellklecks S. 55, 156), © Diana Vyshniakova (Banner S. 1), © Elena Chernina (Blumen S. 9, Bleistift S. 39), © elenamedvedeva (Blüten S. 101, 110), © ESZAdesign (Alice im Wunderland S. 9), © galina2015 (Blume und Zweige S. 1), © Guz Anna (Banderole S. 4, Tasse S. 29, Herzen S. 70, Katze S. 74, 87, 142, Blumen und Vögel S. 151), © in_dies_magis (Dackel S. 144), © Iveta Angelova (Schmucklinien aus Halbkreisen S. 54 et al., Wolken S. 89, 138, Berg S. 150, Schmuckelemente S. 100, Apfel S. 125, Geschirr S. 125), © julia_henze (Banderole und Zweige S. 45), © julymilks (Mädchen S. 80), © Kara-Kotsya (Banner S. 71), © KatyaKatya (Schmuckrand S. 2), © kavunchik (Goldfolie Hintergrund Zahl/Sternchen/Schnörkel/Banderole S. 25, 53, 87, 101, 103, 111), © kondratya (Weltkugel S. 111), © ksenia_lokko (Blumen, Gießkanne, Kaktus S. 113, 132, 141), © Lana (Goldstaub S. 43, 68, 111, 121, 150, Tasse und Goldstaub S. 65), © ldinka (Korallen S. 58), © Leeyenz (Blumen/Glasvasen/Schnörkel S. 4/5, 17, 29, 38, 93, 98, Fahrrad S. 94, Herzen S. 97), © LenLis (rosa Etiketten und Blumen S. 3, Blüten S. 59, Topf S. 119), © lineartestpilot (Katze S. 32), © maria_galybina (Anker), © marylia17 (Schreibmaschine S. 49, Schmuckelemente S. 52), © May PS. (Blumen S. 2), © mhatzapa (Schere bei Lesezeichen, Postkarten, Geschenkanhängern), © monamonash (Löffel mit Öl S. 77, Früchte S. 127), © natasha_chetkova (hängendes Gewächshaus S. 31, Mädchen mit Wal S. 58, Mädchen mit Mops S. 123), © natikka (goldenes Herz S. 121), © nilapictures (Karopapier Etikett S. 155), © olha2016 (Kamera S. 103), © owattaphotos (Bügeleisen S. 29), © picsfive (abgerissenes Papier S. 14, 21, 25, 26, 40, 50, 53, 60, 63, 84, 90, 106, 110, 128, 126, 133, 144, 151 et al.), © sergey titov (Pusteblume S. 97), © StockHype (Blumen S. 12, 13, 99), © studioworkstock (Herbstbotanik S. 39), © Tatiana Kuzmina (Wassermelone S. 140), © topvectors (Yogadame S. 44, 112), © wegener17 (Dackel S. 70), © zzorik (Schmetterling S. 18, 48, 76, 92, 112, 139)

Freepik.com: © Freepik.com (Kerzen S. 46, Pinsel S. 55, Blumenranken S. 81, Buchstaben S. 82, Etikett und Blumen S. 130, Etikett S. 137, Duftlampe S. 152, Etikett S. 155), © irikul (Blumenranke S. 78, 149), © Lembrik (Karotten S. 118, Salat und Radieschen S. 126)